现代外科学
理论、实践与前沿技术

主编 刘家瑞等

吉林科学技术出版社

图书在版编目（CIP）数据

现代外科学：理论、实践与前沿技术 / 刘家瑞等主编 . —长春：吉林科学技术出版社，2023.8

ISBN 978-7-5744-0526-4

Ⅰ . ①现… Ⅱ . ①刘… Ⅲ . ①外科学 Ⅳ . ①R6

中国国家版本馆CIP数据核字（2023）第103797号

现代外科学：理论、实践与前沿技术

主　　编　刘家瑞等
出 版 人　宛　霞
责任编辑　李　征
封面设计　吴　迪
制　　版　吴　迪
幅面尺寸　185mm×260mm
开　　本　16
字　　数　370 千字
印　　张　14.75
印　　数　1－1500 册
版　　次　2023年8月第1版
印　　次　2024年2月第1次印刷

出　　版　吉林科学技术出版社
发　　行　吉林科学技术出版社
地　　址　长春市福祉大路5788号
邮　　编　130118
发行部电话/传真　0431-81629529 81629530 81629531
　　　　　　　　　81629532 81629533 81629534
储运部电话　0431-86059116
编辑部电话　0431-81629518
印　　刷　三河市嵩川印刷有限公司

书　　号　ISBN 978-7-5744-0526-4
定　　价　108.00元

《现代外科学：理论、实践与前沿技术》编委会

主 编

刘家瑞　深圳市宝安区人民医院
　　　　（深圳大学第二附属医院）
史　浩　广东省妇幼保健院
程龙庆　佛山市第一人民医院
陈　焰　珠海市人民医院医疗集团高新医院
　　　　（珠海高新技术产业开发区人民医院）
何耀彬　东莞市滨海湾中心医院
梁　浩　高州市人民医院

副主编

陈　骏　福建省第二人民医院
毛明新　龙岗区第二人民医院
徐　鹏　安徽医科大学第一附属医院
张叶锋　山西省中西医结合医院
葛　鹏　安徽医科大学第一附属医院
韦之见　安徽医科大学第一附属医院
周　峰　湖南省肿瘤医院
马丹丽　宁波市第二医院

前 言

现代普通外科学的范畴不但包括疾病的诊断、预防及治疗的知识和技能,而且还要研究疾病的发生和发展规律。为此,现代普通外科学必然要涉及实验和自然科学基础。近年来,由于与医学科学迅速发展,临床医学随之有了很大的进步,如内镜和影像学诊断技术的不断发展,使过去难以发现的病变能够得到早期诊断。随着腔镜微创技术的快速发展,临床医师在快速康复外科理念的指导下改进和完善了围术期的各种有效措施,使不少以往难以完成的手术能够顺利完成,并且缩短了患者术后康复和住院时间。随着新设备、新材料、腔镜微创技术和介入治疗在外科领域各疾病中的广泛应用,使得原本疾病种类众多的普通外科诊疗工作更加多门类化、专业化、复杂化,外科的传统业务范围被不断地分离、形成新的亚科,诸如肝胆、胃肠、腺体、血管等特色亚科,这势必要求外科专业细化发展,实行亚专科诊疗。临床实践证明,亚专科诊疗的有效推广大大提高了诊断的准确率,使医师的操作技术更加精湛,大幅降低了并发症的发生率,改变了普通外科大而全的诊疗模式。为了更好地总结普通外科近年来的新发展、新成就,我们特组织编写了本书。

本书以普通外科常见疾病为脉络,全面、系统介绍了普通外科学基础与临床诊治的相关知识。具体内容主要涉及甲状腺与乳腺外科、腹壁外科、腹部外科、胃肠外科、肛肠外科、肝胆胰外科等多个亚专科,针对这些亚专业包含的常见疾病,详细论述了相关的器官肿瘤、创伤、炎症等疾病的诊断与治疗,从传统的手术技巧到新技术与新方法的逐步应用推广都有详细介绍,反映了近年来普通外科治疗水平的提高和取得的一些成就。全书内容丰富、科学实用、资料新颖、重点突出,对普通外科医师和相关专业在校研究生等具有较高的参考价值。

因编写时间仓促、编写经验不足,本书难免存在不足或疏漏之处,敬请广大读者提出宝贵意见,不胜感激!

编　者

目　录

第一章　甲状腺疾病 ……………………………………………………… 1
　　第一节　原发性甲状腺功能亢进 ………………………………………… 1
　　第二节　结节性甲状腺肿 ………………………………………………… 10
　　第三节　分化型甲状腺癌 ………………………………………………… 18
　　第四节　未分化型甲状腺癌 ……………………………………………… 25
第二章　甲状旁腺疾病 …………………………………………………… 32
　　第一节　原发性甲状旁腺功能亢进症 …………………………………… 32
　　第二节　继发性甲状旁腺功能亢进症 …………………………………… 44
　　第三节　甲状腺手术中喉部神经及甲状旁腺损伤的预防 ……………… 50
第三章　乳腺癌 …………………………………………………………… 60
　　第一节　乳腺癌概述 ……………………………………………………… 60
　　第二节　乳腺癌早期诊断技术及其发展 ………………………………… 62
　　第三节　乳腺癌外科治疗的历史沿革及发展 …………………………… 72
　　第四节　乳腺癌前哨淋巴结活检 ………………………………………… 81
第四章　消化性溃疡 ……………………………………………………… 94
　　第一节　十二指肠溃疡 …………………………………………………… 94
　　第二节　胃溃疡 …………………………………………………………… 99
　　第三节　消化性溃疡的并发症 …………………………………………… 101
第五章　肠梗阻 …………………………………………………………… 114
　　第一节　肠梗阻 …………………………………………………………… 114
　　第二节　粘连性肠梗阻 …………………………………………………… 122
　　第三节　肠扭转 …………………………………………………………… 126
第六章　肝细胞癌 ………………………………………………………… 128
　　第一节　肝细胞癌临床基础 ……………………………………………… 129
　　第二节　肝切除术 ………………………………………………………… 140
　　第三节　姑息性外科治疗 ………………………………………………… 155
第七章　胆石症 …………………………………………………………… 158
　　第一节　胆石症的流行病学与危险因素 ………………………………… 158
　　第二节　胆石的类型及其发病机制 ……………………………………… 160
　　第三节　胆石症、胆囊慢性炎症和胆囊癌变的相关机制 ……………… 164

第四节　肝胆管结石的规范化治疗 ·· 166

第八章　胆道肿瘤 ·· 176

　　第一节　肝门部胆管癌 ·· 176

　　第二节　肝内胆管癌 ··· 185

　　第三节　胆囊癌 ··· 195

第九章　胰腺炎 ·· 201

　　第一节　胰腺的生理功能及应用解剖对手术的影响 ·· 201

　　第二节　重症急性胰腺炎 ··· 212

第十章　临床诊治新进展 ·· 221

　　第一节　侧颅底手术入路简述及神经内镜在侧颅底手术中的应用 ···················· 221

　　第二节　重度环状混合痔的手术策略 ·· 223

　　第三节　高位肛周脓肿的手术策略 ·· 225

参考文献 ·· 228

第一章　甲状腺疾病

第一节　原发性甲状腺功能亢进

甲状腺毒症是由于甲状腺自身或甲状腺以外的多种原因，引起甲状腺激素过量进入血液循环，作用于全身的组织和器官，导致机体内神经、循环、消化等各系统兴奋性增高和代谢亢进为主要表现的疾病总称。其中，因甲状腺腺体自身产生甲状腺激素过多而引起的甲状腺毒症称为甲状腺功能亢进，简称甲亢。最常见的三种类型为原发性甲亢（毒性弥漫性甲状腺肿，Graves 病）、继发性甲亢（毒性多结节性甲状腺肿）和高功能甲状腺腺瘤（毒性甲状腺腺瘤）。为与 Graves 病相区别，将后两者称为 Plummer 病，Graves 病和Plummer 病在发病机制上有着本质的区别。

原发性甲亢是临床上最常见的内分泌疾病之一，年发病率为(20~50)/10 万，可发生于任何年龄，但以 20~50 岁女性最多见。男性发病率则远低于女性，约为女性发病率的1/10，临床上占各种类型甲亢的 60%~85%。1786 年，英国医师 Caleb Parry 最早记录该病，19 世纪 30—40 年代，Robert Graves 和 von Basedow 分别在英国和德国对该病进行了系统描述。原发性甲亢的甲状腺腺体肿大通常为弥漫性，两侧对称，同时伴有功能亢进症状。我国许多古籍都记载了甲状腺疾病的特点及治疗方法，通常将之称为"颈瘿"，春秋战国时期，《山海经》记录的 38 种疾病中就有"瘿"的记载。在诸多中医文献中，与甲亢比较接近的有忧瘿、气瘿。由于我国目前还缺乏准确、完整的流行病学资料，发病率尚不十分清楚。

一、病因与发病机制

原发性甲亢的病因与发病机制正在逐渐被阐明。20 世纪 50 年代，在患者血液中发现了两类刺激甲状腺的自身抗体，该病开始被确立为一种自身免疫性疾病。两类抗体中，一类能刺激甲状腺功能增强、作用与促甲状腺激素（thyroid stimulating hormone，TSH）相似，但作用时间更持久（TSH 半衰期仅 30 分钟，而该物质为 25 天），被称为"长效甲状腺刺激激素"（long acting thyroid stimulator，LATS）；另一类为"甲状腺刺激免疫球蛋白"（thyroid stimulating immunoglobulin，TSI），两类物质都能结合 TSH 受体，从而增强甲状腺细胞的功能，分泌大量三碘甲状腺原氨酸(T_2)和四碘甲状腺原氨酸（甲状腺激素，T_4）。目前，有关甲状腺刺激抗体的检测方法不断完善，抗体与甲状腺刺激素受体结合的表位也不断被发现，原发性甲亢的遗传学和环境易感因素也逐渐被确立。遗传学分析发现了甲亢的易感基因，包括甲状腺球蛋白和促甲状腺激素受体的编码基因、HLA - DRβ -Arg74、PTPN22、CTLA-4 等。环境易感因素包括含碘饮食、吸烟、感染和情绪压力等。

二、临床表现

1.甲状腺肿大　是原发性甲亢的主要临床表现,大多数甲状腺肿大呈弥漫和对称性,质软且无明显结节感,少数肿大不明显或不对称。在甲状腺上下极特别是上部可扪及血管震颤并可闻及血管杂音。

2.高代谢综合征　患者怕热多汗,皮肤潮湿,食欲亢进但体重下降,后者是较为客观的指标。

3.神经系统　呈过度兴奋状态,性情改变,表现为激动、焦虑烦躁、失眠等。检查可发现伸舌或两手平举时有细震颤。

4.眼病　分为两种。多数表现为对称性、非浸润性突眼也称良性突眼,主要是因交感神经兴奋使眼外肌和上睑肌张力增高,而球后组织改变不大。临床上患者眼睑不随眼球下降,眼向上看时前额皮肤不能皱起。另一种虽少见但较严重,又称恶性突眼,主要因眼外肌、球后组织水肿,淋巴细胞浸润所致,患者甲亢症状可不明显,有的患者眼部症状早于甲亢症状的出现。

5.循环系统　脉快有力(脉搏一般超过 100 次/分),脉压增大(主要是由于收缩压增高)。脉率增快和脉压增大是诊断甲亢、观察疗效的重要指标之一。

6.其他　①消化系统:除食欲增加外,大便次数可增多;②血液系统:可表现为外周血白细胞总数减少,淋巴细胞绝对数量和百分比增高,血小板减少;③运动系统:呈现软弱无力,少数为甲亢性肌病;④生殖系统:男性可表现为阳痿、乳房发育,女性表现为月经减少,周期延长甚至闭经;⑤皮肤:可为对称性胫前黏液性水肿,皮肤粗糙,指端增厚,指甲质地变软与甲床部分松离。

三、诊断

主要依靠临床表现,并结合一些特殊检查进行诊断。甲亢常用的特殊检查方法如下。

1.甲状腺摄^{131}I 率　正常甲状腺 24 小时内摄取的放射性碘(^{131}I)量为人体总量的 30%~40%。如果在 2 小时内甲状腺摄取的^{131}I量超过人体总量的 25%,或在 24 小时内超过人体总量的 50%,且^{131}I 摄取高峰提前出现,基本可诊断为甲亢。本法诊断甲亢的符合率达 90%,但不能反映病情严重度及疗效评价,可用于鉴别甲亢的不同类型。

2.血清总甲状腺激素(TT_4)和血清总三碘甲状腺原氨酸(TT_3)　是检测甲状腺功能最基本的指标。TT_3浓度的变化基本与TT_4的改变平行,在甲亢早期TT_3往往上升更快,可高于正常值 4 倍左右,而TT_4上升较缓,仅为正常的 2.5 倍,故诊断本病TT_3较TT_4敏感。由于血清中 99%以上的T_4和T_3与甲状腺激素结合球蛋白(thyroxine-binding globulin,TBG)结合,故检查值受 TBG 的量和结合力变化的影响,分析时应予考虑。

3.血清游离三碘甲状腺原氨酸(FT_3)和游离甲状腺激素(FT_4)　FT_3、FT_4是循环血中甲状腺激素有活性的部分,它不受血中 TBG 变化的影响,可直接反映甲状腺功能状态,其敏感性和特异性均超过TT_3和TT_4。

4.促甲状腺激素(TSH)水平升高　伴有T_3、T_4水平升高是诊断甲状腺功能亢进的血清学标志性改变之一。

5.基础代谢率（BMR）测定　可根据脉压和脉率计算或用基础代谢率测定器测定,前者简便,后者准确性更高。常用的计算公式为:BMR＝脉搏＋脉压－111(脉压单位为mmHg)。测定基础代谢率要在完全安静、空腹时进行,正常值为－10%～＋10%。增高至＋20%～＋30%为轻度甲亢,＋30%～＋60%为中度,＋60%以上为重度,BMR 低于正常可排除甲亢。由于该方法准确性有限,因此,临床上较少使用。

6.其他　血中检测出促甲状腺激素受体抗体(TRAb)或甲状腺刺激性抗体(TSAb)有助于判定原发性甲亢;甲状腺放射性核素扫描可用于区别甲状腺炎引起的短暂性甲亢;超声检查可了解甲状腺大小,是否有结节及钙化;超声引导下细针穿刺抽吸活检(fine needle aspiration,FNA)对排除结节是否发生恶变有帮助。

四、鉴别诊断

1.甲状腺毒症原因的鉴别　主要是甲状腺自身产生激素较多(甲亢)所致的甲状腺毒症与破坏性甲状腺毒症(例如亚急性甲状腺炎、无症状性甲状腺炎等)的鉴别。两者均有高代谢表现、甲状腺肿大和血清甲状腺激素水平升高,但可通过病史、甲状腺临床表现、超声检查和^{131}I 摄取率进行鉴别诊断。

2.不同类型甲亢的鉴别　原发性甲亢、继发性甲亢和甲状腺自主高功能腺瘤发病率分别约为 80%、10%和 5%。甲状腺临床表现、放射性核素扫描和超声检查均有助于鉴别诊断。

五、原发性甲亢的非手术治疗

尽管对原发性甲亢的研究已经到达分子水平,但迄今尚不能对原发性甲亢进行病因治疗。原发性甲亢的治疗是快速改善临床症状和防止甲亢复发。方法包括内科药物治疗、放射性碘(^{131}I)治疗和外科手术治疗。这三种方法都是安全有效的,具体选择需要根据患者病情、合并疾病、对治疗的耐受程度和所在地区医疗资源情况进行选择。多数原发性甲亢的患者可以通过包括抗甲状腺药物和治疗为主的非手术治疗措施治愈。

1.抗甲状腺药物(antithyroid drugs,ATD)　药物治疗的作用是抑制甲状腺合成甲状腺激素。常用的 ATD 有硫脲类和咪唑类两类。药物治疗适应证包括:①轻、中度甲亢;②轻、中度甲状腺肿大;③年龄<20 岁;④孕妇、高龄或由于其他严重疾病不适宜手术者;⑤手术和^{131}I 治疗前的准备;⑥手术后复发且不适宜^{131}I 治疗者。ATD 治疗过程中可加用β受体拮抗剂用于迅速改善交感神经系统过度兴奋的症状。治疗期间需要定期复查,20%～50%的患者经 12～18 个月治疗后可得到长期缓解。部分患者停药后可复发。少数患者可出现严重的药物不良反应,如白细胞减少或粒细胞缺乏、血管炎、肝功能损害等。

2.放射性碘治疗　^{131}I 治疗可以通过破坏甲状腺组织、减少甲状腺激素的产生从而达到治疗目的。^{131}I 治疗甲亢已有 70 多年的历史,治愈率高达 90%以上,在美国是治疗成人甲亢的一线方法。我国从 1958 年开始应用^{131}I 治疗甲亢,但^{131}I 治疗后发生永久性甲状腺功能减退的概率较高,治疗 10 年后可高达 30%～70%。此外,^{131}I 治疗可能会加重甲亢性眼病。^{131}I 治疗的适应证包括:①成人原发甲亢伴甲状腺弥漫性肿大;②ATD 治疗失败或过敏;③甲亢手术后复发;④甲状腺毒症心脏病或甲亢伴其他病因的心脏病;⑤甲亢合并白细胞和(或)血小板减少或全血细胞减少;⑥老年甲亢;⑦甲亢合并糖尿病;⑧继发性甲亢;⑨自主功能性甲状腺结节合并甲亢。[131]I治疗禁忌用于妊娠和哺乳期妇女。

六、原发性甲亢的外科治疗

1.外科治疗的历史　William Halsted 将 Kocher 的外科理念带入美国,1907 年 Halsted 已经完成 90 例 Graves 病手术,病死率略高于 2%。Haslted 培训了许多外科医师。其中 Charles Mayo 和 Henry Plummer 在 1913 年确立了 Graves 病术前使用碘剂治疗的价值,采用这一措施后 Graves 病手术病死率从 3%~4%下降到 1%以下。1912 年,Thomas Peel Dunhill 在澳大利亚开始采用一侧腺叶全切、一侧次全切除的方法治疗 Graves 病,取得了良好的效果。

原发性甲亢最初被认为是一种心脏疾病,正是手术切除甲状腺后的效果在 19 世纪确立了甲状腺在一种心脏疾病中的关键作用。手术作为治疗原发性甲亢的手段之一,和内科治疗、[131]I治疗并不冲突,且可互相补充,最大化保证患者的安全与利益。

采用甲状腺大部切除术治疗中度以上的原发性甲亢具有以下优点:①疗效确切、持久,显效快速;②安全性较高,对于有经验的专科医师,永久性喉返神经损伤的发生率为 0.4%,永久性甲状旁腺功能减退的发生率约为 1.3%;③治愈率高,90%以上的患者获得痊愈,术后甲亢复发率低;④有助于鉴别诊断,可获得组织病理学确诊依据并指导治疗;⑤术后虽可发生甲状腺功能减退,但治疗简单、安全有效;⑥可避免 ATD 和[131]I治疗的潜在并发症,如粒细胞减少、急性重症肝炎、胆汁淤积性肝炎和胎儿甲状腺功能减退等;⑦合并眼病者更适合外科治疗。但外科治疗的缺点是有一定的手术并发症。虽然目前对原发性甲亢的认识及手术技巧的不断提高,但外科治疗仍然有不可取代的特殊地位。

2.适应证与禁忌证　甲亢手术治疗的适应证包括:①继发性甲亢或高功能腺瘤;②年龄大于 20 岁的中度以上的原发性甲亢;③长期服药无效,或停药后复发,或坚持长期用药有困难者或[131]I治疗后复发者;④腺体较大,伴有压迫症状;⑤胸骨后甲状腺肿;⑥疑伴有恶性肿瘤者;⑦妊娠早中期或哺乳期妇女,鉴于甲亢对妊娠可造成不良影响(流产、早产等),而妊娠又可能加重甲亢,哺乳期妇女采用药物治疗的安全性尚不肯定,且[131]I可经乳汁分泌,造成新生儿甲状腺肿等不良事件,因此妊娠早中期甲亢患者凡具有上述指征者,应考虑手术治疗,哺乳期原发性甲亢推荐采用手术治疗;⑧伴有重度眼病的原发甲亢,且病变腺体较大者;⑨合并原发性甲状旁腺功能亢进症者,外科治疗可同时治愈甲亢和甲状旁腺功能亢进。

甲亢手术治疗的禁忌证:①青少年患者;②症状较轻者;③老年患者或有严重器质性疾病不能耐受手术者。由于手术可诱发妊娠早期及晚期(妊娠初期 3 个月和第 6 个月以后)妇女流产或早产,因此手术尽量安排在妊娠 4~6 个月。

3.术前准备　完善的术前准备对保障原发性甲亢外科治疗成功十分重要,在甲亢控制不佳、基础代谢率高的情况下进行手术非常危险。重视并采取充分的术前准备,可保证手术的顺利进行,并可预防术后并发症的发生。

（1）一般准备：精神过度紧张或失眠者可适当应用镇静药和安眠药,消除患者的恐惧心情。心率过快者,可口服利血平 0.25mg 或普萘洛尔 10mg,每天 3 次;心力衰竭者可使用洋地黄制剂。

（2）术前检查：除全面体格检查和必要的辅助检查外,还应包括:①颈部 X 线,了解有无气管受压、移位或软化;②综合评判心脏功能,详细检查心脏有无扩大、杂音、心律不齐或其他器质性改变;③喉镜检查,确定声带功能;④测定基础代谢率,了解甲亢程度,选择手术时机。

（3）药物准备：是术前用于降低基础代谢率的重要环节。主要有两种方法:①先用硫脲类药物,通过降低甲状腺激素的合成,抑制体内淋巴细胞产生自身抗体从而控制因甲状腺激素升高引起的甲亢症状。甲亢症状基本控制后,改服 2 周碘剂,再进行手术。由于硫脲类或咪唑类药物能使甲状腺肿大和动脉性充血,手术时容易发生出血,增加手术的困难和危险。因此,服用硫脲类药物后,需要加用碘剂 2 周,待甲状腺缩小变硬后进行手术;②开始即用碘剂,2～3周后甲亢症状如基本控制（患者情绪稳定,睡眠良好,体重增加,脉率<90 次/分以下,基础代谢率<+20%）,即可考虑手术。如服用碘剂 2 周后甲亢症状控制不佳,可在继续服用碘剂的同时,加用硫氧嘧啶类药物,直至症状基本控制,此时停用硫氧嘧啶类药物,再单独服用碘剂 1～2 周,再进行手术。

碘剂的主要作用在于抑制蛋白水解酶,减少甲状腺球蛋白的分解,从而抑制甲状腺激素的释放。碘剂还能减少甲状腺的血流量,使腺体充血减少,从而缩小变硬。常用的碘剂是复方碘化钾溶液（卢戈液,Lugol´s solution）,每天 3 次,第一天每次 3 滴,第二天每次 4 滴,以后逐日每次增加 1 滴,至每次 16 滴为止,然后维持此剂量。由于碘剂只抑制甲状腺激素释放,不抑制其合成,一旦停服碘剂后,贮存于甲状腺滤泡内的甲状腺球蛋白大量分解,甲亢症状可重新出现,甚至更为严重。因此,凡不准备施行手术或手术条件不成熟者,一定不要轻易服用碘剂。

对于常规应用碘剂或合并应用硫氧嘧啶类药物不能耐受或无效者,有主张单用普萘洛尔或与碘剂合用做术前准备。普萘洛尔是一种肾上腺素能 β 受体拮抗剂,可选择性地阻断各种靶器官组织上的 β 受体对儿茶酚胺的敏感性,抑制肾上腺素效应,改善甲亢症状。剂量为每 6 小时口服给药 1 次,每次 20～60mg,一般 4～7 天后脉率降至正常水平时便可施行手术。由于普萘洛尔在体内的有效半衰期不到 8 小时,所以最末一次口服普萘洛尔要在术前 1～2 小时,术后继续口服普萘洛尔 4～7 天。

甲亢患者麻醉前准备应避免应用阿托品,以免导致或加重心动过速,增加手术和麻醉风险。

4.术式的选择　原发性甲亢的手术方式主要有 3 种:①双侧次全切除术;②一侧全切除加对侧大部分切除术（Hartley-Dunhill 手术）;③甲状腺全切除术。不同国家和地区的外科医师采用的术式各有侧重。

从 20 世纪初起,双侧甲状腺次全切除术由于保留了甲状腺后包膜和少量甲状腺组织,不易损伤喉返神经和甲状旁腺,已成为治疗原发性甲亢的标准术式。甲状腺残留量大小直接影响到术后甲状腺功能减退的发生率和甲亢的复发率。有些学者为了方便计算甲状腺残留量及防止喉返神经和甲状旁腺损伤,在甲状腺全切侧暴露喉返神经和甲状旁腺,大部分切除侧远离喉返神经和甲状旁腺,即采用 Hartley-Dunhill 手术。该术式治疗原发性甲亢的手术效果和并发症与双侧甲状腺次全切除术基本相同。在可以应用甲状腺激素替代治疗的前提下,可选用甲状腺全切术治疗原发性甲亢。该术式可彻底防止甲亢复发外,还可降低患者血液中 TSH 受体自身抗体和其他甲状腺抗体浓度,对于少数伴有严重眼病的患者效果较好,术后眼眶后脂肪结缔组织浸润减轻,可使突眼症状好转,减少因突眼导致角膜长期显露受损和因组织浸润牵拉视神经而导致神经萎缩引起的失明。甲状腺全切除术喉返神经和甲状旁腺损伤的概率可能会增多,必须由经验丰富的外科医师实施,该术式术后必然出现甲状腺功能减退,术前必须向患者详细说明,取得同意。

5.手术技巧 双侧甲状腺次全切除术成功的关键是甲状腺残留量的准确评估,以及防止术后出血、喉返神经和甲状旁腺的损伤。熟悉局部解剖、操作轻柔细致和严格止血是达到良好手术效果的重要因素。术中应用超声刀、双极电凝等能量器械能减少术中出血,缩短手术时间。具体操作过程如下:①游离甲状腺上极,切断甲状腺上动静脉时要紧贴甲状腺上极,近端要可靠结扎或以能量器械离断,注意避免损伤喉上神经;②离断、结扎甲状腺中静脉;③紧贴甲状腺离断甲状腺下动脉分支,注意保护喉返神经和甲状旁腺;④牵引甲状腺向对侧,显露其后方,在切开包膜后顺序钳夹或缝扎,在气管前分离甲状腺峡部,离断,将甲状腺腺叶自气管旁适当游离,切除腺叶大部,边切边止血,使保留的甲状腺如成人拇指末节大小为宜,重量为 2~3g,对侧亦然,然后缝合残余甲状腺和内外侧包膜。

术中如何正确判定甲状腺残留量仍然是甲状腺外科领域需要探讨的重要问题。残留量过大,手术后甲亢复发率增高,反之则发生甲状腺功能减退,需终身口服甲状腺激素进行替代治疗。两者皆会给患者带来不必要的经济及精神负担,影响患者的生活质量。研究发现,甲状腺残留量不到 3g,甲亢复发率在 2%~10%,但甲状腺功能减退的发生率在 50%以上;残留量 8g 以上,甲状腺功能减退的发生率显著下降,但甲亢的复发率高达15%左右。原发性甲亢术后复发的患者继续药物治疗若效果不佳,再次手术发生并发症的概率明显增高,而术后如发生甲状腺功能减退则可采用甲状腺激素替代,方便易行,不良反应小。因此,国内外学者更多倾向于在避免手术并发症的前提下,使甲状腺残留量控制在 2g 左右最为合适。术后应定期随访,及时治疗可能出现的甲状腺功能减退。

残留腺体量的把握不是一成不变的,应综合考虑患者甲状腺肿大程度、病史长短、腺体病理学改变、年龄、性别、血清中甲状腺自身抗体的滴度,以及患者的就医条件和依从性,进行个体化处理。如甲状腺腺体较小但甲亢症状较重且年龄较轻者残留量应少;而甲状腺腺体较大但甲亢症状较轻且年龄较大的患者残留量则应偏多一些。

6.隐匿手术切口的甲亢治疗其他方式 随着超声刀等新型手术设备的应用及腔镜技术的成熟和普及,腔镜下甲状腺切除术已成功地应用于原发性甲亢。腔镜下甲状腺手术包括甲状腺腺瘤摘除、甲状腺次全或全切术,甚至甲状腺癌根治术已较成熟开展。这些手术已被证实与传统开放性手术一样安全有效。无论是完全腔镜下手术还是腔镜辅助下小切口手术,都利用长柄状腔镜手术器械能远离颈部操作的特点,将切口设计远离颈部,使颈部没有切口瘢痕,达到美容效果。例如,选择前胸部、乳晕、腋下等部位切口,手术时通过注入气体或皮肤提吊,采用内镜提供清晰的视野,在皮下或肌肉下通道插入2~4个套管以置入分离器械。由于腔镜下甲状腺手术操作空间狭小,甲状腺周围血管神经较多,可致发生神经损伤的概率增加,因此对外科医师的技术要求更高。此类手术的优势在于美容效果,应该由有经验的专科医师实施。另外,经口腔的自然腔道手术也已有报道。

国内有学者报道采用介入栓塞疗法治疗甲亢。方法是将栓塞材料选择性地置入甲状腺供血动脉,以达到治愈甲亢的目的。初步研究认为,该法具有创伤小、安全简便、并发症少、疗效快而确切、不留手术瘢痕等优点。但因开展时间短、例数少,方法还不够成熟,远期疗效尚未肯定,缺乏循证医学依据,其临床意义还有待于进一步评价。但对于巨大的甲状腺,术前介入栓塞有可能降低术中大量出血的风险。

7.特殊类型原发性甲亢的外科治疗

(1)原发性甲亢合并甲状腺癌:以往认为原发性甲亢很少合并甲状腺癌,但随着临床资料的积累,相关报道越来越多。原发性甲亢合并甲状腺癌的发病率报道不一,为1.0%~9.3%。原发性甲亢合并甲状腺癌误诊误治较多,主要原因是缺乏认识和警惕,患者的临床症状以甲亢症状为主,甲状腺癌病灶早期体积较小,在增大的腺体内不易被发现。对术前检查未能确诊但怀疑合并甲状腺癌的患者,术中应取多点进行病理学检查。治疗上应根据确诊的时间和肿瘤的分期采取不同的治疗方案,如术前已确诊或术中冰冻切片病理明确为原发甲亢合并甲状腺癌,治疗原则与甲状腺功能正常的甲状腺癌一致。如果术前术中未能确诊,而在术后病理诊断发现甲状腺癌,是否需要再次手术需根据病理情况综合考虑。

(2)新生儿及儿童甲亢:新生儿甲亢临床极少见,多发生于甲亢患者所分娩的新生儿,发病原因可能是母体TSAb通过胎盘进入胎儿体内。表现为甲状腺弥漫性肿大,肿大的甲状腺组织可压迫气管引起呼吸困难,患儿往往睡眠不佳,皮肤潮红、烦躁、多汗、食量大、消瘦、心率增快,严重者出现心律失常、心力衰竭,甚至死亡。轻症患儿无须治疗,一般出生后3~12周甲亢自行缓解,无复发,也不留后遗症。病情较重者可影响新生儿的发育,主要采用抗甲状腺药物治疗。

儿童甲亢占甲亢总数的5%,3岁以下发病少,3岁以后逐渐增多,至11~16岁发病率最高,女孩较男孩多见。患儿多有家族史,起病前常有精神刺激史。起病一般缓慢,表现为神经兴奋性增加、基础代谢率升高,表现为低热、消瘦、多汗、兴奋、好动,可有性发育缓慢、月经紊乱,几乎所有患儿都有弥漫性甲状腺肿大,有血管杂音,50%~70%有一侧或双侧突眼,多为非浸润性。患儿精神神经系统临床表现明显,骨骼成熟加快,生长加速,女孩尤甚。突眼症状和甲状腺肿大不明显时容易误诊,反复进行BMR测定和甲状腺功能检查,必要时做甲状腺超声等影像学检查,以避免误诊误治。儿童期甲亢主要采用抗甲状腺药物治疗,[131]I治疗后发生甲状腺功能减退和甲状腺癌的比率较高,故不予推荐。如抗甲状腺药物治疗停药后复发可行第二疗程或长期小剂量药物维持,成年后可考虑手术治疗。部分患儿可行甲状腺次全切除,治愈率高。如必须进行手术治疗,儿童术后甲亢复发率较高,残留量应偏少。

(3)老年甲亢:老年甲亢并不少见,占全部甲亢的 10%~17%。老年人甲状腺组织出现一定程度的纤维化和萎缩,甲状腺激素分泌减少,但降解速度减慢,半衰期延长,仍可发生甲亢。同时,外周组织对甲状腺激素的反应也发生改变。老年人患甲亢时,其临床表现多不典型,容易造成误诊和漏诊。女性患者较男性多见,结节性甲状腺肿伴甲亢较多,甲状腺肿大往往不明显,很少有突眼现象。高代谢综合征一般不明显,常以心血管症状为突出表现,易发生心律失常和心力衰竭,持续心房颤动多见,即使甲亢被控制,大部分患者仍不能恢复窦性心律。精神上往往表情淡漠、呆滞,有的表现为多疑或原发性精神病。食欲亢进者少,患者多为厌食、消瘦,有时腹泻、便秘,消化道症状明显。由于老年性甲亢病情一般不重,且常合并重要脏器的疾病,难以坚持药物治疗或不能耐受手术,因此首选相对安全、简便的放射性核素治疗。如甲状腺肿大明显,有压迫症状或怀疑伴有恶性肿瘤,可考虑手术。老年性甲亢围术期准备一定要充分,调整好重要脏器的功能,提高手术成功率,降低并发症发生率和病死率。老年人多合并心血管疾病,应谨慎选用甲状腺激素抑制试验。

(4)妊娠期甲亢:甲亢与妊娠并存即妊娠期甲亢,属于高危妊娠。甲亢可发生于妊娠前,也可发生于妊娠过程中。妊娠期间可有高代谢和高动力循环状态,甲状腺也可轻度肿大,因此早期诊断有一定困难。如延误妊娠期甲亢的处理,会给母体及胎儿带来严重后果,应足够重视。妊娠期甲亢发生先兆子痫和心力衰竭的危险性增加。对胎儿而言,可造成先天性畸形、早产、出生体重过低、新生儿甲状腺功能减退或甲亢甚至死亡。妊娠期甲亢的治疗必须兼顾母亲和胎儿,既要控制母亲的甲亢症状,又要确保胎儿的正常发育。抗甲状腺药物治疗是妊娠期甲亢的首选和最主要的治疗手段。由于目前应用的抗甲状腺药物均可通过胎盘屏障,因此抗甲状腺药物应选择最小有效剂量。对于抗甲状腺药物治疗效果不佳、剂量过大或出现药物毒性反应,或甲状腺肿大明显有压迫症状者,或怀疑伴有恶性肿瘤的妊娠期甲亢可考虑手术治疗,手术时间以选择在妊娠中期(4~6个月)最为安全。手术前应用抗甲状腺药物、普萘洛尔或碘剂使甲亢控制后方可手术。由于碘化物也可通过胎盘,过量的碘可使胎儿的甲状腺肿大,因此术前应缩短碘剂的使用时间,剂量也不宜过大。术后应密切观察有无甲状腺功能减退发生,一旦发生甲状腺功能减退,给予甲状腺替代治疗。禁用放射性碘治疗,因为胎儿甲状腺具有摄碘功能,可使胎儿甲状腺破坏,导致克汀病等。

8.手术主要并发症

(1)颈过伸脑循环紊乱综合征:表现为甲亢术后头痛、头昏、呕吐等症状,这是由于较长时间的术中强制性颈过伸体位引起的一系列脑血管病理生理变化,导致脑血管痉挛、扩张,脑细胞缺血、缺氧、颅内压增高。术前仰颈练习、体位放置合适、缩短手术时间可明显减少术后相关症状的发生。

(2)术后呼吸困难和窒息:多发生在术后 48 小时内,是术后最危急的并发症。常见原因有:①切口内出血压迫气管,常因术中止血(特别是腺体断面止血)不彻底,或血管结扎线滑脱引起;②喉头水肿,手术创伤是主要原因,反复多次气管插管也可引起;③气管塌陷,气管壁长期受肿大的甲状腺组织压迫,发生软化,甲状腺腺体切除后软化的气管壁失去支撑,可导致气管塌陷;④双侧喉返神经损伤,可引起双侧声带麻痹,气道堵塞。

临床表现为进行性呼吸困难、烦躁、发绀,甚至窒息。如颈前部肿胀明显,切口渗出鲜血,多系切口内出血所致。上述情况一旦出现,必须立即行床旁抢救,尽快剪开缝线,敞开切口,迅速清除血肿。如此时患者呼吸仍无改善,应立即气管插管。症状缓解后,送手术室做进一步处理。术后应常规在患者床旁放置无菌小手术包、气管插管和手套,以备急用。

(3)术后切口感染:切口感染与手术时间、手术操作、引流管的通畅程度等因素有关。术中应严格无菌操作,对于年老体弱、患有糖尿病及重要脏器功能不全、手术时间较长者,术中可考虑预防性使用抗生素。术后引流管必须保持通畅。

(4)喉返神经损伤:发生率约0.5%。大多数是因处理甲状腺下极时操作不当,切断、缝扎或挫夹、牵拉喉返神经,造成暂时性或永久性损伤所致。使用超声刀距喉返神经过近且反复操作,也会造成神经热损伤。少数也可因血肿或瘢痕组织压迫或牵拉而发生。损伤的后果与损伤的性质(暂时性或永久性)和范围(单侧或双侧)密切相关。喉返神经含支配声带的运动神经纤维,一侧喉返神经损伤,声音嘶哑可由健侧声带逐步代偿性地向患侧过度内收而恢复发音,但喉镜检查显示患侧声带不能内收,因此不能完全恢复原有的音质。双侧喉返神经损伤,视其损伤全支、前支抑或后支等不同的平面,可导致失音或严重呼吸困难甚至窒息,需立即做气管切开。由于手术切断、缝扎、挫夹、牵拉等直接损伤喉返神经者,术中立即出现症状。而因血肿压迫、瘢痕组织牵拉等因素所致者,可在术后数天出现症状。切断、缝扎为永久性损伤,挫夹、牵拉、血肿压迫多为暂时性,经理疗等处理,3~6个月后可逐渐恢复。

(5)喉上神经损伤:往往因在处理甲状腺上极时离腺体太远、分离不仔细,或将神经与周围组织成束大块结扎所致。喉上神经分内(感觉)、外(运动)两支,若损伤外支,环甲肌瘫痪,导致声带松弛、音调降低;内支损伤,喉部黏膜感觉缺失,进食特别是饮水时,容易误咽发生呛咳。喉上神经损伤症状约一周基本能自行消失。

(6)甲状旁腺功能减退:手术误切、损伤甲状旁腺或其血液供应受损所致。血钙浓度下降至2.0mmol/L以下,严重者可降至1.0~1.5mmol/L(正常为2.25~2.75mmol/L),导致神经肌肉的应激性显著增高。低钙血症症状多发生在术后1~3天,多数患者只有面部、唇部和手足有针刺样麻木感或强直感,经过2~3周后,未受损伤的甲状旁腺功能代偿性增强,症状逐渐消失。重者出现面肌和手足伴有疼痛的持续性痉挛,每天发作多次,每次持续10~20分钟或更长,十分严重者可发生喉和膈肌痉挛,引起窒息死亡。为避免甲状旁腺损伤或误切,首先要熟悉甲状旁腺的解剖和生理功能。甲状腺手术时,注意保留腺体背面部分的组织完整和血供正常,切下甲状腺标本后常规仔细检查其背面甲状旁腺有无误切。如怀疑误切,取部分组织送快速病理检查,剩下的组织置于无菌冰生理盐水中保存,如确实为甲状旁腺,将之切成米粒大小,植入胸锁乳突肌中。肉类、乳品和蛋类等食品因含磷较高,影响钙的吸收,低钙血症患者应适当限制摄入。手足抽搐发作时,静脉注射10%葡萄糖酸钙或氯化钙10~20mL。低钙血症轻者可口服钙尔奇D 1~2片,每天1

次,或骨化三醇 0.25~0.5μg,每天 1 次。症状较重或长期不能恢复者可适当增加以上药物的摄入量,以促进钙在肠道内的吸收。还可采用同种异体带血管的甲状腺-甲状旁腺移植方法,但远期疗效有待于进一步提高。

(7)甲状腺危象:是甲亢手术的严重并发症。甲亢危象的发生与术前甲亢症状未能很好控制、术前准备不充分及手术应激有关。甲状腺危象主要表现为:高热(>39℃)、脉快(>120 次/分),同时合并神经、循环及消化系统严重功能紊乱,如烦躁、谵妄、大汗、呕吐、水泻等。一般认为甲状腺危象是由于甲状腺激素过量释放引起的暴发性肾上腺素能兴奋综合征,若不及时处理,患者可迅速发展至虚脱、休克甚至死亡。病死率高达20%~30%。

甲状腺危象的治疗包括:①肾上腺素能阻滞剂:可选用利血平 1~2mg 肌内注射或胍乙啶 10~20mg 口服。前者用药 4~8 小时后危象减轻,后者 12 小时后起效。还可选用普萘洛尔 5mg 加入葡萄糖溶液静脉滴注,以降低周围组织对肾上腺素的反应;②碘剂:口服或昏迷者鼻饲复方碘化钾溶液,首次为 3~5mL,以后每 4~6 小时可酌情减半使用。紧急时用 10%碘化钠 5~10mL 加入 10%葡萄糖溶液 500mL 中静脉滴注,以降低血液中甲状腺激素水平;③肾上腺皮质激素:氢化可的松每天 200~400mg,分次静脉滴注,以拮抗过多甲状腺激素的反应;④镇静剂:常用苯巴比妥钠 100mg,或冬眠合剂Ⅱ号半量,肌内注射,6~8小时 1 次;⑤降温:用退热剂、冬眠药物及物理降温等综合方法,保持患者体温在 37℃左右;⑥补充能量,静脉输入大量葡萄糖溶液,充分供氧,减轻组织的缺氧,维持水、电解质及酸碱平衡;⑦有心力衰竭者,考虑使用洋地黄制剂。

第二节　结节性甲状腺肿

甲状腺肿是指甲状腺体积的增大。根据有无甲状腺功能的改变,分为毒性甲状腺肿(甲状腺肿伴有甲状腺功能亢进)和非毒性甲状腺肿,非毒性甲状腺肿又包括自身免疫及炎症引起的甲状腺肿、地方性甲状腺肿、散发性甲状腺肿及甲状腺癌。如果没有甲状腺功能亢进或甲状腺功能低下,也不是甲状腺炎或甲状腺癌,甲状腺功能正常的甲状腺肿被称为单纯性甲状腺肿。

根据流行病学,非毒性甲状腺肿可分为地方性甲状腺肿和散发性甲状腺肿。泛太平洋健康组织定义某一地区人群中儿童(6~12 岁)甲状腺肿发病率超过 10%为地方性甲状腺肿,而世界卫生组织/联合国儿童基金会/国际控制碘缺乏性疾病委员会(WHO/UNICEF/ICCIDD)定义发病率超过 5%为地方性甲状腺肿,发病率低于 5%为散发性甲状腺肿。地方性甲状腺肿主要是由于患者生活的环境中缺碘,碘摄入不足所致,目前全世界仍有 100 多个国家超过 15 亿人口生活在碘缺乏地区,我国约有 3.7 亿人口生活在碘缺乏地区。全世界约有 6.5 亿人患地方性甲状腺肿,女性发病率超过男性。散发性甲状腺肿是非缺碘地区发生的非毒性甲状腺肿,主要表现为甲状腺弥漫性肿大或结节性肿大,男女发生比例为 1∶4,是临床常见疾病。散发性甲状腺肿的结节与甲状腺腺瘤常难区分,要结合临床表现和病理特征加以鉴别。腺瘤一般为单发,有纤维被膜包裹,是由单个甲状腺细胞的生长发生改变引起,而甲状腺肿常表现为多发结节,由起源不同的富含胶质的滤泡组成,滤泡外无纤维包膜。

从形态学上,非毒性甲状腺肿可以分为弥漫性甲状腺肿和结节性甲状腺肿,结节性甲状腺肿实际上是地方性甲状腺肿和散发性甲状腺肿的晚期表现。

一、病因与发病机制

1.地方性甲状腺肿的病因与发病机制　地方性甲状腺肿病理生理变化包括 TSH 的刺激增加和摄碘能力提高。其病因包括以下方面。

(1)碘缺乏:环境中充足的外源性碘供给是维持甲状腺正常功能的必要条件。在生理条件下,碘进入甲状腺,在甲状腺过氧化物酶催化下氧化为活性碘,然后碘化甲状腺球蛋白的酪氨酸残基经过分子内偶联生成有生物学活性的三碘甲状腺原氨酸(T_3)和四碘甲状腺原氨酸(T_4),最后甲状腺球蛋白裂解,释放和分泌出 T_3、T_4。

当甲状腺激素合成减少时,血清甲状腺激素水平下降,将反馈性刺激垂体分泌 TSH,TSH 刺激甲状腺细胞增生、肥大,增加甲状腺激素的分泌,以弥补甲状腺激素的合成,维持甲状腺激素的正常水平,这个过程持续下去即会产生甲状腺肿。

(2)致甲状腺肿物质:环境和食物中的一些物质可以引起地方性甲状腺肿,例如含硫葡萄糖苷的植物经消化后产生硫氰酸盐和异硫氰酸盐,硫氰酸盐抑制甲状腺内碘的转运及在碘的有机化过程中参与竞争,使甲状腺激素合成下降。硫葡萄糖苷被称为致甲状腺肿素。

(3)高碘:我国部分沿海地区常年饮用含碘高的水,食用高碘海产品及食用含致甲状腺肿物质的海藻等,碘过多占用过氧化物酶的功能基,影响酪氨酸氧化,使碘的有机化过程受阻,甲状腺激素合成下降,可引起地方性甲状腺肿。

(4)细菌感染:被大肠埃希菌污染的饮用水中可能含有抗甲状腺抗体,饮用后可能损害甲状腺的功能,引起地方性甲状腺肿。

(5)微量元素:锌、硒等微量元素的缺乏可诱发地方性甲状腺肿。例如硒是 Ⅰ 型碘-甲状腺原氨酸脱碘酶维持生物学活性不可缺少的因子,缺硒,尤其合并缺碘时,该酶的活性下降,使 T_4 转化为 T_3 受阻,而 T_4 的生物学活性只有 T_3 的 1/4。

2.散发性甲状腺肿的病因与发病机制　在地方性甲状腺肿的发生过程中,缺碘引起的 TSH 水平的升高起着关键作用,而对于散发性甲状腺肿,血清 TSH 水平一般不升高。散发性甲状腺肿的发生、发展可能是 TSH 与多种生长因子相互作用的结果。

(1)碘缺乏:儿童时期可能有过轻度的碘缺乏,虽然到了成人阶段,碘摄入已恢复正常,但是甲状腺病变仍可能继续发展,但血清 T_3、T_4 水平正常。血清 TSH 水平正常的散发性甲状腺肿患者,可能是甲状腺滤泡细胞对 TSH 的敏感性增加,这时补充碘剂或甲状腺激素不能抑制 TSH。

(2)酶缺陷:甲状腺激素合成过程中某些酶的先天性缺陷或获得性缺陷可引起散发性甲状腺肿,如碘化物运输缺陷、过氧化物酶缺陷、去卤化酶缺陷、碘酪氨酸偶联缺陷等。

(3)药物:碘化物、氟化物、锂盐、氨基比林、氨鲁米特、磺胺类、保泰松、盐酸胺碘酮、磺胺丁脲、丙硫氧嘧啶等药物可引起散发性甲状腺肿。

（4）吸烟:可引起散发性甲状腺肿,因为吸入物中含硫氰酸盐,这是一种致甲状腺肿物质,吸烟者血清甲状腺球蛋白水平要高于非吸烟者。

（5）甲状腺激素需要量增加:在青春发育期或妊娠期,机体对于甲状腺激素的需要量增加,甲状腺激素的合成相对不足,可发生单纯性甲状腺肿。

（6）其他疾病:皮质醇增多症、肢端肥大症及终末期肾脏疾病患者可发生散发性甲状腺肿。

（7）TSH 类似物质和生长因子:在散发性甲状腺肿患者体内可检测到甲状腺生长刺激抗体、甲状腺刺激多肽,这些物质有类似 TSH 的作用,但不依赖 TSH 受体。另外一些生长因子可能参与散发性甲状腺肿的发生和发展,如胰岛素样生长因子-1（IGF-1）、成纤维细胞生长因子（FGF）、转化生长因子（TGF）、表皮生长因子（EGF）、血管内皮生长因子（VEGF）、内皮素（ET）、肝细胞生长因子（HGF）等。

（8）自身免疫:散发性甲状腺肿组织可表达 HLA-DR 抗原,表达 HLA-DR 抗原的上皮细胞可以自身递呈抗原,激发自身免疫反应,产生自身抗体,这些自身抗体具有刺激甲状腺细胞生长的作用。

二、病程和病理

甲状腺肿早期均表现为弥漫性甲状腺肿,之后可能退缩或发展为结节性甲状腺肿,甚至发生甲状腺功能的改变。

1.甲状腺生长　非毒性甲状腺肿甲状腺体积增大主要是甲状腺滤泡细胞过度增生。甲状腺体积与患者的年龄、病程的长短呈正相关。

2.结节形成　甲状腺结节的形成主要是由于各个甲状腺滤泡细胞对 TSH 等多种生长刺激因子的反应存在异质性。对刺激因子较敏感的一部分滤泡细胞进入有丝分裂周期,产生新的滤泡细胞,这些滤泡细胞继承了父代细胞的高生长潜力,并不断传给下一代细胞。这些具有高生长潜力的成簇滤泡细胞在甲状腺内分布不均匀,形成甲状腺结节。另外,血管扩增是甲状腺结节发展过程中不可或缺的因素。新生的毛细血管网不能充分满足甲状腺结节发展的需要,结果是甲状腺肿组织内的一些区域发生出血、坏死,坏死组织被肉芽组织取代,最后纤维化、瘢痕形成和钙化,因而结节状增生的甲状腺实质中出现交织的结缔组织纤维网,进一步形成肉眼可见的结节。

3.自主功能形成　在正常甲状腺中,同一滤泡内的各个细胞不仅有生长异质性,还有功能异质性。正常的甲状腺内只有一小部分滤泡细胞含有钠-碘共转运体,而且同一滤泡的各个细胞内部活性也有很大差异。结节性甲状腺肿的滤泡之间甲状腺球蛋白合成及细胞内活性失去平衡,滤泡体积出现差异,若这类细胞具有高复制能力则差异更为明显。因此非毒性甲状腺肿患者可能发生亚临床甲亢并进展为明显的继发性甲亢。

三、临床表现与诊断

1.临床表现

（1）甲状腺肿大或颈部肿块:甲状腺位于气管前方,常向外生长。甲状腺肿可以包绕、压迫气管、食管,也可以向下发展进入前纵隔,成为胸骨后甲状腺肿。甲状腺肿通常无痛,增长缓慢,如有甲状腺结节囊内出血时可出现疼痛,肿块明显肿大。体格检查时,肿大的甲状腺表面光滑、质软、随吞咽上下活动,无震颤及血管杂音。若为结节性肿大则一般不对称,多个结节可聚集在一起,表现为颈部肿块,结节大小和质地不等、位置不一。

(2)压迫症状:压迫症状是重要的临床表现,一般在病程的晚期出现,也可以出现在胸骨后甲状腺肿的早期。①甲状腺肿压迫气管时,可以无症状,也可以出现喘鸣、呼吸困难、咳嗽等较重的症状,结节囊内出血或发生支气管炎可使呼吸困难症状加重;②甲状腺肿压迫食管可引起吞咽困难,但食管位置比较靠后,一般不易受压;③单侧喉返神经受压可引起声带麻痹、声音嘶哑,双侧喉返神经受压可引起呼吸困难。喉返神经受压症状可为一过性,也可为永久性。出现喉返神经受压的表现要高度警惕恶变可能;④巨大甲状腺肿,尤其是胸骨后甲状腺肿可压迫颈静脉、锁骨下静脉甚至上腔静脉,引起面部水肿、颈部和上胸部浅静脉扩张;⑤膈神经和颈交感神经链也可受压,膈神经受压可引起呃逆、膈膨升,颈交感神经链受压可引起 Horner 综合征,但均较少见。

2.实验室检查 实验室检查在判断甲状腺功能状态方面有重要意义,因为甲状腺肿可伴有临床型或亚临床型甲状腺功能减退或甲亢。不了解甲状腺功能状态有可能导致治疗错误。

地方性甲状腺肿患者一般血清 TSH 水平升高,T_4 水平下降,T_3 水平正常或升高,T_3/T_4 的比值升高,Tg 水平升高,摄 ^{131}I 率升高。严重地方性甲状腺肿患者血清 T_4、T_3 水平下降,表现为甲状腺功能减退。散发性甲状腺肿患者一般血清 TSH、T_3、T_4 水平正常,摄 ^{131}I 率正常或升高。地方性甲状腺肿与散发性甲状腺肿晚期自主功能形成时,血清 TSH 水平下降,FT_4 水平升高,或 FT_4 水平正常而 F_3 水平升高。血清 TPOAb、TgAb 一般为阴性,少数可为阳性,提示其发病可能与自身免疫反应有关,也提示其将来发生甲状腺功能减退的可能性较大。

在缺碘地区,可检测尿碘/尿肌酐的比值,以判断缺碘的程度。

3.辅助检查

(1)颈部超声检查:高分辨率超声检查是评估甲状腺结节的首选方法。对触诊怀疑,或在 X 线、计算机断层扫描(CT)、磁共振成像(MRI)、正电子发射断层成像(PET)检查中提示的"甲状腺结节"均应行颈部超声检查。颈部超声可证实"甲状腺结节"是否真正存在,并确定结节的大小、数量、位置、质地(实性或囊性)、形状、边界、包膜、钙化、血供及与周围组织的关系等,同时评估颈部区域有无淋巴结和淋巴结的大小、形态、结构特点。在甲状腺结节的超声检查中,TI-RADS 分级诊断标准能够较准确地判断结节的良恶性。根据超声检查对结节良恶性的判断情况,决定采用超声定位进行细针穿刺细胞学检查或应用超声进行定期监测随访。

(2)颈部 X 线检查:对病程较长,甲状腺肿大明显或有呼吸道压迫症状或胸骨后甲状腺肿的患者应摄颈部正侧位 X 线片,了解有无气管移位、气管软化,并可判断胸骨后甲状腺肿的位置及大小。

(3)核素显像:核素显像可以评价甲状腺形态及甲状腺结节的功能。受显像仪分辨率所限,甲状腺核素显像适用于评估直径>1cm的甲状腺结节。在单个(或多个)结节伴有血清TSH降低时,甲状腺核素显像可判断某个(或某些)结节是否有自主摄取功能("热结节")。"热结节"绝大部分为良性,一般不需细针穿刺活检。

(4)颈部CT和MRI:在评估甲状腺结节良恶性方面,CT和MRI检查不优于超声,但对于显示结节与周围组织器官的关系方面,CT尤其是增强CT具有重要作用。颈部增强CT可以显示肿瘤的位置、内部结构、钙化及包膜情况,还可以显示肿瘤与血管、喉返神经、食管和气管的关系,是否存在可疑转移的淋巴结及其定位,以及显示巨大肿瘤向胸骨后延伸的程度、评估气管受压程度等作用。所以对于拟行手术治疗的甲状腺结节术前可行颈部增强CT检查,协助制订手术方案。

(5)呼吸功能检测:巨大甲状腺肿或胸骨后甲状腺肿,尤其是伴有呼吸道压迫症状者,应行肺通气功能检测以评价气道受压的情况。

(6)细针穿刺细胞学检查:细针穿刺细胞学检查(fine-needle aspiration,FNA)诊断甲状腺癌敏感性为65%~98%,特异性为72%~100%。术前FNA检查有助于减少不必要的甲状腺结节手术,并帮助确定恰当的手术方案,是目前诊断甲状腺结节良恶性最可靠的方法。但FNA的诊断结果与多种因素相关,包括结节的大小和特征、操作者穿刺的技术、切片制备及细胞学解读等。

直径>1cm的甲状腺结节均可考虑FNA检查,但在下述情况下FNA不作为常规:①经甲状腺核素显像证实为有自主摄取功能的"热结节";②超声提示纯囊性结节;③根据超声影像已高度怀疑为恶性的结节。

直径<1cm的甲状腺结节不推荐常规行FNA,但如果存在下述情况可考虑:①超声提示结节有恶性征象;②伴颈部淋巴结超声影像异常;③童年期有颈部放射线照射史或辐射污染接触史;④有甲状腺癌或甲状腺癌综合征病史或家族史;⑤PET显像阳性;⑥伴血清降钙素水平异常升高。

(7)纤维电子喉镜检查:拟行甲状腺手术的患者术前应常规行纤维电子喉镜检查,评估声带功能状态,尤其对于可疑甲状腺恶性肿瘤者。

4.诊断

(1)甲状腺肿分级:0级,无甲状腺肿(甲状腺看不到、触不到);1级,甲状腺增大可以触及,但在颈部正常体位时看不到;2级,在颈部正常体位也能看到颈部肿块,与触诊发现的甲状腺增大相符。

(2)甲状腺功能的评价:单纯性甲状腺肿甲状腺功能正常。甲状腺功能状态有时在临床上难以评价,有些甲亢患者,尤其是老年人,临床表现常轻微或不典型。血清T_3、T_4水平虽可评估甲状腺功能,但甲状腺功能正常的老年人血清T_3水平常下降。血清TSH水平是反映甲状腺功能最好的指标,亚临床甲亢基础血清TSH水平下降,TSH对TRH的反应下降。

5.鉴别诊断

(1)桥本甲状腺肿(慢性淋巴细胞性甲状腺炎):甲状腺双侧或单侧弥漫性小结节或巨块状肿块,质地较硬,TPOAb、TgAb阳性有助于与非毒性甲状腺肿鉴别。FNA可确诊。

（2）Riegel 甲状腺炎（慢性纤维性甲状腺炎）：甲状腺无痛性肿块，质地坚硬，固定，FNA 意义不大，需手术活检确诊。

（3）甲状腺瘤：甲状腺单发肿块，质韧，与非毒性甲状腺肿的单发结节难以鉴别，FNA 有助于鉴别。

（4）甲状腺癌：甲状腺单发性肿块，质硬，髓样癌伴有血清降钙素水平升高，病理学检查确诊。

四、非手术治疗

甲状腺肿大明显的结节性甲状腺肿患者需要治疗，方法包括补碘、TSH 抑制治疗和放射性碘^{131}I 治疗，以及手术治疗。

1.补碘　补碘是最有效的防治地方性甲状腺肿的方法，包括碘预防和碘治疗。加碘盐是最简单有效的补碘方法，我国在 1994 年制定了应用加碘盐的法规。对于已患地方性甲状腺肿的儿童或成人，靠碘盐补碘还不够，应加上碘化钾片剂口服。地方性甲状腺肿患者经碘治疗 1 年后甲状腺体积可缩小 38%，对年轻的弥漫性甲状腺肿患者效果最佳，对年老、病程较长的结节性甲状腺肿患者疗效较差。补碘的主要不良反应是引起碘甲亢，还可能诱导甲状腺自身免疫反应的发生。补碘是否会引起甲状腺癌目前尚有争论。

2.TSH 抑制治疗　口服甲状腺激素片（T$_4$）或 L-T$_4$反馈性抑制垂体分泌 TSH 可抑制甲状腺增生，减小甲状腺体积。TSH 抑制治疗疗程目前尚无定论，但因有发生心房颤动和骨质疏松的风险，疗程一般为 2 年，或在甲状腺体积缩小后逐渐减量。

3.放射性碘^{131}I 治疗　^{131}I 也是治疗地方性甲状腺肿的有效方法，能使甲状腺体积缩小 40%~60%。^{131}I 治疗可替代手术治疗，特别适用于有手术禁忌证的患者，在欧洲应用较多，在美国则主要应用于毒性甲状腺肿的治疗。^{131}治疗可发生永久性甲状腺功能减退。

五、手术治疗

1.手术适应证　随着高分辨率超声等检查方法的普及，甲状腺结节的发生率逐年增高，虽然手术是目前治疗结节性甲状腺肿的重要手段，但如不加选择地一概采用手术治疗，可能会造成大量的误诊及医疗纠纷。临床明确诊断为良性结节的患者大多可采用保守治疗，如出现以下情况应建议手术治疗。

（1）出现与结节明显相关的压迫症状：体积大或生长部位特殊的甲状腺结节可压迫气管、食管、喉返神经、颈部血管等，出现一系列的压迫症状，如呼吸困难、吞咽困难、声音嘶哑、颈静脉怒张等，如此类症状不能用其他原因解释，则非手术治疗难以缓解。长期气管受压还可导致气管软化，部分患者可因急性呼吸窘迫急诊入院。部分患者虽未出现明显的上述症状，但 CT 或 MRI 等影像学检查已证实邻近器官明显受压，也可考虑手术治疗。

（2）结节合并甲状腺功能亢进或亚临床甲状腺功能亢进：药物治疗甲亢不满意、不能耐受药物治疗或停药后甲亢复发者，应考虑手术治疗。

（3）结节位于胸骨后或纵隔内：胸骨后或纵隔内的结节，如存在持续增大且向胸骨后生长的趋势，随着病情发展最终势必压迫气管导致呼吸困难，故除非有严重的内科疾病不能耐受手术，一经诊断均需手术治疗。

（4）结节快速增大、临床考虑有恶变倾向或合并甲状腺癌高危因素者：结节快速增大是指在 6~18 个月结节纵径、横径均增加 20% 以上，即体积至少增加 50% 者，应考虑恶变倾向。FNA 检查结果可疑为恶性，影像学检查结果也可证实恶性倾向，同时也应手术治疗。其他恶性高危因素有：年龄<15 岁、男性、结节直径>4.0cm、有颈部照射史、有甲状腺癌相关疾病史［如多发性内分泌肿瘤 2 型（MEN Ⅱ）、家族性腺瘤性息肉病］、TSH 水平升高、放射性核素扫描为冷结节等。

（5）因肿物影响外观或思想顾虑过重影响正常生活而强烈要求手术者，可作为手术的相对适应证。

2.手术禁忌证　轻度地方性甲状腺肿患者；儿童期、青春期、妊娠期患者；合并重要脏器严重器质性疾病患者。

3.手术方式的选择　手术方式的选择一直是广大外科医师探讨的问题。良性甲状腺结节的手术原则是在彻底切除甲状腺结节的同时尽量保留正常甲状腺组织。在遵循这一原则的基础上，采取个体化、适合我国国情的手术方式可有效防止并发症的发生，降低术后复发概率，减轻终身服药的身心痛苦及经济负担。

（1）甲状腺部分切除术（包括单纯结节切除和肿块切除）：切除范围包括结节及周围部分正常甲状腺组织，包括小于一侧腺叶的广泛局部切除，适用于良性单发结节，若结节性质不能确定可作为术中冰冻切片检查的活检术式。部分切除术的优点是操作简单、损伤范围小、对侧甲状腺组织无损伤、对甲状腺功能影响小，缺点是复发概率大。手术侧复发再次手术时难度加大，发生副损伤的风险也较大。

（2）甲状腺腺叶切除术：切除范围包括完整的一侧腺叶及峡部，主要适用于单侧良性结节或性质不确定的单侧结节术前检查对侧腺体正常者。其优点是不会发生双侧手术并发症，若复发需再次手术时只行对侧手术，发生并发症风险小，缺点是有一定复发和面临再次手术的可能性。

（3）甲状腺大部切除术或甲状腺次全切除术：大部切除术切除范围为双侧超过一半体积的腺叶加峡部，次全切除术为切除双侧大部分腺体后双侧均保留一小边甲状腺组织（<25%体积的腺体），主要适用于双侧多发良性结节，或手术医师因施行双侧全切经验少，为降低手术风险而采取。优点是手术并发症风险低于双侧全切除术，缺点是术后结节复发风险高，且复发后再次手术难度很大，并发症发生率显著增高。

（4）甲状腺近全切除术：切除大部分肉眼可见的甲状腺组织，仅保留少量附着在Berry韧带附近、喉返神经周围的小于 1g 的组织，主要适用于弥漫分布的双侧多发结节，优点是在降低结节性甲状腺肿术后复发的可能性，同时能避免发生双侧严重手术并发症。

（5）全甲状腺切除术：是在固有被膜外完整切除双侧腺叶及峡部，只保留有活力的甲状旁腺（无活力者需要自体移植），主要适用于弥漫分布的或可疑恶性的双侧多发结节。其优点是复发风险极小，若术后病理确认为甲状腺癌，可避免再次手术且易于随访，缺点是对手术医师经验要求较高，并发症发生率相对增高。

4.甲状腺微创手术　在很多情况下,微创外科技术被证明可达到开放手术相近的治疗效果,且能减少切口的长度及创伤的范围,缩短术后恢复时间。对于甲状腺微创手术的定义尚有争议,目前常用的有别于传统手术的技术有两类:能减少切口长度及创伤范围的腔镜辅助颈部小切口甲状腺切除术,以及使可见切口瘢痕最小化或颈部无瘢痕的完全腔镜下甲状腺切除术。

(1)腔镜辅助颈部小切口甲状腺切除术:常用胸骨上窝上方约一横指处切口,长约20mm。适用于甲状腺结节最大直径<30mm、超声预测甲状腺体积<20mL、细针穿刺细胞学检查与临床检查提示为良性或滤泡样肿瘤或低度恶性的乳头状癌、影像学检查未发现肿大淋巴结、无颈部手术或放射治疗史的患者。

(2)完全腔镜下甲状腺切除术和机器人甲状腺切除术:适用于较小的甲状腺瘤或多发结节性甲状腺肿、性质待定的滤泡状肿瘤、低危的高分化型甲状腺癌。一般认为甲状腺肿块最大直径超过2.5mm或甲状腺体积超过20mL或有颈部手术史/放射史的患者不宜施行腔镜手术,也有人认为只要手术空间可以充分暴露甲状腺肿瘤就可完成手术,肿物的大小并非绝对禁忌证。常用的手术入路有:经乳晕入路、经口腔入路、锁骨下(前胸壁)入路、经腋下入路、经胸骨上窝入路等。

5.胸骨后甲状腺肿的手术治疗　胸骨后甲状腺肿是指肿物体积超过50%位于胸部入口以下或肿大的甲状腺原发于纵隔内,分为两种类型:Ⅰ型为坠入性胸骨后甲状腺肿,根据坠入程度可分为部分坠入型和完全坠入型,甲状腺肿仍由颈部血管供血;Ⅱ型为异位甲状腺肿,血供来自主动脉弓,静脉回流至纵隔静脉,较为罕见。由于甲状腺肿下降过程中左侧会受到锁骨下动脉、颈总动脉及主动脉弓的阻挡,右侧间隙较宽,故临床以右侧胸骨后甲状腺肿居多。

由于胸骨后甲状腺肿持续发展多会压迫气管导致呼吸困难,且有潜在恶性可能,因此一经诊断均需手术治疗。胸骨后甲状腺与纵隔关系密切,给外科治疗造成较大困难。手术多先采用颈部入路,若术中肿物与纵隔内组织粘连严重,钝性分离困难,或肿物较大不能从胸骨入口取出时再行胸骨劈开或开胸手术。多数上纵隔的坠入性胸骨后甲状腺肿均能牵拉至颈部处理,且经颈部切口便于处理甲状腺血管,分离时注意在被膜内钝性分离,以避免损伤喉返神经及甲状旁腺,此外还应注意避免损伤胸膜造成气胸。长期压迫可使气管软化,小范围的气管软化多不需处理,较大范围的气管软化可将软化的气管前壁缝于颈前肌群悬吊,必要时可气管切开。

6.结节性甲状腺肿术后复发再次手术　结节性甲状腺肿术后复发大多是由于初次手术切除范围不足、残留的结节再次增生所致。再次手术时解剖层次大多欠清晰,残余腺体与周围组织有广泛、致密的粘连,同时,对上次手术情况包括术式、方法和切除范围不了解,粘连和巨大的腺体可能导致喉返神经的移位,使其附着于腺体表面或瘢痕等异常部位。这些因素均增加了手术的难度和副损伤的风险。为保证手术安全,应注意采用精细化被膜解剖技术小心分离粘连组织,所有操作应在直视下进行,注意寻找喉返神经及甲状旁腺,必要时结合神经监测技术和甲状旁腺示踪技术,以降低术后并发症的发生概率。

7.术后处理　密切观察术后并发症,如出血、感染、喉返神经损伤、甲状旁腺损伤等。术后出血是甲状腺术后严重并发症,因甲状腺解剖结构的特殊性和颈前区空间狭小的特点,若未能及时发现和处理,可导致患者死亡。术后应密切观察切口及引流情况及患者的症状体征,做到早期发现,及时正确处理。由于切除了部分或全部甲状腺组织,患者术后可发生不同程度的甲状腺功能减退,术前伴有高滴度甲状腺过氧化物酶抗体(TPOAb)和(或)甲状腺球蛋白抗体(TgAb)者更易发生。接受甲状腺全切术者术后应立即开始左甲状腺激素(L-T$_4$)替代治疗并定期监测甲状腺功能,保持 TSH 在正常范围内。保留部分甲状腺者术后也应定期监测甲状腺功能(首次检测时间为术后 1 个月),如发现甲状腺功能减退要及时给予 L-T$_4$ 替代治疗。良性甲状腺结节术后不建议采用 TSH 抑制治疗来预防结节再发。

六、展望

目前对结节性甲状腺肿的认识仍不完善,在发病机制、诊断与鉴别诊断、治疗等许多方面还需要进一步研究,如结节性甲状腺肿的发生、发展过程中还有哪些我们未知的因素在起作用? 遗传因素的影响有多大? 未来还有哪些诊断技术会应用于临床良恶性甲状腺结节的鉴别诊断? 此外,我国对于结节性甲状腺肿的手术适应证及主要采用的手术方式与欧美国家及主流指南推荐的术式仍有不同,不同级别医院对结节性甲状腺肿采用的手术方式也并不一致,因此需要更多符合我国国情的循证医学研究进一步证实。

第三节　分化型甲状腺癌

分化型甲状腺癌是人类内分泌系统最常见的恶性肿瘤,也是近年来发病率上升最快的恶性肿瘤之一。美国 1989—2009 年甲状腺癌的发病率增长 4.99 倍;2011 年北京市卫生与人群健康状况报告,甲状腺癌发病率 9 年间增长了 225.2%;上海市区 2014 年恶性肿瘤发病率报道,甲状腺癌男性 26.43/10 万,女性 77.18/10 万,已经成为上海市女性第一常见恶性肿瘤;中国原卫生部 2012 年报告甲状腺癌已上升至女性常见恶性肿瘤第三位;韩国 2010 年国民癌症统计报告甲状腺癌已位居韩国女性常见恶性肿瘤首位。

一、甲状腺外科治疗的历史沿革

现代甲状腺癌外科是随着解剖学和内分泌学的发展而进步的。公元前 2700 年中国已认识到海带能治疗甲状腺肿;公元 500 年一位阿拉伯医师在巴格达实施了第 1 例地方性甲状腺肿手术,尽管术后大出血,但患者存活了;1646 年报道了第 1 例甲状腺腺叶切除术,然而这个 10 岁小女孩因手术死亡,手术医师因此而入狱;1791 年 Desaulf 在巴黎成功实施了甲状腺部分切除术;1808 年 Dupuytren 医师行第 1 例全甲状腺切除术,但在那个年代手术病死率高达 40%,死亡原因是无法控制的出血及术后感染。19 世纪甲状腺外科随着麻醉学、抗感染及止血手术器械的发明而快速发展。被称之为甲状腺外科之父的 Theodor E Kocher 和 Theodor Billroth 改进了手术方法并报道了他们的工作结果——众所周知的 Kocher 切口(即胸骨切迹上 2cm 弧形切口)。Kocher 医师手术非常精细,术后并发症很少,那时他已知道术中保留喉返神经可以预防术后声音嘶哑,手术病死率也从 1884 年的 14%下降至 1889 年的 0.18%。在 1874 年 Kocher 医师已注意到甲状腺手术后出现甲状腺功能减退症状,所以他尽可能避免对良性肿瘤行全甲状腺切除术,同时考虑试验甲状腺移植和外源性补充甲状腺组织,直到 1892 年口服甲状腺激素的诞生。由于在甲状腺生理学、病理学和外科学上的卓越贡献,Kocher 医师于 1909 年获诺贝尔生理学或医学奖。

颈淋巴结清扫术是分化型甲状腺癌外科治疗的重要组成部分。1887 年外科学已阐明颈淋巴结清扫术是头颈部上皮肿瘤治疗的一部分。Langenbeck 医师首先报道了 2 例颈淋巴结清扫术案例,但由于术中切除了颈总动脉、颈内静脉造成患者术后死亡;1888 年波兰医师 Jawdynski 首先实施了与 Crile 相似的颈淋巴结清扫术(他报道了 4 例根治手术病例),由于发表在波兰语杂志,他的贡献在当时并未引起重视;1906 年 Crile 报道了 132 例颈淋巴结清扫术,将胸锁乳突肌及其他一些周围可切除的软组织连同颈淋巴结一并整块切除,其手术原则及术式为现代颈淋巴结清扫术奠定了基础;1945 年 Dargent 率先实行双侧颈淋巴结清扫术,术中要求至少保留一侧颈内静脉。

20 世纪 50 年代初 Martin 医师在多篇颈淋巴结清扫术的文献中总结了百余例治疗结果,不仅 5 年生存率有所提高,病死率下降到<4%,而且使得手术规范标准化。随着对分化型甲状腺癌生物学行为的进一步了解,颈淋巴结清扫术由根治性向功能性及选择性发展,1963 年 Suareg 率先报道了保留胸锁乳突肌、颈内静脉、副神经的"功能性"颈清扫术,20 世纪 70 年代 Lindbery 和 Ekolnik 提出了"选择性"颈清扫术的概念。

二、分化型甲状腺癌的 TNM 分期

甲状腺癌的病理类型主要是乳头状癌、滤泡样癌、髓样癌及未分化癌,其中乳头状癌和滤泡样癌合称为分化型甲状腺癌,约占全部甲状腺癌的 95%。根据美国癌症联合委员会(AJCC)与世界抗癌联盟(UICC)TNM 分期第八版(2016 年)分化型甲状腺癌的分期如下。

T 原发病灶

T_0 甲状腺内无可触及的肿块

T_1 甲状腺内肿块直径≤2cm;局限在甲状腺内

T_{1a} 肿瘤最大直径≤1cm

T_{1b} 肿瘤最大直径>1cm,但是≤2cm

T_2 甲状腺内肿块直径>2cm,≤4cm;局限在甲状腺内

T_3 甲状腺肿块>4cm 或有微小包膜外侵

T_{3a} 肿瘤局限在甲状腺内

T_{3b} 肿瘤有外侵,主要累及带状肌

T_{4a} 出现皮下、喉、气管、食管、喉返神经侵犯

T_{4b} 出现椎前筋膜、纵隔血管、颈总动脉侵犯

N 区域淋巴结

N_0 无区域肿大淋巴结可触及

N_{1a} 中央区淋巴结转移；可以是单侧或双侧

N_{1b} 其他各区淋巴结转移；可以是单侧或双侧

M 远处转移

M_0 无远处转移

M_1 远处有转移。

分化型甲状腺癌的临床分期（AJCC/UICC 第八版）如下。

55 岁以下：

Ⅰ期　任何 T　任何 N　M_0

Ⅱ期　任何 T　任何 N　M

55 岁以上：

Ⅰ期　　$T_{1\sim2}$　　N_0　　M_0

Ⅱ期　　$T_{1\sim3}$　　N_1　　M_0

Ⅲ期　　T_{4a}　　任何 N　M_0

Ⅳa 期　　T_{4b}　　任何 N　M

Ⅳb 期　　任何 T　任何 N　M_1

三、分化型甲状腺癌的临床特征

分化型甲状腺癌由两种不同的病理类型及诸多亚型组成，故临床表现也各不相同。它可与结节性甲状腺肿同时存在，多无症状，尤其是甲状腺微小癌（肿瘤最大直径≤1cm），部分患者肿块存在多年，可伴近期迅速增大或发生转移病灶。有些患者长期无不适主诉，直到后期出现颈淋巴结转移、声音嘶哑、呼吸障碍、病理性骨折等症状才引起注意。局部体征也不尽相同，有的呈甲状腺不对称肿大或肿块，有的肿块小、无法触及，也有与周围组织或气管粘连而固定者。

1.乳头状癌　发病高峰为 30~50 岁，女性患者是男性患者的 3~4 倍，由于恶性程度较低，病程可长达数年至数十年，甚至发生远处转移后仍可带瘤生存。也有部分患者以颈淋巴结转移为首发症状。甲状腺乳头状癌的转移特点是易发生区域淋巴结转移，发生率可高达 50%~70%，以中央区、颈内静脉链和锁骨上淋巴结转移多见，也可转移至上纵隔，少数患者可出现喉前及咽后淋巴结转移，偶尔见腋下转移。少部分患者可出现血行途径转移，最常见于肺，其次为骨转移。

2.滤泡样癌　发病高峰为 40~60 岁，男女比例为 1∶3，较少发生区域淋巴结转移，较易发生血行/远处转移。有些病例就诊时已存在明显远处转移，甚至远处转移灶活检证实后才确诊。甲状腺滤泡样癌较多侵犯脉管，可以发生局部侵犯和经血道远处转移，远处转移以肺部和骨骼转移为主，骨转移多为溶骨性改变。由于甲状腺滤泡样癌的转移灶常保留摄碘功能，有利于 [131]I 治疗。有些转移灶可分泌甲状腺激素，甚至可过度分泌甲状

腺激素。

3.甲状腺微小癌 1988年,世界卫生组织(WHO)在关于甲状腺癌组织学分类标准中将病灶最大直径≤1cm的甲状腺癌定义为甲状腺微小癌。据报道在美国1988—1989年甲状腺微小癌占全部甲状腺乳头状癌仅25.0%,随着健康体检的普及和检查及诊断技术的进步,2008—2009年该比例已升至39.0%。复旦大学附属肿瘤医院2018年共手术治疗(首次手术)4868例甲状腺癌,其中62%为甲状腺微小癌。甲状腺微小癌的诊治原则与甲状腺癌一致,近年来有学者提出对甲状腺微小癌采取非手术治疗,也有采用射频消融病灶的方法,但都需要时间的检验后才能应用推广。

四、分化型甲状腺癌手术方式的选择

分化型甲状腺癌的治疗主要是手术切除,其次是甲状腺激素抑制治疗,部分患者需[131]I治疗或局部外放疗,极少部分不能手术切除的患者可使用分子靶向药物。长期以来,国内外对分化型甲状腺癌原发病灶的手术范围及对临床N_0的患者是否行预防性颈淋巴结清扫术存在较多争议。

1.甲状腺腺叶切除+峡部切除术 该术式是单侧分化型甲状腺癌最起码的腺体切除范围,其优点是:①术后对侧甲状腺复发率低,仅不到5%;②术后并发症少,生活质量得以保证;③远期疗效与全甲状腺切除相同;④残留甲状腺出现肿瘤并不增加再手术难度,也不影响患者预后。

该术式的绝对手术指征:局限于一侧腺叶内的单发癌灶,原发病灶≤1cm(微小癌),无童年颈部放疗史,无远处转移者。相对手术指征:局限于单侧腺叶内的癌灶,肿瘤最大直径≤4cm及微小浸润性滤泡样甲状腺癌。

位于峡部的分化型甲状腺癌,应行双侧甲状腺次全切除术,对于高危患者则应行全甲状腺切除术。

2.全甲状腺切除术或近全甲状腺切除术 该术式在欧美及日本是主流,在我国也有学者采用,但目前争议较大,已达成共识认为该术式绝对指征是:①童年期有头颈部放射线照射史或放射线尘埃接触史;②原发灶最大直径>4cm;③多灶癌,尤其是双侧甲状腺多灶癌;④伴有远处转移,需术后行[131]I治疗者;⑤伴有双侧颈部淋巴结转移;⑥伴有严重腺外侵犯(如气管、食管、颈总动脉或纵隔侵犯)。

相对手术指征是:肿瘤最大直径1~4cm,伴有甲状腺癌高危因素者;原发灶>1cm、≤4cm腺内型或微小癌单侧外侵或单侧甲状腺癌伴对侧甲状腺结节者。

全甲状腺切除术目前存在较大争议,支持者认为:①分化型甲状腺癌常呈双叶多灶性,有报道可高达42.2%~65%;②有利于术后[131]I检测复发和转移及治疗远处转移;③便于通过检测甲状腺球蛋白来监测复发和转移;④可降低局部复发率。

不同意见认为:①该术式并不改善远期生存率;②术后的并发症发生率高,生存质量下降,不符合我国现有国情;③是否可以用药物完全替代全部甲状腺功能,目前尚无结论;④一旦对侧发现肿瘤复发,再次手术并不影响预后。

综上所述,根据原发病灶的大小、部位、数量、有无外侵、有无转移,可采用甲状腺腺

叶切除术或全甲状腺切除术。由于分化型甲状腺癌的临床生物学行为尚无随机、前瞻性的多中心资料,导致临床医师较难确切掌握其真实病情进展及治疗后动态变化,限制了对各种术式疗效的正确评价。但是对单侧的分化型甲状腺癌,我们提出两个"至少"的理念,即至少做一侧腺叶加峡部术,至少行中央区淋巴结清扫术。因此,手术切除范围的选择和未来发展的趋势应该是对分化型甲状腺癌进行科学的危险程度评估后,根据患者情况采用个体化的治疗方案和手术方式。

3.中央区淋巴结清扫术 中央区淋巴结(又称为Ⅵ区淋巴结)指喉前、气管前、双侧气管旁及前上纵隔淋巴结,是甲状腺癌最常见转移的一组淋巴结,最早于1991年由Robbins等报道,之后不断完善与改进,但仍存有不少争议,主要分歧在于应该常规清扫还是选择性清扫。美国ATA的指征是对$T_{3\sim4}$患者行预防性清扫,对$T_{1\sim2}$不主张行预防性清扫,笔者认为有待商榷。复旦大学附属肿瘤医院资料提示641例临床颈淋巴结阴性(cN_0)患者,其中$T_{1\sim2}$占96.1%,中央区淋巴结转移率达53%。因此,我国甲状腺结节和分化型甲状腺癌诊疗指南明确要求做常规清扫,其优点如下。

(1)有利于手术彻底性:中央区淋巴结是分化型甲状腺癌,尤其是乳头状癌最常见的转移区域,其转移率可高达35%~80%,清扫该区域淋巴组织有利于疾病的根治。该术式的最大特点是既保留颈部功能与外形,又可达到根治目的,即使在随访期间出现颈侧区淋巴结转移,再实施颈侧区淋巴结清扫术也并不影响预后,也可避免再次手术时因瘢痕反应而造成喉返神经及甲状旁腺损伤。

(2)有利于临床准确分期:尤其是年龄>55岁的患者,淋巴结转移与否与分期有关,可帮助制订进一步治疗方案,有助于临床疗效分析、经验积累、资料的完整与准确。

(3)可预测颈侧区淋巴结转移:中央区淋巴结转移的数目与颈侧区淋巴结转移呈正相关。有资料反映中央区淋巴结阴性者,颈侧区淋巴结转移发生率<20%;中央区淋巴结转移≥3枚时,颈侧区淋巴结转移率可达50%;中央区淋巴结转移≥5枚时,颈侧区淋巴结转移发生率可高达80%。

4.颈侧区淋巴结清扫术 颈侧区淋巴结清扫术是分化型甲状腺癌治疗的重要组成部分。根据颈淋巴结转移的部位、大小,是否侵犯血管、肌肉、神经而实施根治性、功能性、改良性或择区性颈淋巴结清扫术,最常清扫的范围是ⅡA区、Ⅲ区、Ⅳ区、ⅤB区。任何临床N(+)的患者均要行颈侧区淋巴结清扫,而临床颈淋巴结阴性者(cN_0)是否行预防性颈清扫目前仍存有争议。

(1)不建议行预防性颈清扫术:其理由是临床有意义的颈淋巴结转移率并不高,仅7%~15%,日后出现侧颈淋巴结转移再行手术并不困难,且疗效较好,不影响预后。

(2)建议行常规颈清扫:其理由是分化型甲状腺癌隐匿性淋巴结转移率可高达40%~60%,是影响预后的重要因素。一旦颈淋巴结转移造成广泛浸润及远处转移,会给根治带来困难。

(3)根据原发灶侵犯程度:如果肿瘤有包膜外侵犯,应行选择性颈淋巴结清扫术,其理由是一旦复发进展为晚期或远处转移后难以根治,且选择性颈淋巴结清扫术多为功能性手术,对功能与外观影响不大。

五、局部进展分化型甲状腺癌的外科处理

尽管大多数分化型甲状腺癌临床过程相对缓慢,手术、放疗、核医学治疗及药物治疗效果较好,但仍有部分分化型甲状腺癌表现为侵袭性,局部外侵严重,预后较差。

对于局部进展分化型甲状腺癌,目前均主张行全甲状腺切除术,以利于放射性核素治疗。进展期甲状腺癌虽有喉、气管、食管受侵,但根治性或姑息性切除受侵病灶后部分患者仍能长期生存,所以优先考虑积极外科治疗,辅以外放疗、^{131}I核素治疗等。

1.侵犯喉、气管的分化型甲状腺癌外科治疗　气管是甲状腺癌最常累及的器官,可分为3种类型:①侵犯气管外层软骨膜;②侵犯气管软骨,未至腔内;③侵入气管腔内。临床上以前两种类型多见。气管受侵部位多见于气管前壁和侧壁,气管膜部很少受累。喉咽部受侵以梨状窝多见,常由癌肿直接侵犯或转移淋巴结浸润所致。

癌肿侵犯气管外层软骨膜时,术中锐性分离,连同软骨膜一并移除,气管剥离面用电刀烧灼以达到根治。对侵犯气管软骨但未至腔内者,如受累的气管软骨相对局限(<30%软骨环周径,累及1~2个气管软骨),可行肿瘤剔除术,术中钛夹标记,术后行局部放疗和放射性核素治疗;如肿瘤超出上述范围或穿透气管软骨浸润至气管黏膜下,应考虑行根治性气管部分切除吻合术。对已侵入喉、气管腔内者,为避免腔内肿瘤占位引起呼吸道梗阻或肿瘤破溃出血而导致窒息,必须行根治性手术,常见术式包括以下4种。

(1)气管袖状切除-端-端吻合术:此术式适用于癌肿气管内侵犯超过环周50%的患者。相对于气管局部修补手术,气管袖状切除-端-端吻合术更符合气道动力学和组织病理生理学要求,能保证足够的切除范围,更符合无瘤原则。气管膜部如未受侵则不必切除,以保护血供,同时也不必行低位预防性气管切开。术中如吻合口张力较大,可充分游离下段气管周围组织或行喉松解术。术后患者应保持头颈前屈位2周,以减少吻合口张力。

(2)喉气管部分切除加胸锁乳突肌锁骨骨膜瓣修复术:此术式适用于癌肿气管内侵犯少于环周50%的患者,尤其是甲状软骨和(或)环状软骨受侵的患者,具有血供好、易塑形、骨膜可骨化、修补缺损大、邻近喉气管缺损区及组织瓣移动距离小、转移方便等优点。制备肌骨膜瓣可视缺损大小而定,最大可取至8cm×4cm。术中应注意保护供应胸锁乳突肌的营养血管支,避免肌骨膜瓣缺血坏死,同时将肌骨膜瓣与软骨缺损处缝合关闭严密,避免漏气。气管缺损的上端或下端应常规行气管造瘘,甲状软骨下部受侵者术中应置入扩张子。肌骨膜瓣修复后骨膜骨化约需3个月,因此术后3个月才能考虑堵管,多数患者能成功拔管。

(3)梨状窝探查或切除术:甲状腺癌侵犯梨状窝分为两种方式。一种是绕过甲状软骨的外侧侵犯梨状窝,应行梨状窝探查,若确认无梨状窝黏膜受侵后可切除黏膜外受侵的纤维膜和咽缩肌,保证梨状窝黏膜的完整性;若确认梨状窝黏膜受侵犯可切除部分梨状窝黏膜后直接缝合,游离部分带蒂的带状肌瓣至缝合处填充加固可有效防止术后咽瘘。另一种是直接侵犯甲状软骨板后累及梨状窝,局部侵犯的范围较广泛,梨状窝一般均需切除。

（4）全喉及部分气管切除术：对丁原发灶广泛侵犯喉部、无法保留喉功能者,可考虑行全喉及部分气管切除术。全喉切除术后患者丧失发音功能,需终身气管造瘘,生活质量较差,患者接受度低。拒绝行全喉切除术的患者则只能选择姑息性切除手术,术后局部放疗,生存率较低。

2.累及食管的分化型甲状腺癌的外科处理 甲状腺癌累及食管常由肿瘤直接侵犯或中央区淋巴结浸润所致,左侧相对多见。术前常规置胃管,术中探查时以胃管为标志有利于食管的判断和肿瘤的充分切除。多数仅为食管肌层侵犯,仔细剥离可保留食管黏膜的完整性。若为局限的食管黏膜受侵,可予切除后缝合,游离部分带蒂的带状肌瓣至黏膜缝合处填充加固,颈部引流管应避免过分接近食管修补处,避免因引流管负压而诱发食管瘘。对于食管侵犯严重者可行局部肿瘤剔除术,术后补充放疗,若食管缺损较大,可行肌皮瓣修复或游离胃上提重建颈段食管。术后应留置鼻饲 2 周,开始为少量流质饮食,注意观察有无食管瘘,若出现引流液浑浊或有食物残渣样物,应考虑食管瘘可能,通过食管吞钡或口服亚甲蓝检查可证实,一旦确诊应确保颈部引流管通畅,加强抗感染和营养支持,多可痊愈。

3.累及喉返神经的外科处理 喉返神经位置特殊,当肿瘤位于甲状腺背侧,即使是很小的乳头状癌也可能侵犯喉返神经,中央区转移的淋巴结也常外侵、包裹喉返神经,融合成团。术前建议常规行喉镜检查,了解声带活动度及有无麻痹。

对喉返神经受侵但尚未发生声带麻痹的患者,可沿神经走行尽量剔除肿瘤,同时尽量保留喉返神经的完整性,尤其是对儿童或青少年。如有显微残留或少量肉眼残留,术后可补充放疗,既可保留发音功能,对患者总体生存也无明显影响。对于术前单侧喉返神经受侵且已声音嘶哑的患者,应将受侵神经一并切除,提高手术根治率。临床实践中可发现有些发音正常的甲状腺癌患者在术中探查时一侧喉返神经已完全受侵,其发音正常可能为健侧声带代偿所致,可考虑将受侵神经完整切除。对于术前发音呈高调金属音的患者,应警惕双侧喉返神经受侵的可能性,及时做好气管切开的准备。

目前部分医院已经开展喉返神经切除后自体颈丛神经移植修复术、杓状软骨内收术、颈丛喉返神经修复联合杓状软骨内收等术式,患者术后发音有一定改善,有助于提高其术后的生活质量。

4.累及颈内静脉、颈总动脉的分化型甲状腺癌的外科护理 甲状腺癌原发灶或颈侧区转移淋巴结侵犯颈内静脉并不少见。在单侧颈内静脉受侵的情况下,如病灶较小,可局部切除,予无损伤缝线修补静脉;如病灶较大,可直接将受侵的颈内静脉切除,或紧邻静脉壁锐性剥离肿瘤并钛夹标记,术后补充放疗。同期双侧颈内静脉结扎可能会出现严重的急性颅内压增高,导致不可逆的脑组织损伤,因此对于甲状腺癌双侧颈淋巴结转移的患者,必须在保证至少一侧颈内静脉完整的条件下,才可行同期双颈清扫,术中保留双侧颈外静脉可降低同期双颈清扫的风险。

甲状腺癌侵犯颈总动脉相对罕见。术中将肿瘤上下方的颈动脉鞘打开,先游离和保护颈内静脉和迷走神经,尽量剔除颈总动脉表面的肿瘤,如无法保证肉眼或显微残留,可予局部标记后术后补充放疗。在充分做好术前准备的情况下,也可行局部受侵颈总动脉段切除和血管重建。

第四节 未分化型甲状腺癌

甲状腺癌(TC)起源于甲状腺组织,是人体最常见的内分泌系统实体恶性肿瘤,其发病率约占全身恶性肿瘤的 1.1%。甲状腺癌病理类型分为分化型癌(differentiated thyroid carcinoma,DTC)、髓样癌及未分化型癌(anaplastic thyroid carcinoma,ATC)。DTC 约占 TC 的 90%,包括乳头状癌和滤泡状癌,其预后较好,10 年存活率高达 95% 以上;ATC 虽然仅占 TC 的 1%~2%,但病死率高达 20%~50%,中位生存时间 3~6 个月,1 年存活率低于 20%,5 年存活率 0~5%。

一、临床特征

ATC 是由未分化的甲状腺滤泡细胞构成,属于一种罕见的甲状腺恶性肿瘤类型,患者发病年龄多在 60~70 岁,男女比例是 2:1。ATC 发病率低,仅占甲状腺癌 1%~2%,迄今为止,有关甲状腺未分化癌的回顾性研究中,有学者收集了 ATC 患者 677 例,这也是到目前为止最大病例量;还有研究报告了 1973—2000 年美国 516 例 ATC 患者,病例数量位居第二。ATC 早期症状不明显,70% 的患者首诊时就已经存在周围组织结构的侵犯,例如肌肉(65%)、气管(46%)、喉返神经(27%)、喉(13%)和淋巴结(40%)等;ATC 侵袭性强,约 75% 患者早期可经血行传播至远处,肺(80%)、骨(6%~16%)和脑(5%~13%),其他部位的脏器转移较少见;据统计每年发生的与甲状腺癌相关死亡事件中 ATC 高达 50% 以上,大多数 ATC 患者在一年内死于局部气道阻塞或肺转移等的并发症。ATC 高侵袭性、较早发生转移、预后极差的临床特征使其成为甲状腺癌研究的热点方向,国内外专家提出了许多新的治疗方案,包括手术、化疗、放疗、靶向、免疫抑制及基因治疗。

二、诊断与鉴别诊断

ATC 患者综合评估包括实验室检查、影像学检查及细胞病理检查,并要求所有重要的检查及评估应在治疗前尽可能快地完成。

1.影像学及实验室检查 实验室检查主要为甲状腺功能测定,用于评估患者 TT_3、TT_4、FT_3、FT_4 及 TSH 水平。影像学检查包括颈部超声、CT 或 MRI,必要时可行 PET-CT 检查。其中高分辨率的超声检查可以提供对原发甲状腺肿瘤的快速评价、中央及周围淋巴结的侵及情况,还有助于气道通畅度的评估。MRI 和(或)CT 扫描在评估甲状腺原发病灶和排除远处转移方面很有价值,PET-CT 对评估转移病灶及全身情况具有意义。

所有患者均需喉镜(电子喉镜)检查进行喉腔、气管及声带评估,包括评估声带是否受侵犯和声带的活动度,如发现声门上下有扩散病灶,宜行喉内的病理学检查。术前病理检测主要包括细针细胞学检查和粗针组织学活检。FNAC 实用性强,但与粗针活检相比,准确率低,且对 ATC 的诊断具有一定的局限性,故对于怀疑 ATC 的患者,粗针活检可能更为适宜。粗针穿刺的组织更有利于进一步进行免疫组织化学检查及基因突变检测,有助于提高诊断的特异性和准确率,并可在一定程度上指导临床治疗及预后评估。

2.病程诊断　组织学上甲状腺未分化癌全部或部分由未分化细胞组成,可直接发生于甲状腺滤泡细胞,也可发生于分化较好的甲状腺癌细胞转化而来,此类细胞仅能通过免疫表型或超微结构辨认其上皮源性。由于在形态学上 ATC 表现形式多样,与其他甲状腺原发肿瘤可有部分形态重叠,甚至免疫与遗传学特点也有重叠,因此其鉴别诊断比较困难。

甲状腺未分化癌往往体积大、质地硬、无包膜,可呈多结节状,切面呈灰白或棕褐色,常伴有坏死、出血,甚至囊性变。细胞学检查可见少量淋巴及单核细胞背景,肿瘤细胞单个或成簇分布,细胞呈鳞状、巨细胞样或梭形。细胞质丰富,无明确边界,嗜酸性。细胞核明显异形或怪异,染色质粗块状,有单个或多个明显核仁,核分裂象多见,包括病理性核分裂象。

ATC 无统一的组织学形态,肿瘤之间差异较大,其组织学特点取决于梭形细胞、鳞状或上皮样细胞、巨细胞 3 种主要细胞成分的构成,表现为以梭形和巨细胞为主的肉瘤样形态,以上皮样细胞为主的癌样形态,或两者混合。

免疫组织化学方面,ATC 与甲状腺乳头状癌和滤泡癌不同,其组织学形态更类似于软组织肉瘤,因此在病理诊断过程中常需要免疫组织化学的帮助。低分子量和高分子量角蛋白混合标志物 AE1/AE3 可出现在约 80% 的甲状腺未分化癌中,EMN 在 40% 左右的未分化癌患者中表达,CEA 表达一般不常见,TTF-1 表达呈弱阳性,以上标志物一般为局灶性表达,很少出现大面积的阳性区域。组织学上若未见明显的甲状腺滤泡上皮,则 Tg 不表达;若存在甲状腺球蛋白渗透,则可见 Tg 表达阳性。CD68 常在肿瘤组织中的破骨细胞样巨细胞中表达。此外,未分化癌一般很少出现如 Desmin、S100、Myoglobin 等的阳性表达,除非含有横纹肌、软骨及平滑肌肉瘤成分,但常可见 SMA 或 Actin 的灶性阳性表达。

3.鉴别诊断

(1)软组织肉瘤:若肿瘤组织中未见明确的乳头状癌、滤泡癌或低分化癌成分,在组织学形态上很难与恶性纤维组织细胞瘤、纤维肉瘤等软组织肉瘤相区别,但患者常有甲状腺结节病史或甲状腺癌手术史,短期内颈部肿块可迅速增大,病情凶险,提示甲状腺未分化癌可能性大。必要时行连续切片,在肿瘤与正常甲状腺组织交界部位,常能发现原发病变。此外,免疫组织化学能帮助识别肉瘤样组织中残留的上皮性癌成分。

(2)髓样癌:部分髓样癌完全由梭形细胞组成,在组织学形态上易与未分化癌相混淆,但髓样癌的梭形细胞形态较温和,异型性小,核分裂象也比未分化癌少,且常有较多小血管分布,间质中可见淀粉样物质沉着。髓样癌免疫组织化学 Ct、CgA、Syn 常呈强阳性。

(3)伴胸腺样分化的梭形细胞肿瘤(SEITLE):大部分的 SETTLE 肿瘤呈双向分化,既有上皮样成分又有梭形细胞成分。但 SETTLE 常发生于儿童及青少年时期,而 ATC 则常见于老年人。相较于 ATC,SETTLE 细胞异型性不大,核分裂象也不常见,上皮样成分尽管可见腺管或乳头状结构,但细胞呈柱状,有时还能见到纤毛,腺腔内无胶质,这些特点可与甲状腺滤泡相区别。此外,免疫组织化学能帮助确认该上皮细胞是否为真正的滤泡上皮细胞。

三、手术治疗

美国癌症联合委员会(AJCC)分期标准,所有的 ATC 一经确诊均属于 IV 期,不论原发灶大小、淋巴结转移情况。IVa 期:肿瘤病灶仅局限在甲状腺内;IVb 期:原发病灶突破腺体包膜;IVc 期:任何原发灶伴有远处转移。根据美国甲状腺协会(American Thyroid Association, ATA)2012 版及美国国立综合癌症网络(National Comprehensive Cancer Network, NCCN)2015 版制订的有关 ATC 治疗指南,建议对于 IVa 期和 IVb 期患者都应进行积极的手术治疗,如果术中能将瘤体完全切除,无论是否术后给予放化疗都能延长患者生存期;对于条件允许患者,须行甲状腺全切术及侧颈区和中央区淋巴结清扫术,喉侵犯患者不推荐实施全喉切除术。

大量临床实验证实,无法完全切除癌灶的 ATC 患者,实施手术时应尽量避免气管切开,气管切开后大量的呼吸道黏液、血液甚至瘤体都使患者极为不适,而对改善远期生存期没有意义;在这种情况下,姑息性治疗是较好的选择。国外进行的一项回顾性研究同样证实姑息性手术可提高 IVa 期和 IVb 期患者预后,对于 IVc 期患者并未改善其预后。有文献报道,如果肿瘤切除术可能破坏食管和气管,手术对延长患者生存期无益。ATA 指南对于手术适合人群及手术方式给出了参考,但仍有很多问题亟待解决,例如实施手术干预的时机,近期美国安德森癌症中心正在进行的一项有关缩短诊治时间的临床研究,能否转化成生存获益,值得期待。

四、放射治疗

ATC 发病隐匿、侵袭性高、手术完全切除率极低,研究显示有肉眼残留病灶的患者预后极差。放疗可以降低局部复发及远处转移风险,尤其对于病灶无法通过手术完全切除的 ATC 患者来说,放射治疗不仅可以达到缩小肿瘤负荷、提供手术机会的目的,而且已经成为解救术后减少残留癌灶的一种重要的方式。放疗可以在术后 2~3 周开始,选择适形调强的放疗模式不仅可有效杀灭肿瘤细胞,而且可减少对周围正常组织如脊髓、唾液腺的损害。一项囊括了 17 个项目、1147 名患者的回顾性研究证实,放疗可以提高 ATC 患者的生存率,但不足之处是不能确定放疗、放化疗、手术三者的治疗顺序。针对放疗剂量的设定,一些研究证实,累积剂量为 50Gy 及以上的放疗剂量与更好的生存相关。通常 ATC 对放射性^{131}I 治疗敏感性极差,若有证据证实 ATC 中存在摄碘成分也可建议行放射性碘治疗,而且放射性碘治疗只在此类 ATC 患者中推荐使用。目前放疗在 ATC 治疗方面的作用得到广大医疗工作者的认可,期待更精准的放疗模式。

五、化疗

ATA 指南指出,对于原发病灶可切除的患者,首选手术治疗,术后行辅助放化疗;对于术前评估为无法完全切除的肿瘤,在无远处转移的情况下,可以进行新辅助化疗获取手术机会。ATC 患者化疗可以在术后 1 周给予,推荐的方案是单用阿霉素类、阿霉素联合紫杉醇(紫杉醇或多西他赛)和阿霉素联合铂类药物(顺铂或卡铂);对于方案的选择普遍认为Ⅳa和Ⅳb期患者可选择单一药物化疗,对于Ⅳc期患者建议多药联合化疗。大量临床实验也证实了ATC新辅助化疗的疗效,例如国外学者的研究结果证实新辅助化疗后ATC患者中位生存期为5.5个月,高于整体的3.3个月。越来越多的研究结果证实新辅助放化疗可作为不可切除ATC的一种治疗尝试,放化疗联合应用的治疗效果已被证实明显优于单独的放射或者化疗。综上,以手术为主联合放化疗的综合治疗模式是当前ATC治疗的基石。

六、新兴治疗措施

为了改善ATC患者治疗效果不佳的现状,人们开始对ATC的生物学行为、遗传和分子机制的进行深入研究,许多新药被研制出来,靶向治疗的提出成为潮流。

1.分子靶向治疗

(1)酪氨酸激酶抑制剂:酪氨酸激酶通过催化位于ATP上的γ-磷酸向酪氨酸残基蛋白转移,促发下游各种信号酶发生联级反应,包括磷酸酶、丝氨酸/苏氨酸激酶、磷脂酶等,从而参与肿瘤细胞的增生、分化、迁移及凋亡等生命活动,根据其结构、功能及大致位置可分为受体酪氨酸激酶(receptor tyrosine kinase,RTK)和非受体酪氨酸激酶(non-receptor tyrosine kinase,NPTK)。RTK是一种可以被酪氨酸激酶磷酸化的跨膜蛋白,与肿瘤的发生、发展密切相关。自第一代酪氨酸激酶抑制剂(tyrosine kinase inhibitor,TKI)伊马替尼的研发以来,TKI便不断走进人们视野,逐步运用于对ATC的临床治疗。

1)单靶点TKI:包括EFGR抑制剂、PDGFR抑制剂和VEGFR抑制剂。

2)多靶点TKI:多靶点TKI通过抑制多个细胞信号通路,在治疗过程中不易产生耐药性。到目前为止,该类药物的临床研究获得很大进展,成为近年来主要的抗肿瘤靶向药物。目前应用于ATC的多靶点TKI主要包括索拉非尼、乐伐替尼和凡德他尼等。

(2)BRAF/MAPK通路抑制剂

1)BRAF抑制剂:BRAF基因位于7号染色体,以V600E基因变异最为常见,位于1799核苷酸位点的胸腺嘧啶因为该变异可向腺嘌呤转变,谷氨酸取代缬氨酸,从而激活MAPK信号传导通路。BRAF抑制剂可通过阻碍MEK和ERK的磷酸化,阻滞细胞分裂周期,从而抑制肿瘤细胞的增生与分化,相关抑制剂以威罗非尼和达拉非尼为代表。

威罗非尼于2011年经FDA批准用于治疗由BRAFV600突变导致的黑色素瘤。ROSOVE等研究的1例BRAFV600E变异的ATC患者,纵隔和肺部淋巴结有转移性病变,口服威罗非尼后病情迅速好转,第38天胸部CT显示转移性疾病几乎完全清除。一项异种ATC移植动物实验结果显示,威罗非尼与MEK1/2抑制剂司美替尼联合治疗15天后,肿瘤细胞数量相比单用威罗非尼减少了2/3以上,表明威罗非尼与司美替尼组合可成为治疗ATC的新策略。另一种BRAF抑制剂达拉非尼治疗甲状腺癌的研究目前正在进行中,尚需进一步临床试验。

2)MEK抑制剂:MEK作为BRAF信号通路的下游因子,通过磷酸化下游蛋白激酶ERK,将胞外信号传递至细胞核内,从而介导细胞的生长与分裂等过程。MEK抑制剂可抑制丝裂原激活的蛋白激酶 MEK1 和 MEK2,降低 MEK 和 ERK 磷酸化,减缓细胞复制与转录的过度表达。

司美替尼是一种与 MEK1/2 通路相关的抑制剂,具有选择性、高效及非 ATP(adeno-sine triphosphate,ATP)竞争性等特点,主要通过 ERK1/2 的去磷酸化阻碍细胞的增生分化。WÄCHTER 等用司美替尼分别作用于 4 种不同类型的甲状腺癌细胞株,结果显示相对于对照组,所有细胞株细胞活力都下降超过 50%,其中携带 BRAFV600E 突变的 ATC 细胞株对司美替尼的细胞毒性最敏感,细胞株活力下降超过 80%。该研究只进行了体外实验,司美替尼在肿瘤微环境中的生物学活性仍需进一步的深入研究。另外一项关于 MEK 抑制剂 PD0325901(PD)联合 BET(bromodomain and extra-terminal)抑制剂 PLX51107(PLX)研究试验正在进行中。

(3)PI3K/mTOR 通路抑制剂:哺乳动物雷帕霉素靶蛋白(mammalian targetof rapamy-cin,mTOR)基因处在 1 号染色体短臂(1p36.2)位置,因其可结合雷帕霉素-FK506 复合物命名,主要由大分子蛋白组成,内含的多种结构域可结合多种蛋白,作为 PI3K/AKT/mTOR 信号通路的下游信号分子,促进肿瘤细胞的增生与分化。目前针对 PI3K 通路的靶向治疗研究多集中在 PI3K/AKT/mTOR 信号通路下游的 mTOR,以依维莫司为代表药物。

依维莫司的结构类似于雷帕霉素,可通过抑制 mTOR 中 Met 的磷酸化来阻碍 PI3K 信号通路,抑制细胞的增生和血管的生长。有学者报道了 7 例侵袭性放射性碘难治性 ATC 患者应用依维莫司治疗的研究,结果显示 1 例达到部分缓释(PR)并维持 17.9 个月的稳定期,1 例保持疾病稳定(SD)长达 26 个月。Wagle 等在一项试验中,对 7 例甲状腺未分化癌患者使用依维莫司治疗,其中 1 例患有转移性甲状腺未分化癌的患者,是唯一一位对依维莫司具有高度敏感性的患者。研究发现,在加用依维莫司后,紫杉醇对 ATC 细胞的杀伤作用得到进一步加强,提示依维莫司与紫杉醇的组合可以有效降低 ATC 细胞存活率。其他针对 ATC 细胞的 mTOR 抑制剂如替西罗莫司、Torin2 和 BEZ235 等尚处于临床试验阶段。

(4)血管生成抑制剂:相比正常组织,肿瘤的生长需要更多的血液供应,肿瘤组织血管的生长更为快速,抑制肿瘤血管生成的位点往往可以成为新药开发的新靶点,同时对血管营养物质供应的阻断也可在一定程度上阻碍肿瘤细胞的生长。

福布他林是抗肿瘤血管靶向药物的代表之一,可通过与微管蛋白结合阻断下游信号通路,从而阻断血管的生长,致使肿瘤组织坏死。一项 II 期临床试验共纳入 26 例 ATC 患者,在使用福布他林后,7 例病情稳定,中位生存期为 4.7 个月,23% 患者生存时间满 1 年。Sosa 等的一项随机 II/III 期前瞻性试验纳入 80 例转移性 ATC 患者,使用福布他林进行对照性双联卡铂/紫杉醇化疗的开放性研究,结果显示卡铂+紫杉醇治疗组的中位 OS 为 4.0 个月,1 年生存率为 9%,而添加福布他林后数据提升为 5.2 个月和 26%。

(5)蛋白酶体抑制剂:蛋白质氧化会导致蛋白质结构改变和功能丧失,蛋白酶体可及时清理氧化受损蛋白质以保持生理稳态,在真核细胞内泛素-蛋白酶体系统是异常蛋白质降解的最主要途径。蛋白酶体抑制剂与蛋白酶体是竞争性关系,促使失活蛋白在体内堆积,从而发挥杀伤癌细胞的作用。硼替佐米的结构类似于二肽基硼酸,可抑制位于 26S 蛋白酶体的 20S 的催化亚基来降低肿瘤细胞的活性。研究发现,ATC 细胞系经硼替佐米处理 48 小时后可致 ATC 细胞存活率降至 40% 以下。Wunderlich 等进行了一项体外及异种移植的 ATC 肿瘤细胞实验发现,当单独使用 Aurora 激酶抑制剂肿瘤细胞数量降为 12.9%,单独使用硼替佐米时,细胞数量降为 19.5%,而联合使用时,肿瘤细胞数量降低至 3.6%,显示联合治疗的可行性。此外,卡非佐米(carfilzomib)是一种药代动力学稳定的第二代蛋白酶抑制剂,并于 2012 年由 FDA 批准用于肿瘤的治疗,目前已在甲状腺未分化癌体外实验取得初步进展。

(6)其他:此外,过氧化物酶体增生物-激活受体 γ 激动剂罗格列酮、曲格列酮及组蛋白去乙酰化酶抑制剂丙戊酸等靶向治疗药物,也在近几年 ATC 临床试验中取得了初步的进展,到目前为止,关于这些靶向药物的研究还不成熟。

2.免疫抑制剂　研究证实 ATC 与其他恶性肿瘤一致,肿瘤组织浸润着大量的肿瘤相关巨噬细胞(TAMs)、自然杀伤细胞(NK)和其他肿瘤浸润淋巴细胞(TILs),也同样呈现出肿瘤与免疫细胞之间的相互作用。有专家研究证实在 ATC 患者中 BRAF V600E 突变与 PD-L1 的表达有很强烈相关性($P=0.015$),2017 年的一项回顾性研究结果证实,高表达 PD-1、PD-L1(>40%炎症细胞染色)的 ATC 有较差的无进展生存(PFS)期和总生存(OS)期。免疫疗法虽然取得了突破性的进展,但也存在一些障碍,主要技术难题是人体单位体积 TIL 细胞的数量少,怎样提高 TIL 的数量依然是当前最大的科学难题。

3.基因治疗　在错综复杂的致癌过程中,基因突变也扮演着重要角色,表观遗传重新编程可以引起原癌基因的激活和抑癌基因的失活。基因修复:组蛋白去乙酰化酶(HDACs)抑制剂,可以修复 ATC 细胞中甲状腺特异性基因的表达,增加甲状腺组织的摄碘能力。Thailandepsin A 可以通过促进细胞凋亡和周期阻滞显示出抗增生作用。诱导凋亡:已证实肿瘤坏死因子相关凋亡诱导配体(TRAIL)可以选择性且有效杀死癌细胞,这一特点使 TRAIL 成为治疗 ATC 一个极具吸引力的分子靶点。

4.诱导分化　维 A 酸(RA)是维生素 A 或视黄醛的衍生物,它通过与细胞内膜的维 A 酸受体结合,可诱导多种实体瘤细胞分化成熟,研究发现 RA 不仅可以通过 ATRA 诱导碘转运,还可以介导凋亡前通路或直接作用于细胞周期抑制细胞增生。相关的研究证实 RA 可抑制甲状腺癌细胞株的生长,促进其分化,使其聚碘能力增强。一个有趣的实验将钠碘转运泵转移至滤泡状癌细胞内,滤泡状癌对放射性碘的治疗更加敏感。为了获得更好的治疗效果,针对碘转运机制的深入研究也是很有必要的。

ATC 恶性程度高、侵袭性强、转移早、病死率高的特点使其治疗极具挑战性,寻求有效的治疗方案迫在眉睫。目前一线采用的治疗方案不是单一学科诊治,而是需要多学科联合诊疗(甲状腺外科、耳鼻喉科、放射肿瘤学科、内分泌科、核医学科、病理科)。对于可手术的患者,手术还是首位的治疗措施,减瘤术能否生存获益仍存在很大争议,术后辅助放化疗可延长总生存期。近年来新兴的治疗理念如火如荼,分子靶向、免疫检查点抑制剂、基因治疗、诱导分化等,这些治疗措施更加精准,但也存在口服利用率低、不良反应重的缺点。但随着对未分化型甲状腺癌分子机制研究的深入、分子生物技术日益成熟、医疗科技的发展,常规治疗联合生物治疗的模式必然会给未分化型甲状腺患者带来新的希望。

第二章　甲状旁腺疾病

第一节　原发性甲状旁腺功能亢进症

原发性甲状旁腺功能亢进症(primary hyperparathyroidism,PHPT)是由于甲状旁腺发生增生、腺瘤或腺癌,分泌大量甲状旁腺激素进入血液循环,作用于骨、肾和小肠,从而引起高钙血症、低磷血症等一系列钙磷代谢紊乱,临床称为原发性甲状旁腺功能亢进症,简称甲状旁腺功能亢进。本病多散发,人种不同发病率不一样,白种人发病率相当高,有报告为1‰,欧洲的报告有高达(25~51)/10万。停经后妇女发病率更高,为常见病。而黄种人发病率很低,尚无统计数字,且本病男女发病率有显著差别。

由于甲状旁腺增生及肿瘤产生和分泌大量甲状旁腺激素(parathyroid hormone,PTH),经血流分布全身,可致PTH的靶器官反应增加,导致血浆和细胞外液内离子钙增加,开始仅有轻度高钙血症(2.7~2.8mmol/L),随着上述病变的发展,可出现持续性高钙血症、高血清PTH,导致肾小管对磷再吸收降低、尿磷排出增多和血磷降低,出现低血磷、高尿磷、血浆钙磷比值显著增大。患者血中白蛋白和钙离子的结合力也下降,骨骼脱钙逐渐加重,PTH可促使25-羟胆骨化醇转变,导致活性减少而出现维生素D缺乏的症候。骨骼可出现骨质疏松、骨软化囊状纤维骨炎,有的则出现棕色瘤。

一、病理

原发性甲状旁腺功能亢进的病理表现可分为3类。

1.甲状旁腺增生　通常是4个腺体都有增生,但增生的程度可以不一,以致4个腺体大小不一,也有极少数患者仅一两个腺体增生显著,外科手术时只发现肿大者进行摘除,余留的腺体以后甚至若干年后又因增生显著而临床出现甲状旁腺功能亢进,需再次手术治疗。增生应是整个腺体都有增生,腺瘤则正常甲状旁腺组织有萎缩,但在临床乃至病理科检查往往很难鉴别,术后长期追随观察有利于确诊。增生的病例约占原发性甲状旁腺功能亢进的12%~14%。

2.腺瘤　甲状旁腺腺瘤分为3种。

(1)主细胞腺瘤:甲状旁腺主细胞有两种类型,明细胞数量较多,富含糖原,核暗而较大,胞质清晰,高尔基复合体小,内质网稀疏含颗粒少。暗细胞为另一主细胞,核较小而暗,含糖原少,高尔基复合体和内质网显著,有许多分泌颗粒,腺瘤细胞主要为暗细胞。多数的腺瘤是主细胞腺瘤。

(2)嗜酸细胞腺瘤:细胞核小而致密,胞质呈颗粒状,颗粒大小相似,一般较大,不含糖原。HE染色为嗜酸性,少数甲状旁腺腺瘤属此类型,也有主细胞、嗜酸细胞混合型。

(3)透明细胞腺瘤:青春期后才出现,为大而多的角形细胞,胞质内有空泡,也可分泌甲状旁腺激素,但临床这种腺瘤很少见。

国内外病理科除非做研究工作,一般对手术摘除的腺瘤只报告腺瘤,不进行分类,临床上这些分类也未发现其临床表现异同。腺瘤的病例最常见,约占原发性甲状旁腺功能亢进的85%。

3.腺癌 甲状旁腺腺癌则有典型的镜下恶性表现,细胞大小欠规则,有很多核分裂象、核染色深,以及侵犯周围组织等。可有淋巴结转移和远处转移,如骨、肺、肝等,均可明确诊断。腺癌也有分泌甲状旁腺激素的功能而引起甲状旁腺功能亢进,但有的情况下仅表现为生长活跃的腺瘤,只是在摘除以后局部复发及淋巴结转移时才证实为癌。

甲状旁腺癌的发现率据日本文献平均为2.1%,我国约为3%,日本资料显示男女比为1:1.2,平均年龄46.6岁,血钙一般比增生和腺瘤所致的甲状旁腺功能亢进为高,平均可达3.74mmol/L(15.0mg/dL),1/3的患者体检可触及肿瘤,这与一般甲状旁腺功能亢进不同,也有个别无症状的早期病例。

二、临床表现

早期患者可无临床表现,我国患者以中晚期居多,可因PTH的作用致骨脱钙和泌尿系结石及高钙血症等引起明显的临床症状,可分全身和局部两部分,以全身为主。

1.全身有关系统的表现

(1)神经精神系统:轻者可表现有抑郁和焦虑,晚期严重者可以引起精神失常。因骨骼严重脱钙、病理性骨折、疼痛,个别患者有厌世的想法,也可出现逆行性健忘、嗜睡、嗅觉丧失等神经系症状,在急性高钙血症危象时甚至可出现昏迷,均属罕见。

(2)肌肉系统:患者常易有疲乏感,肌腱反射迟钝、大腿肌无力,肌电图表现为短时限、低波幅,肌活检主要为第Ⅱ类肌纤维萎缩,还可出现肌痛。

(3)消化道:文献中提到甲状旁腺功能亢进高钙血症溃疡病发病率高,可能和血清钙离子浓度高引起促胃液素增多有关,也有研究认为与PTH直接刺激胃酸分泌增多有关,有报告显示急性胰腺炎发病率也增高,但尚无定论。

(4)关节及软组织:本病有20%～30%合并软骨钙化症,可能和钙盐沉着有关,易发生假性痛风,关节痛、钙化性肌腱炎也时有发生。血钙高于3.74mmol/L(15mg/dL),可以有胃、肺、心脏的钙化灶,也可有肾钙化,可导致肾衰竭。钙盐沉积于眼角膜,表现为一种带状角膜病,呈3点到9点横条状,是磷酸钙沉着所致,可用裂隙灯检查发现。

(5)泌尿系结石及肾衰竭:由于高钙血症,大量钙离子通过肾不能再吸收而排到尿内,出现高尿钙,易和磷酸根、草酸根结合成钙盐结石,沉积于肾盂、输尿管内。我国资料显示,长江以南本病患者泌尿系结石发病率比长江以北为高。肾结石可致肾衰竭;钙盐在肾实质内大量沉着,也可引起肾衰竭。肾结石还可致高血压,甲状旁腺功能亢进术后,高血压仍比正常人高,也和肾功能有关。

(6)骨骼系统:由于PTH的破骨作用,钙和磷酸盐不断从骨中释出,破骨活动相应增加,临床除出现骨疼痛、骨质疏松,可出现骨骼畸形,承重的骨骼尤甚,可以出现病理性骨折、身高缩短。北京协和医院有两例均缩短多达30cm。个别患者可出现棕色瘤。典型的骨改变 X 线所见为颅骨内外板影消失,颅骨颗粒样脱钙呈毛玻璃样,指骨骨膜下钙吸收和骨纤维囊性变等,这些都是病程偏晚的表现。

2.局部表现　甲状旁腺增生病变,局部是无表现的。对于体积较大的腺瘤,个别的可因位置关系,如位于气管食管沟之间,吞咽食物时有轻微下咽障碍感,是很罕见的局部症状。有个别的腺瘤发生包膜内出血者,可以有局部刺激和疼痛感;有的为甲状旁腺癌侵犯喉返神经可以因一侧声带麻痹而出现发声嘶哑。据北京协和医院的经验,约有 4% 的患者可在甲状腺下极胸锁骨上沿、胸锁乳突肌下内侧触及孤立的小结节,是下甲状旁腺下降时移位所致,个别的为囊腺瘤,囊液内 PTH 含量很高。这种情况下,结合全身表现,已考虑为本病时,不宜做穿刺活检,以免穿刺道有肿瘤细胞种植,应做整个肿瘤摘除并送病理证实。癌转移到同侧颈淋巴结,可以有该处淋巴结肿大。

三、诊断与鉴别诊断

诊断可分为定性诊断(实验室诊断)和定位诊断。

1.实验室诊断

(1)血清钙的测定:测定血清钙,应取患者空腹时的周围静脉血中的血清钙值,由于血清钙值常有波动,一般至少测量 3 次。血清钙正常值为 9~10mg%,患者常在 10.8mg% 以上,游离钙值正常为 0.28mmol/L[(1.18±0.05)mg/dL]。据作者 200 多例经验,95.4% 的患者血清钙值超过正常值,不一定是百分之百,故要结合甲状旁腺激素测定和定位诊断。

(2)PTH 测定:是诊断甲状旁腺功能亢进的可靠方法,取患者周围静脉血测定。实验室诊断方法要结合定位诊断更为可靠。

甲状旁腺激素的测定目前通用免疫法,其灵敏度和特异性均高,结合钙离子的浓度测定,对诊断甲状旁腺功能亢进最为可靠。

(3)测甲状旁腺回流静脉血 PTH 值:可以达到定性定位的目的。方法为经股静脉插管管尖上升到左、右颈内静脉分段取血,并把管尖抽退到左右无名静脉、锁骨下静脉、上腔静脉抽血测 PTH 值,可以定位来区别是甲状旁腺增生还是肿瘤,单发还是多发,异位的大致部位等。由于血标本来自肿瘤直接回流的静脉,肿瘤部位的回流静脉血中 PTH 含量远高于周围静脉血中 PTH 的含量。但本法的缺点是操作复杂,有创伤,X 线下曝光时间多,费用也高。20 世纪 90 年代后,建立了 ^{99m}Tc 甲氧基异丁异腈法(technetium 99m sesta-mibi, ^{99m}Tc-MIBI)的定位方法,上述分段取血法已基本不用。

2.影像诊断　即定位诊断。

(1)B 超诊断:国外病例由于发病率高,血钙测定病例多,发现早、病灶小,B 超诊断发现的阳性率较低,增生病变更不易发现。我国患者诊断发现偏晚,肿瘤一般较大,对位于颈部的甲状旁腺病变发现率高,但由于是少见病,不少医院 B 超医师不熟悉。北京协和医院 B 超室应用 Doppler 彩超,颈部甲状旁腺腺瘤特异性为 96%,正确率为 95%,高于一般 B 超检查,且有利于鉴别腺瘤和腺癌,前者多数血流明显增加,呈弥漫或局限性分布,而腺癌则血运不丰富。

（2）CT扫描：其优点为一般医院均有此设备，无创，其准确性和甲状旁腺肿瘤大小有关，直径小于1cm的不易发现。CT扫描对于异位甲状旁腺腺瘤，如位于胸骨后、锁骨后的腺瘤的发现有帮助，而B超因有骨的阻挡不能发现。最好用静脉注射影像增强剂，采取特殊体位，使甲状旁腺腺瘤易与周围组织分辨。本法可在B超检查阴性，而定性诊断为阳性时采用。

（3）核素诊断：^{99m}Tc-MIBI法检测效果满意，北京协和医院应用结果准确率达95%。国外因患者肿瘤小，发现早，阳性率在80%~90%。对于颈部的甲状旁腺腺瘤可以B超定位取代，以节省患者费用，但对异位的或纵隔病变定位，则本法十分有用。

（4）磁共振成像：其优点是腔隙的分辨比CT好，一般略小于1cm直径的腺瘤不易漏诊。但国内病例发现偏晚，绝大多数病例甲状旁腺腺瘤直径均大于1cm。

3.鉴别诊断　主要是和临床上有高钙血症患者的鉴别诊断。下列患者可以有高钙血症：①恶性肿瘤有骨转移；②肿瘤产生或分泌某些物质有PTH样作用，即所谓假性甲状旁腺功能亢进；③有的肿瘤可产生骨钙移动性物质如前列腺素、破骨细胞活性素等，可致血钙升高；④引起高钙血症的其他因素如维生素D中毒、类肉瘤、肾上腺皮质功能衰竭等，也有乳腺癌骨转移时应用雌或雄激素等，均属少见或罕见。

四、手术治疗

本病的治疗的原则是除去病因，根据不同病因，采取不同的方法，以手术疗法为主，也有长期观察的。手术有传统的和现代微创的手术等，分述如下。

1.甲状旁腺增生　原发性甲状旁腺增生和继发性甲状旁腺增生有所不同，见后述。原发性甲状旁腺增生所致的甲状旁腺功能亢进，其原因是甲状旁腺增生，临床上常常不是4个旁腺都有增生，有时仅有3个增生，增生腺体的大小也往往不一致，增生的甲状旁腺也偶有异位的，个别的可以在前上纵隔内。

原发性甲状旁腺增生，原则上采用外科手术治疗，可在气管内插管、全身麻醉下进行。麻醉药物的采用，各医院不一，国外有用异氟烷、氟烷或甲氧烷者。北京协和医院除个别病例外，均采用颈丛麻醉，用利多卡因阻滞一侧，另一侧则用0.5%利多卡因局部浸润，优点为不需要全麻，节省费用，安全，效果好。一侧浸润是为了避免双侧颈丛麻醉可能发生双侧喉返神经麻痹、声带关闭不能呼吸的问题。

（1）患者体位：和甲状腺次全切除相同，由于本病患者多存在骨质疏松严重，搬动患者和摆颈部体位时要多人合作，避免损伤颈椎并累及颈部脊髓。采用横弧形切口，一般4~8cm即可。

（2）探查要点：如为增生病例，要全面探查双侧颈部，一般先探查术者所站侧，当解剖到达甲状腺平面时，先显露甲状腺中静脉予以结扎切断，然后游离出甲状腺下静脉，结扎切断，牵拉甲状腺下、中部，检查甲状旁腺的"热区"，即甲状腺下动脉进入甲状腺内并和喉返神经交叉的直径2~3cm的范围。双侧均如此探查，当发现有甲状旁腺增生长大者，先不做切除，待4个甲状旁腺全部找到后，再决定做次全切除术。要注意勿损伤喉返神经。

增生的甲状旁腺有时只有 3 个，有两种可能，一为先天性，另一种可能为异位，如位于颈动脉鞘内，个别位于胸骨后纵隔内等，术前定位尽可能做得全面，以便指导手术，有的不可避免要进行再次手术。有的病例手术取下的甲状旁腺可放在液氮冷冻保存器内，如手术后甲状旁腺功能长期低下，可以做自身前臂肌内移植。增生甲状旁腺的切除后保留量以 60mg 为宜，至于留一侧或两侧，各家有所习惯，并不强调一律。

2.甲状旁腺腺瘤　　甲状旁腺腺瘤的外科治疗是手术摘除，国内外绝大多数医院均用此方法。由于本病多为单个腺瘤，双侧各有 1 个腺瘤的很少见。在 20 世纪 80 年代报告为 4%，北京协和医院在 20 世纪 90 年代的经验为 1%，加上应用^{99m}Tc-MIBI 阳性率高现基本上都做单侧探查，即肿瘤侧探查。国际、国内不少医院仍主张双侧探查，以防遗漏。肿瘤查到后，习惯上同侧另一个也要探查，如有肿大，则要考虑系增生病变，对侧还应探查，这是共循的原则。至于摘下的腺瘤，经验少者最好送冰冻切片以便确定，但如解剖部位确切、术者经验丰富，对于切下的病变有把握是腺瘤也可不做冰冻切片。本病在我国是少见病，一般术中切下的组织、腺体等以送冰冻切片为宜。

甲状腺内的甲状旁腺腺瘤用 B 超或^{99m}Tc-MIBI 检查，由于影像重叠而不能发现，文献报道显示术中超声有所助益，但如何排除是甲状腺结节？作者认为先摘下送病理冰冻切片可解决此问题。文献报道甲状腺内甲状旁腺瘤可以有 2% 的发生率，北京协和医院 200 多例中仅遇 1 例。

多发性甲状旁腺腺瘤有两种情况，一种是左右侧同时各有 1 个腺瘤，术前定位可以发现，可做双侧探查，切除腺瘤，临床上有时不易和增生鉴别，当由病理检查来确认。另一种情况为先后发生，即摘除一个腺瘤后，若干年后又发生 1 个新的腺瘤，同侧或对侧，间隔长的可以长达十多年，诊断和处理则原则相同。

3.甲状旁腺腺癌　　文献报道甲状旁腺腺癌的发生率为 2%~4%，本病有几个特点，①手术中的表现和腺瘤类似，病理切片报告为生长活跃的腺瘤，术后血钙下降到正常以下，2~3 年后又出现甲状旁腺功能亢进，手术探查发现为同侧颈淋巴结转移性甲状旁腺癌，属罕见病例。②手术时发现肿瘤有粘连，生长不规则，包膜不完整，个别病例术前已有声嘶，这是侵犯喉返神经的结果，但局部淋巴结未发现肿大，此种病例是否即需做颈部根治术，值得讨论。北京协和医院有多例是发现术后多年颈淋巴结转移，出现高钙血症，做改良型颈淋巴结清扫术，获得长期良好效果；个别病例出现远处转移，如肺和胃转移，处理困难，化疗药物不敏感。有 1 例患者双侧肺转移，一侧仅一个转移灶，因出现甲状旁腺功能亢进高钙血症危象，分期开胸手术，切除了转移灶，解决了高钙血症危象，但仍有高钙血症，术后生存 1 年。这种个别病例，似应采用微创手术，如乙醇注射（见后）于肺内转移灶，免去二次开胸手术，可能延长生存期。甲状旁腺增生或肿瘤手术后要较长期补钙，因其术后会由于骨吸收钙而引起低钙血症，称"骨饥饿"。低钙血症可引起抽搐，故术后第 1 天即需补钙，抽搐频而重者应静脉内滴注葡萄糖酸钙，2~4g，轻者可口服乳酸钙、碳酸钙等每天 3 次，每次 3~4g，一般需要半年左右。

五、围术期处理

甲状旁腺切除术是治疗 PHPT 的最有效手段，而围术期处理是 PHPT 患者手术治疗的重要环节。

1.术前实验室检查　典型 PHPT 实验室检查表现是高钙血症、低磷血症、高钙尿症、高磷尿症和高 PTH 血症。此外,根据血清钙水平可有高血钙性 PHPT 和正常血钙性 PHPT,也有极少数和血钙水平不匹配的血清 PTH 正常的 PHPT。实验室检查对于 PHPT 患者的诊断与鉴别诊断具有重要作用。

(1)血清总钙和血清游离钙:血清总钙(通常称为血钙)的测定在 PHPT 患者中最常用。血清中钙的分布特点是 50%以游离钙存在,10%与阴离子结合,40%与蛋白结合。为了减少血清白蛋白对血钙的影响,血清总钙需要通过实测血清白蛋白进行校正。校正公式:校正后的血钙(mg/dL)=0.8×[4.0-实测血清白蛋白(g/dL)]+实测血钙(mg/dL)。

血清游离钙是血液中直接发挥作用的钙成分,因此,在判断血钙水平方面较血清总钙更为准确,其不受血清白蛋白的影响。但血清游离钙测定对血样的抽取、保存和检测条件要求较为严格,故仅能在部分医疗机构中开展。对于疑诊正常血钙的 PHPT 患者,即 PTH 升高而多次校正后的血清总钙均正常,须检测血清游离钙水平。

(2)血清 PTH:血清 PTH 是由多种 PTH 片段构成的,目前常用的二代免疫法测出的 PTH 是全片段 PTH。血清 PTH 升高或不恰当的正常(如高钙血症时 PTH 未受抑制降低而表现为正常)是诊断 PHPT 的重要条件之一。血清 PTH 检测是疑诊 PHPT 最常用检测指标。在 PTH 轻度升高而血清总钙仍在正常范围内时,需要多次同时检测患者的血清钙及 PTH 水平,同时结合血清游离钙、24 小时尿钙磷水平及血清维生素 D 水平进行综合评估,进行鉴别诊断。

(3)25-羟维生素 D:所有疑诊 PHPT 患者均需要检测血清 25-羟维生素 D 水平。维生素 D 缺乏可导致血清钙降低从而反馈性引起 PTH 升高。所以疑诊 PHPT 患者进行25-羟维生素 D 检测有助于鉴别诊断维生素 D 缺乏引起的 PTH 升高。此外,PHPT 患者出现维生素 D 缺乏时可加重骨病、病变旁腺腺体体积增大,通过 25-羟维生素 D 检测为术前及术后维生素 D 的补充提供证据。

(4)血肌酐、尿素氮、24 小时尿钙和 24 小时尿肌酐:测定血肌酐和尿素氮等肾功能检查,并结合患者肾脏病史有助于原发性、肾性继发性和三发性甲状旁腺功能亢进的鉴别。通过肌酐推算肾小球滤过率有助于评估无症状性 PHPT 患者手术适应证。计算钙/肌酐清除率比率[(24 小时尿钙/血清总钙)/(24 小时尿肌酐/血肌酐)]有利于 PHPT 的诊断与鉴别诊断,必要时进行 CaSR 基因测序。

24 小时尿钙有助于 PHPT 与使用噻嗪类利尿剂、25-羟维生素 D 缺乏或肾功能不全等原因引起的低尿钙相鉴别。

(5)其他实验室检查:大部分 PHPT 患者会伴有低磷血症和高碱性磷酸酶血症,血清碱性磷酸酶水平有助于评价骨病的严重程度。

2.术前定位检查　甲状旁腺影像学检查不能代替 PHPT 的定性诊断。PHPT 常用的无创性术前定位检查方法有超声、核素显像、CT/四维 CT 成像及 MRI 等。超声检查是术前最常用、性价比最高的 PHPT 影像学定位检查方法,并且具有无辐射的优点。超声下甲状旁腺腺瘤通常表现为边界清楚的卵圆形,呈纵行状、实性、均匀性低回声。当甲状腺组织发生病变,如发生甲状腺炎或结节性甲状腺肿时,超声定位甲状旁腺病变的敏感度下降。此外,外突的甲状腺结节、突出的血管、颈部淋巴结及食管也会影响超声对病变甲状旁腺识别的敏感度和特异性。对于异位甲状旁腺,尤其是甲状腺内或食管后腺体,超声定位更为困难,其诊断精准性高度依赖于操作者技术水平且不能检查胸骨后或纵隔情况。核素显像主要从功能上对甲状旁腺病变进行定位诊断。常用的甲状旁腺显像剂为^{99m}Tc 标记的甲氧基异腈(sestamibi,MIBI),即^{99m}Tc-MIBI。MIBI 具有术前定位准确、辐射剂量小等优点,但对多发甲状旁腺病变的敏感度略低。核素显像的检出率受较多因素影响,而 SPECT/CT 与 MIBI 的结合可以使病变旁腺的定位准确性显著增高,SPECT/CT 断层融合显像兼具功能影像和解剖影像的优点:核素显像可显示高功能的甲状旁腺组织,CT 影像可显示病灶的大小、位置、形态及毗邻关系,为手术提供了更丰富的信息。

增强 CT/四维 CT 结合 MIBI 应用,对体积较小的旁腺及纵隔内、食管后、颈总动脉鞘内、梨状窝内等异位旁腺的确定更加清晰,但有放射辐射暴露及静脉造影的风险。

MRI 在 PHPT 的定位作用中具有无辐射和不需要静脉造影等优点,但使用率低且幽闭恐惧症者禁用。近年来^{18}F-PET-CT 在定位困难的 PHPT 中具有一定优势,特别是对于怀疑甲状旁腺癌患者。

联合应用两种或两种以上检查方法可提高功能亢进腺体的阳性预测值,如超声与MIBI,超声、MIBI 与 SPECT/CT,超声与四维 CT,SPECT/CT 与 MRI 联合等。推荐联合应用不同影像学检查进行术前 PHPT 的定位。

3.术前评估　术前评估包括局部和全身两个方面。前者考虑病变腺体的数量、部位、性质及与周围器官的关系,后者考虑病变给机体造成的影响及对手术、麻醉的耐受程度。PHPT 可累及多个器官并引起相应的临床症状。患者术前一般状态评估和靶器官评估对了解患者状态有重要价值。术前一般评估主要是围绕手术安全进行。靶器官评估可了解患者甲状旁腺功能亢进的严重程度,利于术后效果评价及随访。

(1)一般状态评估:长期的甲状旁腺功能亢进状态会引发电解质紊乱,包括钙、磷、钾、镁等离子水平异常。高钙血症对全身多个器官均有不同程度影响并引起相应临床症状,其对心脏的电生理活动及心脏收缩功能的影响是引起患者死亡的重要因素之一。血钾异常加剧了这些风险的发生。首先,应详细了解患者病史及临床症状(包括有无乏力、易疲劳、体重减轻和食欲减退等非特异性改变),以及基础疾病治疗及控制情况,具体的用药史(包括锂制剂、噻嗪类利尿剂、抗凝药物、降压药物、降血糖药物等)。其次,通过病史和体检可以对患者的心、肺功能等状况做出初步的评估(如心功能分级等)。术前常规进行心电图、胸部 X 线、喉镜检查,必要时行心脏彩超、24 小时动态心电图、心肌显影检查及肺功能测定等,评估麻醉及手术的风险,并对高危因素做相应处理。对全身麻醉患者要求术前禁烟,加强气道管理。

由于 12% ~ 67% 的 PHPT 患者同时合并甲状腺疾病,其中合并甲状腺癌患者可占24%。除了常见的分化型甲状腺癌,髓样癌更是多发性内分泌肿瘤(multiple endocrine neoplasia,MEN)-2 患者的主要临床表型。所以 PHPT 患者应常规评价甲状腺疾病,包括甲状腺功能测定,建议检测降钙素及癌胚抗原,以及甲状腺彩超。对于合并的甲状腺疾病的手术指征与单一甲状腺疾病指征一致,须行手术干预的甲状腺疾病应选择与甲状旁腺切除手术同时进行。

(2)主要靶器官状态评估

1)泌尿系统评估:PHPT患者高尿钙状态可导致钙盐在肾盂及肾实质沉积,从而引起肾结石和肾钙质沉着症。肾结石和肾钙质沉着症是症状性PHPT患者最常见的临床表现,即使在无症状性的PHPT患者中,亚临床肾结石和肾钙质沉着症发生率也达7%。所以PHPT患者应常规进行泌尿系评估。常用的实验室检查包括24小时尿钙、血肌酐、影像学检查首选泌尿系统彩超和腹部X线检查,必要时进行泌尿系统CT平扫。

2)骨骼状态评估:PHPT患者高血清PTH通过上调破骨细胞活性导致骨密度随着时间的延长而降低,从而导致一系列的骨骼病变,包括骨骼畸形、脆性骨折和纤维囊性骨炎(棕色瘤)等。因此,所有PHPT患者均应采集骨病病史,同时进行骨密度测定。在使用双能X线吸收计量法测定骨密度时,除常规的腰椎$L_{1\sim4}$、髋部(股骨颈及全髋)之外,有条件的医院应该完善桡骨远端1/3部位的骨密度测定。对于骨病变进行X线检查,必要时进行全身骨扫描。

3)其他:其他系统评估包括消化系统、神经精神系统等。评估患者有无食欲缺乏、恶心、呕吐、消化不良、便秘和反复性消化道溃疡等病史。对于高钙血症患者出现腹痛、腹泻等消化道症状时需要行肝胆胰脾彩超检查,除外有无胆囊结石、胰腺炎等并发疾病的发生。通过了解患者有无认知功能障碍、精神异常、记忆力减退等神经精神症状来进行神经精神系统的评估。

对疑为MEN患者还应对其他内分泌器官进行评估,如垂体、肾上腺、胰腺等,有条件的可进行相关基因检测。如明确合并功能性嗜铬细胞瘤,须先行嗜铬细胞瘤手术。

4.术前处理

(1)术前补充维生素D:维生素D缺乏的定义不同学术组织存在差异,大部分定义为血清25-羟维生素D水平:<30μg/L为不足,<20μg/L为缺乏;通常认为25-羟维生素D正常范围是30~60μg/L。在PHPT患者中维生素D缺乏很常见,术前在密切监测血钙和尿钙的前提下补充维生素D使其维持在20~30μg/L,多数情况下是安全的,有利于PTH水平的下降和减少术后患者严重低钙血症发生率。

术前补充维生素D虽然不会明显增加血清钙水平但会增加尿钙水平,因此,对于高尿钙患者术前补充维生素D须谨慎。

(2)高钙血症处理:血钙水平>2.75mmol/L为高钙血症,>3.5mmol/L为高钙危象,但当患者血钙>3mmol/L时即需要积极处理,以便缓解急性症状,避免发展为高钙危象造成死亡,为术前定性及定位诊断争取时间。治疗高钙血症的主要措施包括扩容、促进尿钙排泄、抑制骨吸收等。

1)扩容、促尿钙排泄:高钙血症可引起尿量增加从而导致血容量不足,脱水加剧血钙升高。首先予以低钙饮食,对于血钙水平未>3mmol/L的PHPT患者,鼓励每天大量饮用不含钙离子的水,如蒸馏水,最好3L/d。如血钙>3mmol/L,则应使用0.9%氯化钠注射液进行扩容补液。推荐前1小时输入200~500mL 0.9%氯化钠注射液,后100~200mL/h,第

1个24小时内输入3~4L 0.9%氯化钠注射液,然后每24小时输入2~3L,直到足够的排尿量(2L/d)。0.9%氯化钠注射液在纠正脱水的同时促进尿钙排泄,但老年患者及心肾功能不全的患者在使用时须仔细计算出入水量。0.9%氯化钠注射液扩容可使血钙降低0.4~0.6mmol/L。在血容量纠正之后,可使用袢利尿剂(如呋塞米),严重高钙血症患者禁用噻嗪类利尿剂。呋塞米的应用剂量为40~80mg静脉注射,每天2~4次,每天最大剂量为500mg,期间应监测血钾情况。

2)抑制骨吸收:PHPT患者高血清PTH通过上调破骨细胞活性导致骨吸收增加导致高钙血症,术前可应用药物抑制骨吸收。常用药物有降钙素和双膦酸盐。降钙素类药物通过降低破骨细胞骨吸收和促进尿钙排出来降低血清钙水平,可在12~24小时快速起效,但效果缺乏持久性,一般在高钙血症时首先使用,可使血钙下降0.25mmol/L。静脉使用双膦酸盐可强力有效降低高血钙,当降钙素类药物效果欠佳或严重高钙血症时应尽早开始使用,因其起效需2~4天,达到最大效果需4~7天,大部分患者用药后血钙能降至正常水平,效果可持续1~3周,但用药前须注意患者肾功能水平。现常用的双膦酸盐有帕米膦酸钠和唑来膦酸,均单次静脉滴注。帕米膦酸钠推荐剂量为30~90mg,唑来膦酸推荐剂量为4mg。对于肾功能正常的患者,帕米膦酸钠滴注时间应在4小时以上,唑来膦酸滴注时间应在15分钟以上;对于肌酐清除率在30~60mL/min的患者,应减少唑来膦酸的剂量,但不建议改变帕米膦酸钠的剂量。对于肌酐清除率<35mL/min的患者,应根据患者病情危重性,全面评估利弊后做出决定,不推荐使用唑来膦酸;帕米膦酸钠输注时间应延长至4~6小时,同时考虑减少剂量。

对于上述治疗无效的顽固性高钙危象或因心肾功能障碍不能应用上述药物的高钙危象患者,还可使用低钙或无钙透析液进行血液滤过治疗,可达到迅速降低血钙水平的目的。手术切除功能亢进的病变甲状旁腺是高钙血症性PHPT患者最根本的治疗方法,也是降低PHPT患者血清PTH最有效、最快捷的方法,在积极的术前准备、纠正水电解质平衡紊乱、全面评估麻醉手术风险的前提下,应尽早手术甚至急诊手术。

5.手术治疗

(1)手术适应证:PHPT治疗最有效的方法是甲状旁腺切除手术。PHPT手术指征包括:①具有肾脏、骨骼、胃肠道、精神神经等任一系统症状或肌无力、功能障碍和睡眠障碍等不典型症状者;②血清钙水平高于正常上限0.25mmol/L者;③有无症状性肾结石、肾钙质沉着症、高钙尿(24小时尿钙>400mg/dL)或肾功能受损(肾小球滤过率<60mL/min)等任一肾脏受累客观证据者;④有骨质疏松证据(任何部位骨密度降低2.5个标准差)和(或)出现脆性骨折影像学证据者;⑤年龄<50岁;⑥难以进行随访观察的PHPT患者。

(2)手术方式选择:传统的PHPT手术方式为全身麻醉下双侧甲状旁腺探查及病变腺体切除,而今随着术前、术中影像技术的发展,大多数定位明确的患者适合接受以精准定位为导向的病变甲状旁腺切除(主要是单发病变腺体),而不进行双侧颈部探查,旨在最小化组织损伤。由于不同诊疗中心存在一定的技术差别,针对不同患者情况并没有固定、统一的手术模式。在进行手术方式的选择时需要遵循几点原则:①以治愈为前提;②以医院条件、医师诊疗水平为基础;③以患者实际情况为导向;④以微创治疗为目标。

如果术前怀疑同时存在多个甲状旁腺病变(multigland disease,MGD),进行双侧颈部探查则是提高治愈率的重要手段。MGD约占PHPT患者的15%,常见于甲状旁腺增生,少见于甲状旁腺腺瘤,偶见于甲状旁腺腺瘤合并甲状旁腺增生及其他情况。家族性甲状旁腺功能亢进(例如MEN1/2A等)、辐射暴露史、锂暴露史等均为MGD发生的常见病因。

(3)术中处理:术中应对甲状旁腺病变性质及手术彻底性进行评估,前者为排除甲状旁腺癌,后者为排除甲状旁腺多腺体病变。术中PTH监测(intraoperative PTH monitoring,IOPM)可为术中甲状旁腺功能的实时评估提供帮助,目前在很多医院得以临床应用,可使治愈率达到97%~99%。术前影像学精准定位为寻找病变甲状旁腺腺体起到重要辅助作用;而IOPM则可起到判断手术是否成功的作用,对保证多腺体病变的完全切除也有积极意义。目前,IOPM的判断标准尚未统一,如Miami方案、正常范围方案或双重标准方案及其他方案等。其中Miami方案应用最为普遍,即腺体切除10分钟后血浆PTH下降值超过切开皮肤前或切除腺体前最高PTH值50%以上,可判断为完全切除病变的甲状旁腺组织,但这仅限于甲状旁腺良性病变。

术中γ射线探测技术能帮助识别功能亢进的病变甲状旁腺,对异位甲状旁腺病灶的搜寻有积极意义。

术中快速冰冻病理学检查可明确切除病变组织是否为甲状旁腺,协助判断病变甲状旁腺的性质。但多数情况下冰冻切片病理学检查无法直接诊断甲状旁腺癌,如肉眼观察发现甲状旁腺肿瘤呈分叶状、形态不规则、被厚实的灰白色纤维包裹和分隔、呈黄白色而质硬、切面有钙化和囊性变,须高度怀疑甲状旁腺癌,尤其是当病变组织与甲状腺或周围肌肉等软组织致密粘连、侵犯喉返神经时。必要时行同侧甲状腺腺叶、峡部及肿物的整块切除,清扫中央区淋巴结。

甲状旁腺手术术中可选择应用术中神经监测技术以减少喉返神经及喉上神经外支损伤的发生,尤其是对于特殊位置的病变及非初次手术的患者有重要的意义。

6.术后处理

(1)术后观察指标:PHPT术后4小时应观察患者的生命体征。观察颈部切口情况、有无血肿及出血的发生、观察患者有无低钙血症等,评估患者声音质量变化情况。对疑有声带麻痹患者应进行声带功能的评估,包括术后第1天、术后1个月、3个月及6个月的声带功能评估。

(2)术后实验室检查指标:术后第1天检查血清PTH、血清钙、磷、钾、镁、血清碱性磷酸酶,对异常指标可采取连续3天动态检测。对术后持续PHPT或甲状旁腺功能减退的患者,长期随访方案中还包括25-羟维生素D、尿钙、尿磷水平监测、泌尿系结石和骨代谢状况。对疑PHPT术后未缓解患者应评估术后6个月的血清PTH及血清钙。如术后第1天血PTH降至正常、在术后数周PTH又升高的患者,要考虑低钙血症、维生素D缺乏等导致的继发性甲状旁腺功能亢进。

(3)术后药物治疗:术后低钙血症是PHPT患者较常见反应,也是引起患者30天内再次住院的主要原因之一。术后可采取预防性口服钙剂来减少严重的暂时性低钙血症的发生,如血钙持续过低或合并抽搐等明显症状,必须静脉补钙。如较长时间难以纠正低钙血症,须排除低镁血症的影响。对维生素 D 缺乏患者还应补充维生素 D 以防止术后出现继发性甲状旁腺功能亢进。

(4)术后随访:建议术后患者进行长期随访,术后 1 年内随访 3~4 次,术后 1 年以后每年至少随访 1 次。

六、有关问题的处理

1.高钙血症危象 由于原发性甲状旁腺功能亢进在我国为散发的少见病,20 世纪 80 年代诊治的患者,几乎都属晚期,患者出现高钙血症危象者较多,当血钙水平达到 3.8mmol/L(15.2mg/dL)以上时,临床可出现高钙血症危象,表现为高热、脱水,血钙更高时可出现休克、昏迷等。高钙血症可致多尿、脱水,导致肾衰竭,尤以已有肾结石者易发生,如抢救不及时可导致死亡。高钙血症危象时的处理方法如下。

(1)首先进行大量输液并复查血钙水平,输注生理盐水,因为钠的廓清和钙的廓清是平行的,输液量一般为 4~6L/d,争取血钙水平降到 3.8mmol/L(15.2mg/dL)以下。由于加用利尿剂,大量尿排出时钾离子、镁离子也可会大量排出,应在输液成分中进行补充,24 小时内最好每 4~6 小时测 1 次血钙、镁、钠、钾。

(2)给予利尿剂如呋塞米或依他尼酸,呋塞米每 2~4 小时 40mg 经输液管静脉内推注,呋塞米尚可抑制肾小管回吸收钙,待血钙下降到 3mmol/L(13mg/dL)后,可改为 40~60mg/24h。依他尼酸开始时每 2~4 小时 50mg,静脉内推注,血钙下降后,可减少到 50~200mg/24h,此后输液量可下降为 3L/d,每天至少测 1 次血清电解质。

(3)上述治疗时要监测中心静脉压,注意勿输液过快而引起右心衰竭、肺水肿,又要保持足够的尿量,争取在 24 小时内使血钙下降 0.5~1.5mmol/L(2~6mg/dL)。

(4)如患者有心脏病应用洋地黄者,应请心内科医师会诊,改用他药,因高钙血症可使患者对洋地黄毒性敏感。

(5)磷酸盐的应用。磷酸盐理论上可抗高钙血症。临床应用中性磷酸盐或磷酸钾,每天 2~4g,分 3 次经口服用。磷酸盐现只用于甲状旁腺癌已有广泛转移时引起的高钙血症,不宜长期应用。服药期间应定期测血清钙、肌酐、24 小时尿中磷总量等。

(6)降钙素(calcitonin)的应用,理论上可抗高钙血症,使血钙下降,因价格比较昂贵,不是每个高钙血症危象患者都应用。应用的剂量可以根据临床症状、血钙水平,应用 400U 到大剂量 10 000U/24h 不等,应用后血钙下降,手术容易安排,一般经验,2 天后即可手术。

总之,高钙血症危象经上述处理,手术安全性很大,作者多例经上述方法术前准备,取得了满意效果,这些患者均是良性腺瘤。另 1 例为肺转移高钙血症危象,上述方法准备后也可成功地切除了肺转移灶,延长了生命。

2.妊娠妇女、老年人原发性甲状旁腺功能亢进的处理原则

(1)妊娠妇女原发性甲状旁腺功能亢进,临床罕见,但这种情况比较严重,因为钙离子易于通过胎盘,使胎儿从母血中获得钙以供骨生长发育的需要;而甲状旁腺激素也可通过胎盘进入胎儿体内,故妊娠妇女患甲状旁腺功能亢进可致胎儿高钙血症,易致胎儿

骨质疏松,抑制胎儿甲状旁腺发育,导致出生后出现甲状旁腺功能减低,严重影响新生儿健康。而妊娠妇女本身因为甲状旁腺功能亢进加速失钙,易发生严重骨质疏松以致病理性骨折,故妊娠妇女一旦确诊原发性甲状旁腺功能亢进,应尽早行甲状旁腺瘤摘除,微创手术在颈丛或局麻下手术安全可靠,不会影响胎儿。至于是否终止妊娠,要根据具体情况、多方面考虑决定。

(2)老年人甲状旁腺功能亢进:老年人甲状旁腺功能亢进的发病率,有报告显示,西方国家40岁以后发病率较高,40~60岁最高。老年人原发性甲状旁腺功能亢进的特点为骨质疏松、骨质脱钙、骨质增生、骨刺等常同时存在,易误诊为老年性关节炎,这种情况下多做几次血钙测定即可定性。老年人甲状旁腺功能亢进一旦确诊,国外报道显示较轻者可以密切随诊,我国的临床条件下建议尽早手术治疗。

3.无症状甲状旁腺功能亢进的处理　原发性甲状旁腺功能亢进症在早期可以无症状。国外学者对1组5202例年龄为55~75岁妇女进行做血钙和血清PTH普查,发现109例(2.1%)的患者为无症状甲状旁腺功能亢进,但不少患者有精神方面的表现,如易感疲乏、易激动、性欲缺乏、情绪兴趣低下等。骨密度检查普遍下降,为全身性,以脊柱、髋部显著,常有血压升高等。对这种患者的处理有两种意见,一是定期连续随诊,观察其发展情况,二是主张放宽手术指征。老年妇女由于雌激素缺乏,甲状旁腺激素对于骨的作用缺乏雌激素的拮抗作用,故iPTH测定即使不是很高,骨质的改变也可以很显著,故一旦确诊,也应及早手术。因为延迟手术,则骨骼可产生不可逆的改变,影响功能和体形,且可后遗骨骼疼痛。我国尚无这种报道,但随着各方面的发展,采用血钙普查,相信会发现早期患者,及时处理。

七、预后

1.取决于病理性质,增生和腺瘤预后均好,但理论上增生可因切除部分不足或以后继续增生又发生甲状旁腺功能亢进。也有腺瘤手术多年后又长一个腺瘤者,需再次手术。个别情况第1次手术病理报告为腺瘤,但生长活跃,以后发现同侧颈淋巴结转移,临床出现甲状旁腺功能亢进,实际是甲状旁腺癌,需再手术做颈淋巴结清扫手术。

2.甲状旁腺腺癌预后一般也较好,肯定诊断后,颈部淋巴结手术清扫尽量彻底,如再出现颈淋巴结转移、临床出现甲状旁腺功能亢进症状,血钙、血清PTH增高者,可以再手术,有远处转移者则预后不佳。

3.原发性甲状旁腺功能亢进患者高的血压发生率高于对照人群组,摘除了甲状旁腺瘤,术后长期血压仍不下降,需用药物控制,原因尚不确定,可能和肾功能有关。这一现象国内外均有报道。

4.由于国内患者多属疾病晚期,骨的改变如脊柱骨压缩导致身高的下降、髋关节脱钙过度而致的股骨颈骨折、关节畸形、脱位等,即使甲状旁腺肿瘤摘除后,这些畸形仍难恢复,且可以有永久性的功能障碍和活动时疼痛等,故本病的关键是要早发现、早诊断、早手术,以避免这些后遗症。家族性原发性甲状旁腺功能亢进而非多发性内分泌腺病很罕见,诊断处理相同,此处不再叙述。

第二节　继发性甲状旁腺功能亢进症

继发性甲状旁腺功能亢进是慢性肾衰竭、血液透析 3 年及 3 年以上的患者,因肾小管再吸收钙离子能力下降,导致血钙离子值也下降,血磷因排泄受阻,引起血磷上升,钙磷代谢紊乱,低钙血症反馈性长期刺激甲状旁腺,使甲状旁腺增生,分泌更多的 PTH,临床出现继发性甲状旁腺功能亢进。肾衰竭患者众多,继发性甲状旁腺功能亢进病例也很多,但一般,以肾科治疗为主,仅 5%的患者需行外科手术。因患者均为增生病例,可行甲状旁腺大部切除或颈部甲状旁腺全切除加自身甲状旁腺前臂肌内移植。日本在手术指征方面略宽,约 8%的患者行手术治疗,效果良好。

一、病因与病理

1.肾功能障碍或肾衰竭时,血钙经肾小管再吸收能力降低而下降,而血磷因肾衰竭而排泄受阻,血磷升高,血钙也必须降低,以维持恒定溶解酸的解离常数的负对数(PK)。另一病因病理机制为肾衰竭时 $1,25-(OH)$ 维生素 D_3 不能活化为 $1,25-(OH)_2D_3$,因此胃肠吸收钙的能力降低,维生素 D_3 也影响甲状旁腺分泌,当维生素 D_3 缺乏时,可导致甲状旁腺功能亢进,分泌 PTH 增加,这些因素都可导致低钙血症。低钙血症刺激甲状旁腺分泌,促使甲状旁腺增生,临床引起甲状旁腺继发性功能亢进症。

2.继发性甲状旁腺功能亢进症的病理表现理论上均为增生,但临床上有其特点。

(1)不一定 4 个旁腺均同时增生,有的只有 1 个增生,如腺瘤样,其他几个仍如正常大小,这种现象罕见,但临床可遇。病理报告为腺瘤时应请病理科做特殊检查,以证实是增生而非腺瘤,患者要持续随诊,因为过一段时间,可能出现另 1 个或 2 个腺体肿大,是继发性甲状旁腺功能亢进的临床表现。

(2)4 个腺体增生肿大的程度不一样,往往有大有小,差异很大,但也不影响外科治疗。

(3)增生也可分为弥漫性增生和结节性增生,结节性增生常显示增生活跃,结节性增生是进展性的,有较强的活力来调节 PTH 分泌。

(4)所有弥漫性增生是多克隆的,而结节性增生均是单克隆的。继发性甲状旁腺功能亢进一开始呈弥漫性、多克隆性,以后结节内细胞转化为单克隆性的迅速增长,也说明了慢性肾衰竭患者 3 年以后继发性甲状旁腺功能亢进发生率高而症状重,需手术的百分比升高的理由。

二、临床表现

继发性甲状旁腺功能亢进症患者是因长期肾衰竭所致,表现为严重或较严重贫血所致的面色苍白,低蛋白血症引起的眼皮、下肢水肿等,其他临床表现或症状可分述如下,患者之间有差异。

1.骨关节症状

(1)疼痛:是最多见的临床症状,半数以上患者有骨关节疼痛,好发部位为下背部、髋部及小腿,通常并不重,但在突然改变姿势或承受压力时,骨关节疼痛加重。其他部分骨关节如肩、膝、踝、腕关节也可发生,常和负重有关。

(2)骨骼畸形:由于有囊性纤维性骨炎和骨软化,可因此而演化为脊柱侧弯、驼背、身高减低、骨盆变形,严重的也可产生假性骨折、干骺端松动畸形等,和原发性甲状旁腺功能亢进所致的症状相同。

(3)其他:偶见棕色瘤,这是骨细微骨折出血所致,好发生于眼眶部位。长期透析者的骨骼可产生淀粉样变、股骨头无菌性坏死等。

2.皮肤、软组织、肌病变

(1)皮肤病变:皮肤瘙痒、痒疹较常见,可能因皮肤中钙含量升高所致。有报告血中PTH升高,可使皮肤肥大细胞释放组胺引起瘙痒。长期透析及进行性贫血可致皮肤、肌坏死。全身血管广泛钙化称为钙过敏综合征,很少见,初期皮肤呈网状青斑、紫红色痛结或痂皮,类似皮肤血管炎。

(2)广泛软组织钙化和肌病变:临床少见,如发生多位于肩、肘皮肤关节周围,有红、肿、热、痛症状,称假痛风。肌萎缩、无力、疲劳,下肢较上肢明显。

3.血管病变 有的病例可以发生肢体的进展性缺血性坏疽,是继发性甲状旁腺功能亢进的严重并发症,长期透析的患者中可以见到。这是血管严重钙化、硬化、内膜肥厚使血管管腔变窄、继发动脉血栓形成所致,有统计显示血液透析超过3.5年者,其发病率为1.5%,其原因是综合的。

4.其他 有神经症状,辨识力降低,脑电图改变等。血中PTH升高急剧者,可致白细胞减少及心肌功能障碍等。

三、诊断

1.实验室诊断 血钙的升高常不如原发性甲状旁腺功能亢进显著,超过60%的患者血清钙超过2.5mmol/L(10.5mg/dL)。PTH的测定和原发性甲状旁腺功能亢进相近,继发性病例血中PTH值高于正常值3~4倍。

2.定位诊断 B超、CT、^{99m}Tc-MIBI等都可应用,但继发性甲状旁腺功能亢进甲状旁腺增大往往不如原发性甲状旁腺功能亢进病变明显,核素检查阳性率较低,首选B超及CT。

四、治疗

继发性甲状旁腺功能亢进的治疗,由于多种原因,如症状较轻、肾衰竭严重但患者及家属均不愿进行外科手术处理等,目前国内较常用的治疗方法如下。

1.药物治疗 多数患者可用药物治疗,严格的限磷饮食、用磷的中和剂和口服钙,也可从静脉小量长期注入1,25-双羟胆骨化醇(1,25-dihydroxycholecalcib;通用名骨化三醇)。每次血液透析时使用,可从小剂量开始,一般要用12~24个月。在使用6个月后,可使原血清钙浓度下降32%±7%,12~24个月后下降32%±6%,是否继续应用视患者临床情况及血钙水平而定,此法可断断续续应用。骨化三醇可以口服,但价格比静脉注射者要贵。大多数患者应用药物治疗,维持相应血清钙、磷浓度,用维生素D治疗减少或减轻骨病。禁食高磷食物,并服用磷胶合剂如氢氧化铝,但要定期测血磷浓度,注意铝过多吸收会引起中毒,血铝浓度勿超过 100mg/L。

2.手术治疗

(1)手术适应证:慢性肾衰竭继发性甲状旁腺功能亢进,有严重瘙痒、骨痛、广泛的软组织钙化,血清钙磷乘积持续大于 70,以及血清钙大于 2.75mmol/L 者,应考虑行甲状旁腺次全切除或全切除,前臂肌内自身移植。定位诊断 B 超、CT、^{99m}Tc-MIBI 发现甲状旁腺明显肿大者,不一定 4 个腺体全部肿大,有 2 个肿大者,也应将肿大的甲状旁腺摘除,并探查其余几个,决定下一步如何处理。手术对 PTH 值大于 3000pg/mL、血清碱性磷酸酶(AKP)明显增高者效果明显。慢性肾衰竭患者需行手术治疗者和病程有关,透析低于 2 年者,需手术者约为 4.5%,而超过 10 年者约为 15.9%。

(2)手术方法:可在一侧颈丛,一侧局麻下做双侧甲状旁腺探查,待 4 个腺体情况明了后决定手术方法,可采取以下手段:①如果 2 个腺瘤样增生进行摘除,其他 2 个稍大于正常者可保留不动;②如 4 个均出现大小不同的增生,可摘除双侧上甲状旁腺,下甲状旁腺可做 1 个全摘除,另 1 个大部或部分摘除,残留部分应大于正常甲状旁腺 2 倍,选用方法可根据术者的经验,原则上是切除大部、保留部分,以维持甲状旁腺功能;③甲状旁腺 4 个腺体全部摘除,同台同时将甲状旁腺 60mg 切成 1mm^2 大小的薄片,10~14 片,局部麻醉下在准备好的患者前臂做甲状旁腺自身肌内移植。可在移植部位夹 2 个小钛夹做定位标记,以防移植过多、以后又出现甲状旁腺功能亢进时,易于手术做部分移植腺体的摘除。医院最好有液氮保存设备以贮存多余的甲状旁腺组织,如第 1 次自身移植失败或功能长期低下,可以再做自体移植。

手术治疗继发性甲状旁腺功能亢进的优点是不仅治疗了甲状旁腺功能亢进,对患者因肾衰竭所致的症状、伤口愈合、延长生存时间等也有益处。

(3)患者情况差,有继发性甲状旁腺功能亢进,B 超定位有甲状旁腺肿大,可用无水乙醇或 95%乙醇注射使甲状旁腺坏死,见前原发性甲状旁腺功能亢进微创外科段。本法的优点为简单易行、微创,但临床一般不宜首先应用,其缺点是如 4 个旁腺均增大,注射乙醇,使之坏死的程度不易掌握,分次注射也不理想。此外,注射乙醇量不好掌握,少则破坏不足,多则破坏过多,且易有喉返神经受损伤的问题,这方面的经验有待积累。

五、临床治疗中的问题

1.传统内科药物治疗的优势与局限性　对于 SHPT 患者来说,采取有效的治疗干预措施可以降低 SHPT 发病率和病死率。多数 SHPT 患者采取应用磷结合剂、活性维生素 D 及拟钙剂等药物结合充分透析的方式进行控制。早期透析患者应用药物治疗是非常有效的,大量临床前研究表明甲状旁腺增生的发生和发展是可以被拟钙剂抑制的,拟钙剂也可以持续预防甲状旁腺重量和体积的增加,从而减少了需要手术干预的患者数量。然而传统内科药物治疗并非没有缺点,有钙的磷结合剂在纠正高磷血症的同时会增加血管钙化和高钙血症的风险。而无钙的磷结合剂,虽然可以有效降低血清磷酸盐的水平,且对血清钙没有相关影响,但也不会显著降低循环中 PTH 水平。有 10%静脉注射拟钙剂的患者会出现胃肠道不良反应,且费用高昂,目前还没有实验单独研究和解决钙平衡紊乱的问题。而且目前尚无研究明确表明拟钙剂能显著减少慢性肾脏病(CKD)患者的心血管死亡风险及全因死亡风险。活性维生素 D 治疗窗狭窄,较高的剂量可促进胃肠道矿物质吸收,引起高磷血症和高钙血症,加大了发生血管异位钙化风险。最重要的是在晚期 SHPT 患者中,特别是在影像学证实结节状增生的情况下,增生后甲状旁腺体积>500mm³或者腺体长径>1cm 强烈提示结节转化,单克隆增生的甲状旁腺细胞维生素 D 受体和钙敏感受体表达减少,对钙和骨化三醇抑制 PTH 分泌的敏感性降低,甲状旁腺分泌过剩变得自主,患者对药物治疗产生抵抗。外科手术是晚期 SHPT 唯一有效的治疗手段。

截至 2017 年,全球有近 7 亿 CKD 患者,我国以 1.3 亿的数量成为世界上 CKD 患者最多的国家,CKD 患者规律透析 10 年后大约 15%、透析 20 年后大约 38%的患者需要行甲状旁腺切除术(PTX)。SHPT 相关的钙磷水平升高与血管钙化的发展有关,血管钙化很大程度上增加了患者的发病率和病死率,全球每年有 200 多万患者因心血管并发症死亡,占全球总死亡人数的 4.6%,因此大量 SHPT 患者急需手术治疗。通过术前甲状旁腺超声定位、高灵敏度的 ^{99m}Tc-sestamibi 放射性核素扫描和术中血 PTH 取样等技术的指导,美国 PTX 术后未经调整的住院病死率从 2002 年的 1.7%显著下降到 2011 年的 0.8%,证明了 PTX 正逐渐走向成熟。

2.手术的优势与成功的标准　手术的目的是切除增生的甲状旁腺,可以有效地降低 PTH 水平。PTX 的治疗效果也优于拟钙剂等药物治疗,尤其在控制碱性磷酸酶(Alkaline phosphatase,ALP)水平方面。SHPT 患者当药物治疗达到最大化或存在不能忍受的药物不良反应时,应该考虑采取手术的方式进行治疗。与单纯药物治疗相比,PTX 的优势在于能增加 SHPT 患者肾移植成功率,减少骨折的发生,改善透析患者骨骼状态。有人研究了 PTX 对严重 SHPT 患者生存率的影响,发现 PTX 有效降低了严重 SHPT 患者的全因病死率和心血管死亡风险。而且手术相比于内科治疗费用也更低,是目前最具有实用价值的治疗策略。

根据以往的研究,术后第 1 周检测到的全段甲状旁腺激素(Intact parathyroid hormone,IPTH)水平<300pg/mL 或与术前相比术中监测 IPTH 下降率>80%是手术成功的标准,但患者的肾功能存在不同程度的受损,肾脏对 PTH 的清除率不同,把术中 IPTH 检测作为判定手术成功的标准目前还存在一定的争议。

3.患者状态的全面评估及适宜手术时机的选择　目前手术治疗还未在 SHIPT 的治疗中广泛开展,尽管治疗上有许多证据表明手术治疗安全有效,但 CKD 患者一般合并较多的基础疾病(尤其是心血管疾病),对应激的耐受力大大地降低,所以围术期并发症发生率和死亡的风险很高。因此全面评估患者的状态,多学科携手权衡手术的风险与疗效后再进行手术治疗是很重要的,良好的术前评估及优秀的围术期管理往往可以提高疗效,降低手术风险及术后并发症发生率。有学者主张在 SHPT 的早期(仅有生化指标异常而无明显临床症状和并发症,而非进展到药物难治性 SHPT)时就进行外科干预,能给患者带来更高的生存质量、更低 CKD 相关并发症发生率和更低的手术风险。在疾病的早期就采取手术治疗是否会造成医疗资源的浪费也是值得深思的,而在疾病到达进展期甚至到达三发性甲状旁腺功能亢进阶段时,患者的情况是否能耐受手术,所以基于患者状态选择适宜的手术时机至关重要。

4.经典手术方式的比较与选择　PTX 是治疗难治性 SHPT 的一种安全有效的措施,但目前治疗 SHPT 的最佳术式尚不明确。在临床上所选择的手术方式应在扩大切除范围,控制复发和预防持续性术后甲状旁腺功能减退之间取得适当的平衡,手术方式的选择也将取决于患者的年龄、预计存活时间及接受肾移植的可能性。肾移植患者的 PTH 水平,尤其是钙水平,应该比透析患者更严格地控制。由于目前还没有进行广泛的前瞻性研究,所以外科医师在考虑病史和术后并发症的同时,要尽可能全面地评估患者的临床情况来进行术式的选择。

治疗 SHIPT 有 3 种经典的手术方式,分别为甲状旁腺次全切除术(Subtotal parathyroidectomy,SPTX)、甲状旁腺全切术(Total parathyroidectomy,TPTX),甲状旁腺全切+甲状旁腺自体移植术(Totalparathyroidectomy with autotransplantation,TPTX+AT),这 3 种手术方法均能有效控制 SHPT。SPTX 具体手术方式为切除大部分甲状旁腺,仅原位保留少部分相对正常甲状旁腺。TPTX 是在手术过程中将探查到的所有甲状旁腺均切完整切除,不予保留。TPTX+AT 是在甲状旁腺全部切除后,选择较为正常的部分甲状旁腺移植于胸锁乳突肌、非透析瘘管侧前臂肌或者胫前肌中,移植部位做好标记,便于复发后再次手术进行处理。若患者有肾移植意愿,则不宜行 TPTX。

甲状旁腺次全切除术和全切除术的手术治疗效果并没有显著的差异,但有 1 项 Meta 分析表明 TPTX 能更好地降低 SHPT 复发和再手术风险,然而切除了全部甲状旁腺也增加了术后持续性甲状旁腺功能低下的风险。SPTX 有效保留了残余甲状旁腺的原始血供,降低了患者术后发生永久性低钙血症的风险,但是术后 3 年复发率高达 17.8%,而且复发后颈部再次手术较为困难。TPTX+AT 作为 TPXT 的改良术式,理论上既能做到有效缓解 SHPT 症状,又能避免发生术后持续的低钙血症及甲状旁腺功能减退。复发后再次手术相对简单,大大减轻了术后复发带来的困扰,因此在国内被广泛接受。其缺点在于术中肉眼难以精确辨别移植腺体是否呈结节状增生,移植量也无统一标准,无法保证移植物一定存活,所以仍然存在持续性甲状旁腺功能低下的风险。移植腺体的多少与组织的选择和术后复发有十分密切的关系。近年来有研究显示 TPTX 组与 TPTX+AT 组术后 1 个月血 PTH、血清钙、血清磷和 ALP 水平比较并无显著差异,这引发了在 TPTX 基础上是否需要联合应用甲状旁腺自体移植术的争论,目前暂未能达成统一意见。

5.其他外科治疗方式　2017 年,有研究提出了新的清除性甲状旁腺切除术(Purge parathyroidectomy,PPTX)的手术策略:全面切除甲状软骨,双侧颈动脉鞘、头臂动脉周围区域内可见或不可见的甲状旁腺等纤维脂肪组织。这种术式可以全面切除多余和异位的甲状旁腺组织,是降低甲状旁腺激素水平的一种更持久的方法,而且 PPTX 手术不依赖于术前甲状旁腺的定位。

如今随着腔镜技术的发展,出现了腔镜下甲状旁腺切除术(Endoscopic parathyroidectomy,EPTX)。EPTX 远期疗效与开放手术相当,且操作安全,具有术后疼痛轻、恢复快的优势,还可避免在颈部留下瘢痕。EPTX 最大的问题是目前无法处理胸骨后异位甲状旁腺。近年来甲状旁腺热消融成为不适合 PTX 的 CKD 患者新的治疗选择。甲状旁腺热消融包括微波消融、射频消融、激光消融,可以通过提高温度来破坏局部组织,不损害甲状旁腺周围组织。热消融与 PTX 相比,具有创伤小、操作简单、术后恢复快、可以重复进行等优势。但是热消融不是在直视下进行的,位于气管、食管、大血管及喉返神经走形区域的甲状旁腺消融风险较高,易发生周围组织热损伤,且对于体积较小的甲状旁腺的处理也十分困难。由于无法直接显露相关解剖结构,可能没有完全破坏甲状旁腺,残留的甲状旁腺组织增加了 SHPT 持续和复发的风险。

6.术后并发症　尽管手术获益很多,但也存在一定的并发症风险,所以对于每例特定的患者都应该权衡风险和受益。目前来讲低钙血症为 PTX 最常见的术后并发症,低钙血症的发生与术后血清 IPTH 水平迅速下降、钙向骨骼系统转移相关。当 PTX 术后 PTH 水平急剧下降、血清钙水平<2.0mmol/L,表明发生了骨饥饿综合征。患者术后所需补钙量与术前血 PTH 水平、血钙水平、ALP 水平、手术切除甲状旁腺数量和质量,以及患者的年龄相关。其中术前高血 PTH 水平被公认是术前预测术后低钙血症的重要指标,与术后补钙量呈正相关。因此可以根据 PTH 水平个体化决定切除、保留及移植甲状旁腺的比例。SHIPT 患者术后往往需密切检测血钙水平及关注有无低钙引起的临床症状,如口周、四肢感觉异常甚至抽搐,癫痫等。术后应周期性地监测血钙水平,《慢性肾脏病继发甲状旁腺功能元进外科临床实践中国专家共识(2021 版)》建议手术后间隔 4~6 小时测定 1 次血钙水平,当血钙水平稳定且趋于正常后,降低检测频率。患者一般表现为术后的一过性低沉疗的原则为升高血钙水平,减少甚至解决低钙引起的症状,避免严重并发症。补钙的方法分为经静脉、口服及调整透析液 3 种方式,当血清钙<1.9mmol/L 里有离子钙<1.0mmol/L 时,患者伴随有严重的临床表现者应采取静脉补钙,直至口服补钙和维生素 D 类似物可以达到稳定。补钙量应根据血钙水平进行调整,若抽搐等低钙症状明显可临时静脉推注 10%葡萄糖注射液 10~20mL。若为透析患者建议术后 24 小时内进行血液透析,应根据血钙水平、摄入量及补钙情况等调整透析模式。

虽然 PTX 对 SHPT 疗效确切,但绝大多数 CKD 患者导致 SHPT 的原发因素术后仍持续存在,随着时间的推移复发难以完全避免。进行 PTX 的患者中有 10%~30%术后会出现复发性或持续性 SHPT。SHPI 复发的诊断标准为 IPTH>300pg/mL,术后 6 个月出现骨痛、皮肤瘙痒等临床症状。将持续性 SHIPT 定义为术后第 3 天血清 PTH 比参考值上限高出 3 倍。SHPT 的复发也很重要,因为它意味着上述症状和 PTH 水平升高后果的复发,包括心血管死亡风险的增加。复发再次手术的主要原因可能是与第一次干预下未发现的多余或异位腺体。SPTX 术后及意外留下的线管中状旁腺组织有关,在 SHPT 中有很多病例影像学检查不能显示所有的甲状旁腺,这些组织可能成为 SHPT 患者 TPTX 后分泌充足 PTH 的潜在来源。

有研究表明引入术中 PTH 的测重相和用出的术准确的术前术中成像技术有助于明确腺体可能的位置,可以有效降低甲状旁腺功能亢进的持续性和复发率。对于复发的患者,必须进行准确的术前诊断和术中应用甲状旁腺激素的测量,以确保完全成功。对于复发的 SHPT,内侧入路足够,有时也可采取外侧入路完全切除增生组织。SHPT 的复发不仅增加了患者心理负担，影响生活质量，且颈部再次手术患者的术后持续性甲状旁腺功能亢进症发病率和持续性低钙血症发病率都会有所增加，复杂的颈部粘连使喉返神经损伤率也会有一定程度的升高。

第三节　甲状腺手术中喉部神经及甲状旁腺损伤的预防

随着医学的不断进步和外科技术的持续革新，甲状腺术中出血、甲状腺危象等致死性并发症已显著减少，但喉部神经（包括喉返神经和喉上神经）和甲状旁腺损伤仍然时有发生，不仅给患者带来严重的身心伤害，也加重了经济负担，是目前甲状腺术后医疗纠纷的常见原因。因此，如何有效预防和减少甲状腺手术中喉部神经和甲状旁腺损伤始终是外科医师的追求目标，也是甲状腺外科领域研究的热点及难点。

一、甲状腺手术中喉部神经损伤的预防

甲状腺与喉返神经（recurrent laryngeal nerve，RLN）、喉上神经（superior laryngeal nerve，SLN）关系密切，喉部神经损伤是甲状腺手术的常见并发症，轻者可引起声音嘶哑、发音障碍，严重者会导致呼吸困难甚至危及生命。随着喉部神经解剖学和功能学研究的深入发展，患者对术后声音质量的要求日益提高，尤其对以发声为职业者（如歌者、教师、律师等）更为重要，甲状腺术中神经保护的临床意义突显。由于神经损伤治疗方式有限、疗效不确切，故强调以保护和预防为主。

1.甲状腺手术中喉部神经保护方法的历史回顾　早在2世纪，Glaudius Galen发现且命名了喉返神经，并公开演示了在颈部切断该神经后可使活猪失声，从此改变了人们认为发声是由心脏控制的错误认知。19世纪，外科学进入快速发展阶段，甲状腺术中关于RLN保护的论题也得到了持续不断的发展。最初，以Theodor Billroth为代表的外科医师强调"区域保护法"，即远离神经走行区域进行操作以规避RLN损伤；随后，Theodor Kocher建立"被膜保留法"，提倡保留甲状腺背侧少许组织，紧贴腺体结扎甲状腺下动脉；1938年Frank Lahey提出"神经显露法"，在甲状腺手术中常规解剖识别RLN，直视下保护其主干及分支的完整性，以降低术后声带麻痹的发生率，成为甲状腺术中RLN保护的重要方法。1966年Donald Shedd首先应用神经监测仪在猪模型中监测RLN和EBSLN的电生理功能；1969年Knut Flisberg在人甲状腺术中成功应用神经监测技术以辅助判断RLN功能状态，由此甲状腺术中神经保护进入"电生理监测"时代。近年来，随着监测设备的不断改进及监测步骤的不断标准化，此项技术业已成为甲状腺术中判定神经功能、预防神经损伤的有效辅助手段。

从历史上看，早期外科医师很少关注喉上神经，因为SLN损伤的症状相对轻微，常被RLN损伤时更显著的临床表现所掩盖。外科医师对SLN关注的观念转变始于20世纪30年代中期，Amelita Galli-Curci是当时世界著名的女高音歌唱家，她因巨大甲状腺肿接受了手术治疗，尽管术中医师竭力保护RLN的安全，但当时SLN尚未受到重视而导致损伤，致使她术后音调降低，失去了美妙的嗓音。至此，外科医师们开始认识到在甲状腺术

中保护 SLN 的重要性。

2.喉部神经的解剖与生理

(1)喉返神经(RIN):为迷走神经在胸部发出的分支,分为左右 2 支,左侧 RLN 绕主动脉弓、右侧 RLN 绕锁骨下动脉后上行,途经甲状腺下动脉、气管食管沟、Berry 韧带,于甲状软骨下角下方入喉。由于受到两侧勾绕折返的血管位置不同、颈段食管一般略偏左侧的影响,两侧 RLN 的解剖位置与走行略有不同,左侧 RLN 走行较为垂直,多数也紧贴食管表面、位于甲状腺下动脉深面;而右侧 RLN 走行更斜,其中下段往往并不是紧贴椎前颈膜,因此,与甲状腺下动脉的关系也更复杂。

RLN 的解剖特征具有多样性和复杂性,表现在主干与分支的形态、数量、走行变异,与甲状腺下动脉及其分支的复杂交叉关系,在甲状腺 Berry 韧带区域的走行变异,在入喉区域的分支与走行变异等,术者在熟悉 RLN 常规走行的同时还应了解常见变异情况,这是导致 RLN 意外损伤的最主要危险因素。非返性喉返神经或称喉不返神经(non-recurrent laryngeal nerve,NRLN)是 RLN 的一种罕见变异,神经分支自迷走神经发出后,没有勾绕大血管返折走行而直接入喉。虽然 NRLN 发生率较低,右、左两侧分别为 0.3%~2% 和 0.04%,但其损伤率可高达 33%,如果在正常 RLN 走行区域未见神经,应高度警惕 NRLN 可能。

RLN 主要含运动纤维支配除环甲肌以外的所有喉肌,感觉纤维分布于声门裂以下的喉黏膜。单侧 RLN 损伤时,主要引起声音嘶哑,日后可因为对侧代偿作用而有所好转。双侧 RLN 损伤时,双侧声带不能外展,声门裂变小,可引起喉阻塞,导致呼吸困难,危及生命;双侧声带不能内收,发音嘶哑无力,犹如耳语,说话费力,不能持久;此外,声门失去正常的保护性反射,易引起误吸和呛咳,气管内常积有分泌物,呼吸时伴痰鸣声。

(2)喉上神经:喉上神经来自迷走神经的结状神经节,经颈内外动脉的内侧向前下走向甲状舌骨膜,在舌骨大角平面分为内支与外支。喉上神经内支(internal branch of superior laryngeal nerve,IBSLN)较粗大,主要含一般内脏感觉纤维,向前下行穿过甲状舌骨膜入喉,分布于声门裂以上区域的黏膜;IBSLN 损伤后喉部黏膜感觉丧失,进食尤其是饮水时,易发生误咽而呛咳。喉上神经外支(external branch of superior laryngeal nerve,EBSLN)较细小,主要含特殊内脏运动神经,其自 SLN 分出后,从颈内动脉或颈总动脉后方穿过,在胸骨甲状肌深面与甲状腺上极血管交叉向内侧进入环甲肌。进入环甲肌之前,其主干或行走于咽下缩肌的表面或外侧,或部分乃至全部位于咽下缩肌深面。EBSLN 分支较多,沿途中可发出分支至甲状腺、咽下缩肌、咽丛、环甲肌、RLN 等。EBSLN 的生理功能主要是支配环甲肌和咽下缩肌的运动,维持声带张力,并参与部分声门及声门下感觉传导,与 RLN 形成吻合支辅助 RLN 功能。EBSLN 损伤会使环甲肌瘫痪,引起声带松弛而呈波浪状,音调降低,不能发高音,音质变粗而弱,易疲乏。

EBSLN 的解剖位置多变,与甲状腺上极血管、咽下缩肌之间存在多种变异,关于 EBSLN 的解剖分型方式较多,尚难以一种分型统一归类描述,目前较为公认的国际分型标准有 Cernea 分型、Kierner 分型、Friedman 分型和 Selvan 分型等,术中合理进行解剖分型,有助于评估 EBSLN 损伤风险。

3.甲状腺手术中喉部神经损伤的原因分析

(1)损伤机制:早期甲状腺手术中神经损伤机制多为肉眼可见的损伤,如神经离断、钳夹、结扎或缝扎等。当手术技巧不断改进后,上述直接机械性操作导致 RLN 损伤的情况已相对减少,但依然有部分病例在术中保全了神经的连续性,术后喉镜检查却提示声带麻痹,其损伤原因与机制难以确定。随着神经电生理技术的应用,揭示了神经解剖形态的连续性并不等同于功能状态的完整性,非肉眼可见损伤成为甲状腺术中最常见的神经损伤机制。例如,当甲状腺肿物与神经粘连或由于血管、纤维条索将神经固定于肿物表面时,过度牵拉肿物或 Berry 韧带时便可造成对神经的挤压或牵拉损伤;电刀、超声刀的侧向热传导可造成周围神经的热损伤;吸引器的负压吸引可造成神经"毫入"吸引器头造成嵌顿损伤;结扎或缝扎血管时,若打结方向与神经交叉,丝线容易切割或挤压神经造成切割损伤等,此外,术后创面水肿、血肿压迫或瘢痕压迫等间接性原因也可能造成神经损伤。

(2)危险因素

1)局部解剖因素:喉部神经的解剖复杂多样、变异率较高,其导致术中对神经的错误识别是造成神经损伤的重要潜在因素,例如,RLN 在入喉处、与甲状腺下动脉交叉处、主干分叉处等解剖变异高发部位的损伤率最高,非返性喉返神经的存在更极易导致 RLN 损伤;EBSLN 与甲状腺上极血管的交叉点位置越低或全程走行于咽下缩肌浅层时,其损伤风险性增大,当甲状腺上极较高、颈部短粗、甲状腺纵径与颈长度比值大时,也可能导致EBSLN 损伤率增高。

2)疾病相关因素:甲状腺癌原发灶、中央区转移淋巴结浸润或包裹 RLN,病灶与神经紧密粘连,分离困难;巨大甲状腺肿物或胸骨后甲状腺肿压迫可造成 RLN 移位,上极巨大肿物可造成 EBSLN 移位变形;甲状腺再次手术由于术区的粘连、瘢痕、解剖侧面和位置的变化,增加了神经辨认和再次解剖的难度;合并 Graves 病或甲状腺炎时,腺体长期炎性浸润、真假被膜界限不清、与周围组织粘连、腺体血流丰富等情况,均增加了神经损伤的风险。

3)手术相关因素:手术范围扩大、广泛清扫淋巴结,通常伴随着神经周围组织的解离范围增大,可能损伤神经分支或滋养血管,也可能增加解剖游离过程中的神经牵拉时间。术中是否显露神经是影响损伤率的另一重要因素,目前已有较强的证据支持常规显露RLN 可降低术后声带麻痹的发生率。此外,神经的损伤与术者经验、对局部解剖的熟悉程度和操作技术等因素有关,术中沿甲状腺被膜精细解剖是避免损伤的关键因素,暴力操作、过度牵拉、集束结扎、能量设备应用不当则可能增加神经损伤风险。

4.甲状腺手术中喉部神经的保护要点与辅助技术

(1)肉眼识别显露技巧:喉部神经的识别显露是每一位从事甲状腺手术医师必须掌握的技能,可采用"多位点""三部曲"的解剖方法,并灵活应用显微外科的技术来确切保护神经。"多位点"指的是根据 RLN 走行特点可选择多点进行寻找,"三部曲"指的是神经显露的 3 个步骤,即"寻找、确认、保护"。

RLN 的解剖显露途径主要有 4 种:①侧方入路:以气管食管沟为解剖标识。游离腺体后,离断甲状腺中静脉,将腺叶向中央翻转,于气管食管沟内识别定位 RLN,向上追溯至入喉处,下至 RLN 与甲状腺下动脉交叉处,完成全程显露。当甲状腺难以向前翻转时,也可切断峡部将侧叶向前外方翻转,由峡部向气管食管沟入路;②下方入路:以甲状腺下动脉为解剖标识。对腺体和血管的操作同前,在甲状腺下极以下区域显露 RLN。一般主张,左侧在甲状腺下动脉深面寻找神经,左侧 RLN 多为沟内型,较少发生偏离。右侧在甲状腺下动脉浅面寻找神经,右侧 RLN 走行位置相对不稳定,峡部以下逐渐向外偏离,并且甲状腺下动脉与神经交叉处至腺体之间多分为数支且常有吻合支,分离过程中易造成出血;③上方入路:以 RLN 入喉点为解剖标识。游离腺体,离断甲状腺中静脉和甲状腺悬韧带,处理甲状腺上极血管后在甲状软骨下角下方分离,找到 RLN 时再向下沿神经走行进行暴露;④Zuckerkandl 结节(Zuckerkandl´s tubercle,ZT)入路:ZT 是甲状腺外侧缘向外、向后的突起,存在于大多数甲状腺腺叶中。ZT 源于胚胎发育过程中的外侧甲状腺原基在背侧的残留,与 RLN 及上位甲状旁腺有着恒定的解剖关系,被喻为"指向喉返神经的箭头"。以 ZT 为解剖定位标志,顺时针方向对其进行脱被处理,由浅入深分层处理结扎被膜内血管分支,可解剖显露 RLN。

　　EBSLN 的识别显露可有两种方法:①末梢法:在甲状腺上极和环甲肌之间的无血管间隙,紧贴上极腺体真被膜进行钝性解剖。多数情况下,显露胸骨甲状肌–喉三角后,轻柔向下外侧牵拉甲状腺上极即可显露 EBSLN;必要时,也可横断部分胸骨甲状肌以扩大术野,便于神经识别;②主干法:对同时行侧颈淋巴结清扫患者,可自胸骨甲状肌外侧缘寻找 EBSLN 主干,再追寻至其末梢分支。需注意的是,由于约 20% 的 EBSLN 走行于咽下缩肌的深面筋膜下或肌肉内,无法直视下识别,此时可选择区域保护。

　　喉部神经的确认可从"视觉、触觉、听觉"多方面来验证。肉眼观察神经多呈白色、发亮的线状,RLN 直径为 1~2mm,EBSLN 相对更为纤细。神经纤维走行可呈蛇形迂曲,表面可见细小的滋养血管。借助手术显微镜的放大作用,能更好地观察和分辨细小的血管和神经分支。当用手轻触神经时,可有琴弦触感。若使用术中神经监测仪,探测 RLN 时可产生肌电波形并听到"嘟嘟"的提示音;探测 EBSLN 时可诱发环甲肌震颤。当明确识别神经后,可用 4 号丝线绕过神经以标记保护,同时可用温生理盐水纱布覆盖,尽量减少其挫伤和热损伤。

　　但显露神经的操作有可能会损伤神经被膜,甚至影响血运,从而影响其功能。因此,神经显露技术像一把"双刃剑",需要术者在术中规范操作,掌握好适用指征,以达到保护神经的目的。在解剖喉部神经和切除甲状腺的过程中,动作应轻柔、细致,保持术野和解剖结构层次的清晰,特别注意神经及其分支的解剖变异,保护并避免过度解剖神经的滋养血管。出血时应避免盲目止血、误缝误扎,要时刻防止能量器械对神经的热损伤,保持足够的安全距离。

　　(2)术中神经监测技术:甲状腺术中神经监测技术(intraoperative neuromonitoring,IONM)的原理是在术中应用刺激电极探测 RLN,刺激电流通过 RLN 传导并使其支配的声带肌产生肌电信号,与声带接触的气管导管表面电极接收信号,传导至主机处理后,在屏幕上呈现出大小不同的肌电波形与数值,并发出强弱不同的提示音,以辅助外科医师术中评估神经功能的完整性,判断有无神经功能的损伤。同理,电刺激 EBSLN 可使其效应肌肉环甲肌产生肌电反应,诱发肉眼可见的环甲肌震颤,70%~80%的病例还可通过 RLN 监测导管的表面电极,获得由探测 EBSLN 所产生的肌电信号波。

IONM 技术现已广泛应用于临床,其操作流程逐渐标准化。我国制定出台的《甲状腺及甲状旁腺手术中神经电生理监测临床指南》《甲状腺及甲状旁腺术中喉上神经外支保护与监测专家共识》,对该项技术的临床应用进行了规范与指导。RLN 和 EBSLN 监测的规范化应用,是确保神经功能监测科学性、准确性的关键,术中应严格执行标准化的监测步骤(表2-1)。

表 2-1　术中 RLN 及 EBSLN 监测标准化步骤

缩写	步骤	要点
L1	术前喉镜录像记录声带运动情况	应用纤维喉镜
V1	甲状腺区操作前刺激同侧迷走神经	电流3.0mA,监测点:甲状腺下极水平的神经近端
R2	初次显露 RLN 时,刺激 RLN	电流1.0mA,监测点:显露处最近端
S2	初次显露 EESIN 时,刺激 EBSLN	电流、监测点同上,可诱发环甲肌震颤和(或)肌电信号
S2	甲状腺上极血管结扎后,刺激 EBSLN	电流、监测点同上,可诱发环甲肌震颤和(或)肌电信号
R2	全程解剖 RLN 后,刺激 RLN	电流1.0mA,监测点:显露处最近端
V2	术毕关闭切口前,刺激同侧迷走神经	电流3.0mA,监测点:甲状腺上极水平的神经近端
L2	术后喉镜录像记录声带运动	如果发现声带运动异常,首先与术前喉镜录像比较

国内外许多文献表明,应用 IONM 技术不仅可以协助快速识别 RLN 和 EBSLN,实时评估神经功能,准确辨别神经变异;同时可预警非肉眼可见损伤,识别神经损伤位点,尤其是在解剖结构复杂、神经损伤风险高、手术难度较大的术中可发挥重要作用,有助于缩短手术时长、降低神经损伤风险、提高手术安全性。但其也有一定局限性,如使用费用较高,非持续性监测,术中多因素如出血较多、肌松剂过度使用导致假阴性和假阳性结果及其他潜在风险等。

(3)连续术中神经监测技术:由于现阶段普遍应用的 IONM 技术是基于间断电刺激诱发声带肌电图的方式来评估喉部神经功能,存在不能对神经进行持续监测的局限性。因此,连续术中神经监测技术(continuous intraoperative neuromomtoring,CIONM)应运而生,通过自动周期性地刺激 RLN 和 EBSLN 的上游神经——迷走神经,观察神经监测仪上显示的振幅、潜伏期的变化及肌电信号的有无,来实现对术中喉部神经功能变化的连续监测。

CIONM 与间断式监测的 IONM 技术相比,有着全程、快速、实时等优点。通过对监测数据的观察分析,不仅可对术中神经功能状态进行评估,还可对术后神经功能进行预判。

此外,CIONM 还可作为早期监测神经功能变化的工具,提醒术者及时纠正危险操作,对手术中不可逆的神经损伤进行预防。但该项技术是近几年刚发展起来的新兴技术,尚处于起步阶段,在基础设备、操作流程与安全性验证方面仍需进一步优化,其应用前景值得关注。

以上 3 种喉部神经保护方法及技术各有利弊,重视夯实的解剖知识和娴熟的手术技能始终是预防甲状腺术中神经损伤的基本,合理和规范使用术中神经监测技术等辅助手段是有效补充。选用何种方法则要根据病情需要、技术条件、经济状况等多方面进行综合考虑。

二、甲状腺手术中甲状旁腺损伤的预防

甲状旁腺是人体最后一个被发现的重要脏器,其虽形小,但分泌的甲状旁腺激素(parathyroid hormone,PTH)对于维持人体的钙磷代谢平衡具有重大作用。甲状旁腺功能减退(hypoparathyroidism,HPT)是甲状腺手术最常见的并发症之一,文献报道甲状腺术后暂时性和永久性甲状旁腺功能减退的发生率分别为 14%~60% 和 0~33%。HPT 可导致血钙下降,造成肌肉低钙性抽搐,重者甚至危及生命,严重影响患者的长期生存质量。由于目前国内外尚无彻底治愈永久性甲状旁腺功能减退的有效手段,故预防或减少甲状腺术中甲状旁腺的损伤就显得尤为重要。

1.甲状腺术后甲状旁腺功能减退的临床表现　有学者曾指出:"丢失如此微小的腺体会造成巨大的伤害,这似乎令人难以置信。"甲状旁腺功能减退所致的低钙血症多较严重,表现为神经肌肉应激性增高,起初为面唇部或手足麻木、针刺感、强直感,伴焦虑、恐惧、呼吸增快、深部腱反射亢进;继而面肌与手足抽搐、腹肌痉挛,甚至全身抽搐、喉肌痉挛、胸痛、心律失常,心电图示 QT 间期延长。体格检查时轻叩耳前的面神经可诱发面肌收缩(Chvostek 征)。

暂时性甲状旁腺功能减退是指血清 PTH 水平在 3~6 个月恢复正常,低钙症状消失,可逐步减少或停止补钙药物治疗。当甲状旁腺数个腺体被切除或血供严重受损,6 个月后 PTH 水平仍处于低水平甚至无法测出,伴低钙、高磷血症;长期口服钙制剂和骨化三醇,辅以静脉补钙,仍难以将血钙维持于正常水平;患者长期手足麻木,间歇发作四肢抽搐,并可发生低钙性眼病、肾损害、神经功能损害等并发症,严重者丧失劳动力,出现精神症状,甚至发生喉、膈肌痉挛,窒息死亡,则可诊断为永久性甲状旁腺功能减退。

2.甲状旁腺易受损的解剖学基础

(1)形态数量不易辨认:甲状旁腺呈扁平卵圆形,黄褐色,质软,仅约黄豆粒大小,平均长 3~6mm,宽 2~4mm,厚 1~3mm,单个重量 10~70mg 不等。正常成年人通常有 4 枚,左右各 2 枚,也具有 2~11 枚的可能。娇小的甲状旁腺大多数隐藏在甲状腺真假被膜间的结缔组织中,与脂肪颗粒和淋巴结形态相似,容易混淆。此外,由于病变的挤压、浸润、血供障碍等原因,可使其形态发生较大改变,造成辨识的困难,极易造成损伤和误切。

(2)解剖位置变异较大:甲状旁腺的解剖位置因其在胚胎发育过程中的迁移模式不同有着很大变异,上位甲状旁腺的迁移距离较短,位置较为固定,80%~85%集中在以甲

状软骨下角为圆心、半径1cm的圆形区域内；下位甲状旁腺的迁移行程较长,位置更为多变,可出现在其下降径路中的任何部位,大多数位于甲状腺下极与胸腺之间的区域,其余可位于甲状腺前面、气管前面、胸腺内、纵隔内、甲状腺实质内或颈动脉鞘内等区域。

（3）独立血供细小脆弱：大多数甲状旁腺都由独立的终末型动脉供血,主要来源于甲状腺下动脉分支（80%）,但还可来源甲状腺上动脉,甲状腺最下动脉,胸腺、纵隔、气管及食管等处动脉及其吻合支（20%）。甲状旁腺静脉回流主要通过甲状腺被膜静脉网或甲状腺静脉主干。这些血管均非常纤细,来源不易识别,易受牵拉分离等刺激而痉挛,过多地追踪和游离可引起血管损伤断裂及血栓形成。

（4）与甲状腺毗邻密切：甲状腺、甲状旁腺与胸腺的胚胎发育具有同源性,致使它们的解剖关系也密切相关,术中易互受牵连。我国学者根据甲状旁腺与甲状腺的位置关系及原位保留的难易程度,将甲状旁腺分为两种类型：A型为紧密型,即甲状腺与甲状旁腺关系密切,不易原位保留,其中又分为A1（平面型）、A2（嵌入型）和A3（腺内型）3种亚型；B型为非紧密型,即甲状旁腺与甲状腺之间有自然间隙,较易原位保留,也分为3种亚型,B1型是甲状腺周围型,B2型是胸腺内型,B3型由胸腺或纵隔的血管供血。

3.甲状腺手术中甲状旁腺损伤原因分析与危险因素　术中常见甲状旁腺损伤的原因有以下几个方面：①直接损伤：术中长时间钳夹、意外缝扎或吸引器嵌顿等情况对其造成的器械损伤；电刀、超声刀的热传导也可对甲状旁腺造成热损伤；②血供损伤：术中结扎、牵拉、挤压血管均可影响甲状旁腺的血供,动脉损伤可致缺血,静脉损伤可致淤血,最终导致腺体缺氧、梗死或坏死。此外,血管痉挛也可导致甲状旁腺短暂缺血,影响功能；③意外切除：甲状旁腺常隐匿于甲状腺、淋巴结或脂肪组织中,有3.7%~29.0%的甲状旁腺在术中被无意识地切除,术后病理报告提示手术标本中发现整枚或大部分甲状旁腺组织。

除甲状旁腺的解剖特征使其易受损伤外,临床上也存在一些易致术中甲状旁腺损伤的危险因素。主观因素方面,通常在甲状腺手术中,术者对甲状旁腺的保护意识远低于对术中出血或RLN损伤的重视,认识上的误区可直接导致对甲状旁腺的保护出现偏差。疾病类型方面,甲状腺癌有侵犯被膜、粘连周围组织可能,甲状腺功能亢进、桥本甲状腺炎等病变使甲状腺肿大、血供丰富、与周围组织界限不清,手术中易出血致视野不清,而甲状旁腺周边血管也可能被更多地结扎或电凝而影响血供。手术操作方面,甲状腺手术范围的扩大及手术难度的增加,会造成甲状旁腺的无意或不可避免的损伤,手术时间的延长也会加重甲状旁腺的暂时性缺血。如甲状腺全切除或同时清扫中央区淋巴结会比单纯腺瘤摘除有更大的甲状旁腺受损风险；二次或多次甲状腺手术时,局部组织粘连、解剖层次不清,更增加了甲状旁腺辨认和保护的难度。

4.甲状腺手术中甲状旁腺的识别技巧与辅助技术　甲状腺术中要保护甲状旁腺功能必须能够先准确辨认甲状旁腺,可通过肉眼识别、使用显微器械、术中对比试验等辨识技巧,以及显影技术、微量病理检查、PTH检测等辅助技术来帮助识别。

（1）肉眼辨识：对甲状旁腺的术中肉眼辨识是甲状腺外科医师的基本功,尤其是下位甲状旁腺易与脂肪组织、淋巴结、迷走胸腺、异位甲状腺、甲状腺下极向外突起的小结节相混淆,可根据它们的解剖部位、外观(颜色、色泽、形状、大小、厚度等)及对血供变化的敏感性等进行鉴别。典型的甲状旁腺为棕黄色或棕褐色,质地偏软,外形规则,表面光滑,扁平状,表面有光整包膜和丰富的毛细血管,挑开包膜后可见到网状结构的组织和密集的出血点;脂肪组织为淡黄色,无包膜,无血管;而淋巴结呈灰白色,色泽较暗沉,质地较硬,形状更厚;迷走胸腺及异位甲状腺通常呈殷红色,较甲状旁腺稍大,形状较厚。此外,甲状旁腺有支配血管出入腺体,对血供变化敏感,缺血后颜色可逐渐变得苍白,淤血后颜色可逐渐变深呈紫黑色,而其余相邻组织无此特征。

(2)术中对比试验:在条件有限的情况下,可通过一些简便的术中试验辅助鉴别甲状旁腺,例如:①指压法:术中将可疑的甲状旁腺组织加压30秒后松开,甲状旁腺缺血后颜色变浅,松开后1~3分钟颜色可恢复正常,而淋巴结及脂肪均不变色,在手术显微镜视野下更明显;②比重法:只能对离体的甲状旁腺与脂肪组织进行初步鉴别,将术中切除的疑似甲状旁腺组织放在生理盐水中,下沉的是甲状旁腺,漂浮的是脂肪,但有些甲状旁腺中脂肪含量较高,或被脂肪"救生圈"包裹,可能会导致一定的误差。

(3)甲状旁腺显影技术:通过使用特殊染料对甲状旁腺或周围结构进行染色标记,进而区分甲状旁腺与周围组织。根据是否直接染色甲状旁腺,可分为正显影与负显影。

1)甲状旁腺正显影:甲状旁腺被染色显影。亚甲蓝是目前报道最多的甲状旁腺正染色剂,在暴露术区前30分钟将亚甲蓝溶液快速静脉滴入,一般甲状腺先染色和褪色,呈淡蓝色;甲状旁腺后染色,呈深蓝色。但对于亚甲蓝的剂量及其可能的不良反应存在争议,且其染色效果差异较大,对病理性的甲状旁腺染色率高,而对正常的甲状旁腺染色率较低。因此,不建议将亚甲蓝用于甲状腺手术中正常甲状旁腺的辨认。

2)甲状旁腺负显影:甲状旁腺的周围组织被染色显影,以反衬甲状旁腺。纳米炭混悬注射液是目前唯一获得CFDA批准的淋巴结示踪剂,也是临床最常用的甲状旁腺负染色剂。纳米炭颗粒直径为150nm,具有高度的淋巴系统趋向性,可通过淋巴管内皮间隙(120~500nm),而不能通过毛细血管内皮间隙(20~50nm)。术中在甲状腺病灶周围将纳米炭混悬液注射入甲状腺内,约20分钟后甲状腺及其引流区域内的淋巴结黑染,甲状旁腺则不黑染。目前纳米炭负显影技术已广泛用于甲状腺手术中,不仅可提高甲状旁腺辨认数目,减少意外切除数目,也可提高淋巴结清扫数目及缩短手术时间,从而减少术后甲状旁腺功能减退的发生率及肿瘤复发率。但该项技术仍存在一定局限性,如无法将甲状旁腺和脂肪组织区分开;亦如一旦肿瘤细胞阻塞了淋巴管,其所属淋巴结也无法显影,表现为假阴性,在行颈部淋巴结清扫时可能会影响手术的彻底性。

此外,术前核素扫描定位显像的应用,以及术中荧光标记显影、近红外荧光成像等技术作为新兴的甲状旁腺定位识别方法,均为临床诊疗提供了新的思路。

(4)术中微量检测:当遇到难以鉴别的甲状旁腺样组织,使用上述方法仍无法鉴别时,可将切取少许可疑甲状旁腺组织,送检快速冷冻病理检查或组织液洗脱液PTH检测,前者是术中证实甲状旁腺的诊断标准,准确率最高,但费用高、耗时长;后者操作相对简便,不仅可用于自体移植甲状旁腺确认,也可用于原位保留的甲状旁腺确认,但灵敏度和准确度易受各种临床因素而相对不够稳定。

（5）术中实时血清 PTH 监测:术中连续监测甲状旁腺激素可以辅助判断术中甲状旁腺功能状态,避免术后出现永久性甲状旁腺功能减退,有利于更准确地区分和预测术后低钙血症的原因及程度,颈内静脉采集血样检测更加敏感。但最敏感的检测时间点及评判标准尚无一致的结论。

5.甲状腺手术中甲状旁腺的保护要点

（1）提高对甲状旁腺重要性的认知度:术者必须明确甲状旁腺的重要性,熟悉正常解剖位置、血供特点及可能的变异情况,在甲状腺首次手术时即能妥善保全甲状旁腺及其血供,为可能发生的再次手术留有足够的操作空间。再次手术必须严格掌握手术指征,术前做好充分准备工作,包括检测血清 PTH、钙磷水平,通过影像学检查明确残余甲状腺体积、位置、边界、与周边组织粘连情况等信息。术前与患者阐明甲状旁腺的特点与辨认保护难度,术后可能发生的甲状旁腺功能减退及其相关症状,以及术后需终身服用钙片或静脉补钙等情况,以取得理解。

（2）术中甲状旁腺保护原则:我国《围术期甲状旁腺功能保护指南(2018 版)》提出甲状腺术中甲状旁腺功能保护的"1+X+1"原则。第一个"1"包含两层含义,一是对于发现的每 1 枚甲状旁腺都应该当作唯一(最后)1 枚甲状旁腺对待;二是在每 1 例甲状腺手术中要尽量原位保留至少 1 枚具有良好血供的甲状旁腺。"X"即手术中应努力辨认及原位保留更多的甲状旁腺。最后一个"1"表示对于中央区具有复发高危因素的患者,在原位保留至少 1 枚具有良好血供的甲状旁腺基础上,策略性移植至少 1 枚甲状旁腺。此外,甲状腺手术记录中应详细记录术中甲状旁腺的保护情况(位置、数量、血供等),以及是否行甲状旁腺自体移植、移植数量及移植部位,以便于再次手术时更好地规划手术方案和保护措施。

（3）甲状旁腺的原位保留:原位保留甲状旁腺首先依靠解剖位置和外观特征进行识别,联合前文所述方法减少甲状旁腺的意外切除。策略上优先确保上位甲状旁腺的原位保留,因为下位甲状旁腺位置变异较大,且常隐匿于淋巴结、脂肪组织中,分辨困难,如遇中央区淋巴结清扫时基本处于清扫范围内,手术操作对其影响几乎不可避免。

血供保护是原位保留甲状旁腺功能的关键。在甲状旁腺附近操作时,应树立局部微解剖的外科操作理念,采用精细化被膜解剖法游离,紧贴甲状腺固有被膜处理进出甲状腺的细小血管属支,避免对血管主干的结扎,以保证甲状旁腺血供得到最大限度的保留。除此之外,由于保留血供相对困难,为避免破坏甲状旁腺解剖区域血供,对甲状旁腺不应进行任何不必要的解剖和探查显露,并应尽可能减少不必要的甲状腺全切除手术和甲状软骨下角区域淋巴结清扫术。对于原位保留下来的甲状旁腺,需注意观察其颜色变化从而判断其血供情况。若颜色变为苍白的棕色,考虑甲状旁腺缺血较严重;若颜色变黑,考虑静脉严重损伤淤血,需刺破或挑开甲状旁腺被膜,既为了避免因被膜张力过大而坏死进行减压,同时也观察其颜色变化,若颜色恢复正常,则选择原位保留并给予重视保护,若血运障碍不能恢复,则不能勉强保留,应切除进行自体移植。也有部分学者采用利多卡因局部浸润甲状旁腺及其周围组织,扩张痉挛血管,观察其颜色变化,判断是否是由血管痉挛导致的短暂性缺血样改变。此外,术中及术后血清 PTH 和钙磷检测可有效帮助评价原位保留的甲状旁腺功能状态。

(4)甲状旁腺自体移植技术:当术中发现不能原位保留的甲状旁腺,或保留的甲状旁腺血供无法维系,或于手术标本中发现意外切除的甲状旁腺时,可行甲状旁腺自体移植。拟移植组织应置于 4℃ 生理盐水中保存,移植前需经冷冻病理确认为甲状腺旁腺。甲状旁腺的常见移植部位为胸锁乳突肌、其他肌肉(如胸肌、斜方肌等)和皮下(如前臂、腹壁等)组织。

自体移植的方法包括:①颗粒包埋法:先除去附着在甲状旁腺上的脂肪组织,然后将甲状旁腺切成<1mm 的颗粒状,分 2~3 处种植于患者分离的胸锁乳突肌的"口袋"中,取不可吸收缝线标记缝合,以便以后可能再次手术时辨认。注意处理种植处的出血,避免发生血肿,影响种植甲状旁腺的成活率。对于易复发、再次手术可能性大的患者,建议将甲状旁腺移植至前臂肌肉或三角肌内。此外,甲状旁腺的种植不要过于密集,以免影响种植成活率;②匀浆注射法:将甲状旁腺组织剪碎,与 1mL 生理盐水混匀至近似匀浆后,吸入注射器内,注射于前臂肌肉内。注射时,须注意注射深度,避免穿破肌肉使甲状旁腺组织弥散;注意多点注射,以免移植物集中在一处,影响种植成活率。相比于颗粒包埋法,匀浆注射法不易形成血肿,种植时也较少残留在器械上,有助于提高种植成活率;③延时自体移植术:对于误切或原位保留不满意的甲状旁腺,经病理学检查确认后,可将其冷冻保存,如果患者术后出现永久性甲状旁腺功能减退,可作自体移植使用。除此以外,对于可能需要进行多次手术的患者,同样适用该方法,从而避免术后永久性甲状旁腺功能减退的发生。

甲状腺手术中甲状旁腺的保护要求术者增强保护意识,综合应用多种方法辨别腺体,采用精细化被膜解剖以保护血供,选择恰当的手术方式并合理运用高级能量设备,避免对其造成不必要的损伤,争取原位保留。对于无法原位保留和误切的甲状旁腺,可通过自体移植技术,尽可能降低永久性甲状旁腺功能减退的风险。

第三章　乳腺癌

第一节　乳腺癌概述

乳腺癌是女性中常见的恶性肿瘤,世界上乳腺癌的发病率及病死率有明显的地区差异。欧美国家高于亚非拉国家,我国京、津、沪及沿海一些大城市的发病率较高,上海市的发病率居全国之首。2015 年上海市女性乳腺癌发病率为 60.1/10 万,标化发病率为 37.7/10 万,为全部恶性肿瘤中的 6.3%,占女性恶性肿瘤中的 16%,女性恶性肿瘤中的第 1 位。

一、病因

我国乳腺癌高发年龄为 40~60 岁,对象主要是绝经期前后的妇女。目前病因尚未完全明了,但与下列因素有关。

1.内分泌因素　已证实雌激素中雌醇与雌二醇对乳腺癌的发病有明显关系;黄体酮可刺激肿瘤的生长,但也可抑制垂体促性腺激素,因而被认为既有致癌又有抑癌的作用。催乳素在乳腺癌的发病过程中有促进作用。临床上月经初潮早于 12 岁,停经迟于 55 岁者的发病率较高;第 1 胎足月生产年龄迟于 35 岁者发病率明显高于初产在 30 岁以前者;未婚、未育者的发病率高于已婚、已育者。

2.饮食与肥胖影响组织内脂溶性雌激素的浓度,流行病学研究脂肪的摄取与乳腺癌的发病率之间有明显的正相关,尤其在绝经后的妇女。

3.直系家属中有绝经前乳腺癌家属,其姐妹及女儿发生乳腺癌的机会较正常人群高 3~8 倍,有绝经后乳腺癌者其直系亲属发生乳腺癌机会较正常人高 1~3 倍。有 BRCA 基因突变者其直系亲属患乳腺癌机会有 70%,且发生于 50 岁之前,常伴有卵巢癌。良性乳腺肿瘤患者发病机会也较正常人群高。

4.其他　如放射线照射等与乳腺癌的发病也有关。

二、临床表现

乳腺癌最常见的第一个症状是乳腺内无痛性肿块,大多是患者自己无意中发现的。10%~15%的肿块可能伴有疼痛,肿块发生于乳房外上象限较多,肿块质地较硬,边界不清,逐步增大,如肿块侵犯乳房悬韧带(连接腺体与皮肤间的纤维束)使之收缩,常引起肿块表面皮肤出现内陷,即称为酒窝征。肿块侵犯乳头使之收缩可引起乳头凹陷。肿块继续增大,与皮肤广泛粘连,皮肤可因淋巴的滞留而引起水肿,由于皮肤毛囊与皮下组织粘连较紧密,在皮肤水肿时毛囊处即形成很多点状小孔,使皮肤呈橘皮状。癌细胞沿皮下淋巴网广泛扩散到乳房及其周围皮肤,形成小结节,称为卫星结节。晚期时肿瘤可以浸润胸肌及胸壁,而呈固定,乳房也可因肿块的浸润收缩而变形。肿瘤广泛浸润皮肤后融合成暗红色,弥漫成片,甚至可蔓延到背部及对侧胸部皮肤,形成盔甲样,可引起呼吸困难。皮肤破溃,形成溃疡,常有恶臭,容易出血,或向外生长形成菜花样肿瘤。

有5%~10%患者的第一症状是乳头溢液、乳头糜烂或乳头回缩。少数患者在原发灶被发现前已有腋淋巴结转移或其他全身性的血道转移。癌细胞可沿淋巴管自原发灶转移到同侧腋下淋巴结,堵塞主要淋巴管后可使上臂淋巴回流障碍而引起上肢水肿。肿大淋巴结压迫腋静脉可引起上肢青紫色肿胀。臂丛神经受侵或被肿大淋巴结压迫可引起手臂及肩部酸痛。

锁骨上淋巴结转移可继发于腋淋巴结转移之后或直接自原发灶转移造成。一旦锁骨上淋巴结转移,则癌细胞有可能经胸导管或右侧颈部淋巴管进而侵入静脉,引起血道转移。癌细胞也可以直接侵犯静脉引起远处转移,常见的有骨、肺、肝等处。骨转移中最常见是脊柱、骨盆及股骨,可引起疼痛或行走障碍,肺转移可引起咳嗽、痰血、胸腔积液;肝转移可引起肝大、黄疸等。有10%的患者可能有脑转移。

三、病理分型

1.乳腺癌的分级 WHO推荐的分级标准:①腺管形成的多少:>75%为1分;10%~75%为2分;<10%为3分;②核的多形性,核小、规则、形态一致为1分,细胞核中度异型性为2分;核异型性显著为3分;③核分裂象的计数,按照Scarff-Bloom-Richardson的分级标准修改:(0~5)/10HPF为1分;(6~10)/10HPF为2分;≥1/10HPF为3分;三项得分3~5分为1级(分化好);6~7分为2级(中分化);8~9分为3级(分化差)。

2.病理类型

(1)浸润性导管癌(非特殊型)及其亚型:占浸润性癌的大部分,肿瘤呈巢状、条索样或小梁状排列。有时肿瘤中合并其他类型成分>50%,则称为混合型癌。

(2)浸润性小叶癌:占浸润性乳腺癌的5%~15%,瘤细胞较小,具黏附性,其雌激素及孕激素受体常为阳性。

(3)小管癌:占乳腺癌的2%~7%,瘤细胞排列呈不规则小管状,管壁由单层上皮细胞组成,缺乏肌上皮。

(4)浸润性筛状癌:占乳腺癌的0.8%~3.5%,肿瘤细胞有低到中度异型,核分裂罕见,间质有明显纤维结缔组织反应。腋淋巴结转移率<15%,预后较好。

(5)髓样癌:肿瘤常有明显边界,细胞密集片状分布,常有显著的淋巴细胞浸润,腋淋巴结转移率约10%,预后较好。

(6)黏液癌及分泌黏液的癌:间质内有大量黏液,雌激素受体(ER)大多阳性。

(7)神经内分泌癌:有50%的肿瘤细胞有神经内分泌标记,包括实体型神经内分泌癌、非典型类癌、小细胞癌和大细胞神经内分泌癌。

(8)浸润性乳头状癌:癌实质有纤维腺管、囊样或乳头状结构,边界较清,乳头纤细或较粗,部分区域呈实性生长,细胞胞质呈碱性。

(9)浸润性微乳头状癌:占浸润性癌的2%,该肿瘤具有小乳头状结构,预后较差。

(10)化生性癌:有纯上皮化生和上皮间叶混合性化生,包括鳞癌细胞癌、梭形细胞癌、腺鳞癌等,上皮间叶化生性癌常为多形性。

（11）炎性乳腺癌:常为浸润性导管癌,上皮内有淋巴管扩张及癌栓。

（12）其他常见类型:如顶泌汗腺癌、富脂质癌,富糖原的富脂质癌。

（13）乳腺间叶源性恶性肿瘤

1）血管肉瘤:占乳腺恶性肿瘤的0.05%,肿瘤表面呈暗红色或灰红色,高度恶性者可见出血、坏死出血囊腔。肿瘤可向小叶内浸润,也可向周围脂肪组织浸润。

2）脂肪肉瘤:多为分叶状肿瘤,有脂肪肉瘤样分化。

3）其他间叶源性肿瘤:如横纹肌肉瘤、骨肉瘤等较少见。

（14）其他乳腺恶性肿瘤

1）乳头 Paget 病:发生于乳头的表面,其深部乳腺组织内常能找到原位癌或浸润性癌,本病的本质是腺癌,可能起自深部乳腺大导管的壶腹部,迁移到表皮。

2）恶性淋巴瘤:相对罕见,为结外性淋巴瘤,除乳腺和区域淋巴结外,不存在其他部位的病变。

（15）乳腺癌前期病变:①平坦上皮不典型增生;②导管不典型增生;③导管原位癌,是一种肿瘤性导管内病变,有上皮增生,伴有轻到重度细胞异型,按照细胞核的非典型性、有无坏死及核分裂象的多少,将导管原位癌分成低、中、高三个级别。

（16）分叶状肿瘤:是乳腺纤维上皮型肿瘤,占乳腺肿瘤的1%。根据细胞分化程度、核分裂象、间质细胞的多形性等分为良性、交界性、恶性。此类肿瘤淋巴结转移少见,交界性及恶性分叶状肿瘤以手术治疗为主,手术不当可有局部复发。

第二节　乳腺癌早期诊断技术及其发展

乳腺癌是女性最常见的恶性肿瘤之一,在我国占女性全身各种恶性肿瘤的7%～10%,仅次于子宫颈癌,但近年来其发病率呈逐年上升趋势,在部分大城市已超过子宫颈癌,位居女性恶性肿瘤的首位。

乳腺癌的危害性已经引起了世界范围内的广泛重视,欧美等发达国家从20世纪80年代开始启动了乳腺癌大规模筛查工作,发现了大批早期乳腺癌患者,使得乳腺癌在发病率不断增加的情况下,病死率呈下降趋势。我国的乳腺癌早期诊断工作也已经开展了近20年,乳腺癌早诊率也在不断提高。

一、乳腺癌早期诊断的概念

乳腺癌的"早期"概念,既往是多有混淆的。一种是把以下3种划归为早期乳腺癌:①乳腺小叶原位癌和导管原位癌;②直径小于5mm的小浸润癌（亚临床癌）;③直径小于1cm,局部活动度大,无腋下淋巴结肿大的微癌等。也有的定义为临床上触及不到肿块的乳腺癌患者,即亚临床状态。还有的将临床Ⅰ期、Ⅱ期乳腺癌统称为早期乳腺癌,如诸多专业期刊,就常泛将TNM分类中Ⅰ期、Ⅱ期病例统称为早期乳腺癌,这也是临床上采用最多的提法。

　　其实,现代肿瘤学研究表明,乳腺癌从初起单个癌细胞的分裂增生,到发展成临床能检出的直径约1cm的小肿块,约需30次倍增,其生长期至少已逾3年,给转移提供了足够的时间,所以,Ⅰ期乳腺癌中当肿瘤>1cm时,就有可能发生全身的亚临床转移;而Ⅱ期病例中包括了有腋窝淋巴结转移的;即使腋淋巴结阴性者,原发肿瘤大小已超过2cm,周身的亚临床转移可高达25%～30%。所以,从组织学角度看,Ⅰ期、Ⅱ期患者中已有相当部分并不属于早期。真正的早期应指那些尚未向邻近组织浸润和未发生转移的(包括区域淋巴结),故病理学上把早期癌限于非浸润癌即原位癌、早期浸润癌及原发癌直径<0.5cm,以及病理证实淋巴结无转移的浸润性癌。

　　历史上,导管上皮不典型增生(ADH)与导管内癌(DCIS)、小叶不典型增生(AIH)与小叶原位癌(LCIS)的鉴别一直是一个难题。对于小叶原位癌(lobular carcinoma in situ,LCIS)究竟是属于早期癌还是癌前病变历史上曾有过很多争论,后来经观察发现小叶原位癌是一种乳腺小叶上皮的特殊增生形式,于是正式命名为小叶瘤形成,归为乳腺癌的癌前病变,2012年WHO的新版乳腺癌分类沿袭了此名称。而导管原位癌原来认为介于非典型增生和浸润性导管癌之间,属早期癌,而自2003年的分类已将其明确划入癌前病变范围。

　　针对目前早期乳腺癌的概念不够统一明确的现况,编者综合了国内外学者在此方面的分歧和共识,借鉴病理和临床两方面的研究进展,将早期乳腺癌的概念分为组织学早期癌(即原位癌、早期浸润癌但原发癌直径小于0.5cm且无淋巴结转移)和临床早期癌(包括Ⅰ期、Ⅱ期病例),临床早期癌的范畴较宽,涵盖了组织学早期癌的内容。在临床上,常用的早期癌的提法一般指的是临床早期癌。

　　那么,当乳腺癌尚在早期阶段,通过普查、临床体检、影像检查及其他检查手段将其检出,即为乳腺癌的早期诊断。

二、乳腺癌早期诊断技术及发展

　　以往认为的乳腺癌早期表现,"无痛、单发的小肿块,常由患者无意中发现而就诊",可能并不十分确切。当肿块增长到可以被患者自查摸到,多数已经并非早期状态了。所以,虽然不能绝对地认为肿块越小越早期,但采用各种手段发现尽可能小的病灶确实是实现乳腺癌早期诊断的有效途径,这些手段包括乳腺超声、钼靶摄片、磁共振检查、乳腺热像图、近红外扫描、PET等辅助检查方法;此外,不能忽略最基本的临床物理检查,规范正确的查体是不能被仪器检查所替代的,查体时发现的一些重要体征,如局部乳腺腺体增厚、乳头溢液、乳头糜烂、局部皮肤内陷等,往往是发现早期乳腺癌的重要线索和提示。

　　1.临床乳腺检查　临床乳腺检查(clinical breast examination,CBE)这个概念是相对于乳腺自我检查而提出的,是指患者到医院接受医师的专科物理检查。乳房的物理检查应该由坐位开始。坐位时,明显的不对称、皮肤隆起、皮肤或乳头回缩及乳头溃疡最明显。当患者上肢上举时,乳房下部或乳房下皱褶皮肤的改变显示更清晰。当患者双手用力叉腰时,胸大肌收缩,可以显示其他方法未发现的皮肤回缩。接着,在患者挺直上身时触诊乳房,可能触及平卧位时难以扪及的细微病变,尤其是位于乳房较高或尾叶区域的肿块,因为坐位时肿块周围的乳腺组织向下移位从而使肿块更为明显。患者取坐位并挺直上身时最有利于检查锁骨上区域及双侧颈部,以探查是否有淋巴结肿大。检查右侧腋窝时,由医师用右手托起并固定患者右侧肘部,使胸壁肌肉得以松弛,用左手进行触诊,检查腋窝下部、中部及上部,并可向上延伸至锁骨。医师用左手固定患者左臂并使之松弛后,可用右手检查左侧腋窝。若触及淋巴结,医师必须评估其为多发还是单发、活动还是固定于下方结构,还有分组和大小。直径大于1cm、坚硬、不规则及多发或融合的结节被认为是可疑的转移灶。许多女性,尤其是在有手或手臂的炎症时(划伤、擦伤或烧伤)可触及小的、活动的腋窝淋巴结。这种淋巴结通常直径小于1cm,可触及但临床意义不显著。

对乳房皮肤和乳头的仔细检查可以发现或提示存在潜在恶性病变的可能。乳房皮肤的水肿(橘皮征)通常范围较广,偶尔很小。这种情况发生在乳房下部时较其他部位更为明显,当患者上肢上举时最易发现。这种水肿常常是乳房深部癌肿阻塞淋巴管所引起,也有可能是转移性疾病广泛累及腋窝淋巴结所致。当胸大肌收缩时,皮肤的回缩(酒窝征)可更明显。提示着潜在病灶的可能。乳房皮肤红斑也是可能存在的恶性疾病的征象,尽管可能是导管周围乳腺炎或者脓肿形成等炎症所致,也必须同时考虑到炎性乳腺癌的可能。检查乳头是否回缩或有溃疡很重要,溃疡最初可能只是包括部分乳头在内的微小病变,这提示着Paget病的可能。这种乳腺癌的早期形式起源于主导管并沿其扩展,表现为乳头异常,有时可累及整个乳头乳晕区。

接着,患者取仰卧位,此时乳房位于胸壁的最上方并沿胸壁铺展,最有利于检查。将一小枕头垫于同侧肩部下方,同时同侧上肢上举置于头的上方。皮肤和胸壁之间的乳腺组织越少,乳房检查就越准确;反之则越不准确。检查者必须检查整个乳房,从胸骨延伸至腋中线,上至锁骨,下至胸廓下部。检查者用连续指触技术检查,谨记所寻找的病变往往很微小,应仔细检查所有象限。由于恶性病变多发于乳房外上象限(图3-1),我们多数由该象限开始。顺时针触诊一周,回到外上象限检查第二遍。在有些妇女中,小于1cm的癌肿可以清楚触及,而在另一些妇女中大的病变却很隐蔽。所以,检查者必须对乳腺本身的质地有所估计。对于未绝经的患者,在经期前检查时,可能无法评估因充血而呈团块状的乳腺组织,而在月经结束后几天复查时的情况则明显改善;对于绝经后患者,其脂肪-乳腺组织比例较高,使得触诊和乳腺摄片诊断更准确,这些患者的乳腺没有周期性改变,因此如果连续几次触诊有局限增厚区域就比绝经前患者的更有诊断意义。

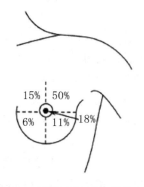

图 3-1　乳腺癌相对好发部位

体格检查后,医师应该向患者解释乳房自检的重要性和技巧。医师应该建议患者每月在其月经结束后做一次乳房自检。绝经后女性则应每月在一个固定日做一次自检。许多医师建议患者在洗澡时进行自检,因为当手和乳房都湿润的时候更容易感觉到肿块。自检时,患者坐在镜子前,分别在双上肢下垂和双上肢上举时检视乳房。观察乳房有无外形改变、皮肤凹陷和乳头异常。然后,患者取仰卧位,待检侧肩下垫小枕。用左手手指平面触诊整个右侧乳房,反之亦然。根据触诊,如果有坚硬的肿块或者区域,边界不规则、固定于皮肤或深部筋膜,这些都是癌的明显特征。如果触摸到较柔软、光滑、边界规则、活动度大的肿块,则良性可能性大,但也要及时到医院接受专科检查,由医师进一步确认。

临床乳腺检查对于无症状女性乳腺癌的普查是既经济又实用的手段。美国国家乳腺癌、宫颈癌早期检测计划的资料显示,1995—1998 年共行 CBE 752 081 例,其乳腺癌检出率为 5‰。而"定期乳房自检"在以往也曾被推荐为早期发现乳腺癌的重要方法,但是近年来不断出现的证据提示,"定期乳房自检"不能有效降低乳腺癌的病死率。基于此,美国癌症学会(ACS)于 2005 年对 2003 年版《癌症早期发现指南》做了修订,不再推荐"定期乳房自检"作为乳腺癌的早期诊断手段,而临床乳腺检查仍然保留。

经乳腺自检发现的恶性肿瘤多数已属晚期,且有可能误导一部分可能到医院检查获得早期诊断的病例,使其继续观察从而丧失了最佳诊断时机,所以目前国际上已摒弃推荐乳腺自检。但是,以我国的国情,目前放弃乳腺自检为时尚早,还有相当多的女性(尤其是老年女性)不能或没有自觉意识做正确的自我检查,就诊时肿块已经很大,连施行局部手术都很困难;同时,我国的医疗资源相对匮乏,如果让每位女性充分得到如同国外保险体制下的随诊保健服务,目前还是困难的。所以,建议有条件到医院检查的人群尤其在 40 岁以上者,每年进行一次由专科医师进行的乳房临床检查(CBE),并且每个月进行乳房自我检查。对于就医较不方便的人群至少要做到定期乳腺自检,一般是每月一次。当然,这样的过渡只是暂时的,随着医疗保健体制的完善,科学有效的普查手段将会逐步覆盖到所有人群。

2.乳腺 X 线摄像检查　乳腺 X 线检查的常用方法是钼靶摄片和干板照相。干板照相的优点是对钙化点的分辨率较高,但 X 线剂量较大。钼靶摄片的射线剂量小于 10^{-2}

Gy,其致癌危险性接近自然发病率。

大量的研究早已证实,早期乳腺癌的发现手段中钼靶X线摄影检查是较为敏感而特异的。据美国癌症协会和美国国家癌症研究所共同研究的结果显示:乳腺钼靶X线摄影可发现59%的直径为1cm以下的非浸润型乳腺癌及53%的浸润型乳腺癌。采用乳腺钼靶X线摄影检查作为普查手段可早期发现乳腺异常,使乳腺癌患者的病死率降低30%~50%。近年来,计算机数字化结合钼靶摄影产生的数字化钼靶X线机,拍摄的乳腺影像更清晰,可以进一步提高早期乳腺癌的检出率。

西方国家从20世纪70年代末开始了大规模的乳腺钼靶普查工作。其最重要的结论是采用乳腺钼靶普查使乳腺癌的早期诊断率大大提高,从而降低了乳腺癌的病死率(图3-2、表3-1)。目前对50岁以上妇女进行每1~2年一次的乳腺钼靶摄片普查在许多西方国家已经成为常规,并被大多数医疗保险所覆盖,但对筛查的频率,各方意见不同。美国妇产科医师学会(ACOG)和美国癌症学会(ACS)及部分其他团体建议每年筛查。美国预防性服务特别工作组和国家肿瘤研究所(NCI)建议每隔1~2年做一次筛查。对于40~49岁妇女是否推荐进行筛查性乳腺摄片及合理的间隔时间是多久曾存在争议:ACOG和ACS建议每1~2年进行筛查,ACOG建议有直系亲属绝经前患乳腺癌家族史的妇女从35岁时开始常规筛查。1988年,12个研究组织商定了关于乳腺癌筛查的一致建议,他们认为:①在乳腺癌筛查中乳房临床检查和乳腺摄片都是必需的;②50岁及以上妇女每年应进行乳腺摄片;③40~49岁妇女每1~2年应进行乳腺摄片。

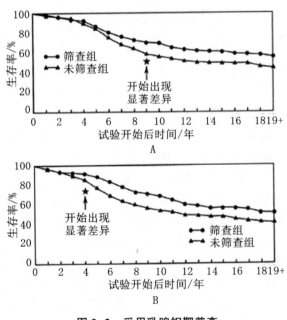

图3-2 采用乳腺钼靶普查

A.HIP研究中40~49岁妇女(所有时期)的生存率;B.HIP研究中50~64岁妇女(所有时期)的生存率

表 3-1　乳房 X 线照相和乳腺癌病死率的下降

研究机构	计划	结果
HIP	每年进行,持续 4 年	病死率下降 30%
Verbeek	每 2 年进行,共持续 4 年	病死率下降 33%
Colette	在 1 个月、12 个月、18 个月、24 个月进行	病死率下降 50%
Tabar	每 2 年(40~49 岁)、每 33 个月(大于 50 岁)进行	病死率下降 31%

　　乳腺钼靶 X 线摄影的缺点是对致密腺体显影较差,病灶影像易被掩盖。其次放射线对人体有一定损害,不宜过多反复应用,尤其是年轻妇女。而我国妇女乳腺密度普遍较西方人种要高,且我国乳腺癌的发病高峰年龄为 40~49 岁,比西方国家要提前 10 年左右,这都使在西方国家广泛应用的乳腺钼靶摄片的敏感度和特异性在我国稍低。所以,在我国跟从国外经验单一采用乳腺摄片筛查来提高早期诊断率的方法不十分可取;但是对于 50 岁以上妇女,尤其是并存有部分高危因素的女性,采取定期乳腺摄片检查的方法来提高早诊率是毋庸置疑的。所以,结合我国女性的发病特点,适合我国的普查手段应该是乳腺钼靶照相与乳腺超声相结合。

　　此外,随着近期乳腺断层摄影技术的发展,使得钼靶诊断的准确性得到了进一步的提升。乳腺断层摄影技术是通过旋转 X 线球管在不同角度采集一系列图像,经后处理软件重建成一系列高分辨率的断层图像。通过保持乳腺绝对静止不动时,X 线球管每次旋转 10°~20°,进行 10~20 次低剂量间断曝光,整个过程在 5 秒内实现。一项前瞻性比较乳腺钼靶断层摄影和普通钼靶的研究(MBTST 研究)证实,乳腺钼靶断层摄影可以有效提高钼靶诊断的敏感性约 20%(断层组 81.1%,普通组 60.4%),而特异性相近(断层组 97.2%,普通组 98.1%),乳腺癌筛查检出率断层摄影组显著高于普通组(断层组每 1000 人筛查出乳腺癌患者 8.7 人,而普通组为 6.5 人,$P<0.001$)。

　　3.乳腺超声检查　自 20 世纪 50 年代 Wild 等开始应用超声进行乳腺疾病的诊断,因其具有经济、简便、无痛苦无损伤、患者容易接受等优点,经不断改进,已成为一种重要的乳腺癌早期诊断手段。超声检查乳腺的优点包括:①无放射性,对年轻女性,尤其是妊娠、哺乳期女性检查更为适宜,进行普查和随访也很方便;②对囊性或实性肿块鉴别意义大,超声可发现 2mm 大小的囊肿;③超声对乳腺组织的层次显示清楚,定位较准,同时可以清楚显示病灶血流情况,有一定的定性价值;④对致密型乳腺 X 线检查不满意,超声检查则显示满意;⑤对腋窝和锁骨上淋巴结显示清楚;⑥超声优于乳腺钼靶 X 线摄影还在于评估乳腺置入物的状况,尤其是有破裂和漏出时,以及检查置入物附近病变。乳腺超声的缺点是:①虽然超声发现了大批临床不能触及的微小癌灶,但其敏感度仍然远逊于磁共振检查,尤其对于小于 1cm 的乳腺肿块容易遗漏;②对乳腺癌微粒样钙化及毛刺样改变 X 线易显示而超声易遗漏;③超声检查难以得到乳腺组织的全貌影像,对于判别是否多发有一定局限,然而近期全乳超声技术的应用已有效弥补了超声观察乳腺组织全貌的不足;④乳腺超声检查十分依赖操作者的技巧和经验,检查者如果在操作时遗漏了病灶是无法通过复审读片来纠正的,这一点上钼靶和磁共振检查更容易克服。

近年来，随着超声显像技术的改善和提高，尤其是高频超声及彩色多普勒技术的开发及发展，使得超声检查的分辨率得到大大提高，同时可以清楚显示病灶的血管走行和血供情况，使不少乳腺癌患者得到了早期诊断和治疗，在乳腺癌早诊领域中的地位大大提高。在高频超声应用以前，无论是教科书还是临床工作中主要强调的是其定位功能和囊实性肿物的鉴别，而对肿物的良恶性诊断的定性帮助很小。近年来高频高分辨率超声和彩色多普勒技术开始应用于临床，能更清晰地显示乳腺肿瘤的内部结构和外部形态，对肿瘤与周围组织的关系、病灶大小及边缘、肿瘤内部及周边的血供情况均能清晰显示（图3-3），从而使超声从过去的定位手段成为有效定位并能初步定性诊断的重要工具，加之费用低廉、操作简便，已经成为乳腺癌早期诊断中首选的检查手段。虽然高频高分辨率的超声及彩色多普勒对微小病变及肿瘤的准确定位价值很高，对良性及恶性病变也可以提供重要的临床参考，但超声影像诊断仍然是非特异性的，密切结合临床查体和其他检查手段还是十分必要的。

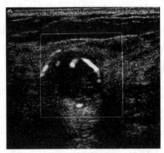

图3-3　高频高分辨率超声

近年来，超声引导下的组织穿刺活检技术开展地也较多。如国外一项研究经长期随访观察，其对可触及乳腺癌的诊断敏感度为99.2%；对未触及肿块的乳腺癌诊断敏感度为93.2%。穿刺技术的开展无疑为术前确诊病变提供了一种新的有效手段，但假阴性率的存在及不能切除病灶须长期观察等问题的存在，穿刺技术还是不能完全替代切除活检。

4.磁共振扫描对早期乳腺癌的检测　磁共振应用于医学已经有50多年的历史，但应用于乳腺肿瘤的检测只有10多年。最初乳腺MRI检查被应用于临床和X线检查正常而以腋窝淋巴结转移为首发症状的隐匿性乳腺癌患者。对于临床查体、X线和超声检查发现的可疑模糊病变，大体上MRI的检测敏感度为96%，特异性75%，准确性86%。也就是说，磁共振检查对于发现早期乳腺癌的微小病灶敏感度是最高的（图3-4），但难于清楚判别癌性或炎性结节，所以特异性尚显不足。

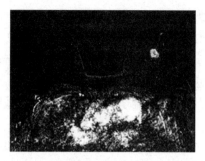

图 3-4　磁共振检查发现乳腺肿物

　　作为近些年来渐显优势的早期乳腺癌检测手段，MRI 检查技术在许多方面已经达成共识。首先，应用 MRI 进行乳腺癌高危人群的筛查，这是最为敏感有效的手段。有学者对携带有乳腺癌易感基因（BRCA1 和 BRC2）的女性做乳腺体检、X 线、B 超和 MRI 普查，1 年后证实 105 名无症状妇女的普查结果为：乳腺 X 线、B 超和 MRI 的敏感度分别是33%、33% 和 100%（前两者结合为 44%）。尽管将筛查对象设定为高危人群，但是检查费用过高仍大大限制了它的广泛应用。其次，用于评估乳腺癌的病变范围，排除多发微小病灶的存在，这是乳腺 MRI 检查最重要的作用之一。据报道，最多达 30% 的乳腺癌患者在进行根治性手术后可以找到额外的微小癌灶，并强调 MRI 具有检出 X 线和临床检查阴性乳腺癌的能力。然而，在 NCCN 指南中，这一推荐仅具备 ⅡB 类证据，目前尚无更高级别的循证医学证据证实 MRI 对局部手术方式的影响可以有效降低复发率或延长患者生存。而且 NCCN 指南明确指出 MRI 假阳性率较高，不应单独依据 MRI 结果决定手术方案，应结合其他影像学检查。此外，应用 MRI 作为乳腺癌患者随访工具的作用尚不十分肯定（图 3-5）。

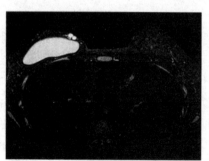

图 3-5　磁共振检查用于乳腺手术后

　　同时，乳腺 MRI 检查在现阶段也还存在一些不足，如检查费时，一次检查大约需要40 分钟；静脉注射的显像药物会加重原有的肾功能损伤；对于炎性和恶性病灶辨别欠清；假阳性率较高。而且因为费用高、耗时长，不便于做 MRI 定位下的穿刺或切除，所以经MRI 发现的乳腺可疑病灶还是要回到彩超或钼靶定位下施行活检手术，如果仅有 MRI 能够辨识却不能在超声或钼靶检查中发现，还是难以确诊。

　　5.其他影像学检查　除了临床上应用广泛的乳腺超声和钼靶检查，以及越来越受重视的磁共振检查之外，乳腺热像图和乳腺近红外扫描在既往应用较多。热像图是根据癌细胞代谢快、产热较周围组织高、液晶膜可显示异常热区而诊断。近红外线扫描则利用红外线透照乳房时，各种密度组织可显示不同的灰度影，从而显示乳房肿块。而且红外线对血红蛋白的敏感度强，可以显示肿块影周围的血管情况。但这两种方法的共同缺点是分辨率不足，不易发现微小病灶，限制了其在早期诊断领域的广泛应用，目前在临床上的使用逐渐减少。

PET 从 20 世纪 90 年代初期开始应用于乳腺癌的诊断和术后监测，它通过病灶部位对示踪剂的异常摄取来了解病灶的功能代谢状态，但对 1cm 以下的乳腺病灶分辨率不高，解剖定位也不够十分准确，尤其是高昂的价格限制了其在早期诊断领域的广泛应用，但是对于仅有腋窝或锁骨上淋巴结可疑转移而常规检查难于发现原发病灶的病例，PET 检查不失为一种可选的筛查方法。此外，在乳腺癌术后监测全身转移灶方面，PET 也有重要作用。

对于上述的乳腺超声、钼靶摄片、磁共振检查、乳腺热像图、近红外扫描、PET 及临床物理检查，究竟如何结合应用才能有效、切实地提高人群中乳腺癌的早期诊断率，是一个筛查策略问题。悉如上述，结合目前已有的研究资料，在现有的经济卫生条件下，暂拟建议 40 岁以上的女性每年进行 1 次临床乳腺检查及超声检查，具有乳腺癌家族史或既往乳腺手术史等高危因素者可给予每 1~2 年 1 次的乳腺钼靶或 MRI 检查，并且提倡每月一次的乳腺自我检查。

三、不可触及乳腺病变的处理

不可触及乳腺病变（nonpalpable breast lesion，NPBL）为影像学检查所发现，而临床查体不能触及的乳腺病变。临床上 25%~30% 的 NPBL 为恶性病变，其中 75%~85% 为早期癌。

对于 NPBL 的诊断处理，可以采用立体定位细针穿刺细胞学检查（SFNAC）、立体定位粗针活检（SCNB）及立体定位细针切除活检术（NLB）等。这 3 种方法都需要先在前述的检查手段下定位，再在定位下穿刺或切除活检。其中，细针穿刺属于细胞学检查，经穿刺获取少量病灶细胞在显微镜下查找肿瘤细胞。它对穿刺和涂片的技术要求都很高，并要求专门的细胞病理学医师操作，并且敏感度较差，易遗漏恶性病变。粗针活检则采用较粗的穿刺针，可以获取较多量的组织，属于组织学检查，诊断的准确性较高，但有关粗针的穿刺针道转移问题尚无定论，且对病灶无治疗作用还需要专用设备较费时。前两者的不足之处限制了它们的广泛应用。而细针定位切除活检（NIB）技术一直是诊断和治疗 NPBL 的"金标准"，它采用细针定位病灶，在定位针的指引下完整切除病灶，它对恶性病变的漏诊率低，转移可能性较小，并且对良性病变有治疗作用，是处理不可触及乳腺病变最常采用的方法。

NLB 的常用定位手段是钼靶和超声。首先应该明确什么样的病变要引起重视，需要手术活检。钼靶片中显示的伴或不伴肿块影的细小沙粒样钙化、不规则密度增高影或结构紊乱区、孤立的肿块影、毛刺样或分叶样肿块、局部腺体边界缺损或凹陷（图 3-6）。B

超表现有肿块边界不规则、蟹足样改变、肿块后方声像衰减、肿块血流丰富、肿块合并钙化、囊肿囊壁增厚或囊内有低回声或囊周有丰富血流。存在上述征象就应怀疑恶性病变的存在,即使临床触诊不能扪及乳腺病灶也应及时切除活检。需要注意的是,如果同一个病灶,钼靶和超声都能显示,应首先选择超声定位,因为超声检查操作简便且无痛苦、无放射性。当必须采用钼靶定位时,一定要将手术切除的标本再次送钼靶检查以确定可疑病灶已经被完全切除,同时也可以为病理医师提示病灶的准确位置。

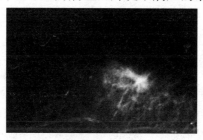

图 3-6 钼靶片

除了前述的 3 种立体定位病理检查方法之外,近几年来还有一些比较先进的成套设备逐渐进入临床,应用于 NPBL 的诊断和治疗。如麦默通真空辅助乳腺微创旋切系统,它依靠旋切刀和真空抽吸泵两个基本装置,可以在超声或钼靶引导下对乳腺可疑病灶进行重复切割,以获取乳腺的组织学标本,从而获得病理诊断或者较小良性肿瘤的完整切除。麦默通系统的优势在于其微创性及准确性,在旋切刀外的套管针可有效减少组织残留针道的可能,但是是否能够真正避免针道转移及达到满意的诊断治疗效果还有待临床长期应用的检验。

四、重视乳腺的一些特殊体征

很多乳腺恶性肿瘤在早期仅表现为一些局部的特殊体征,只有充分认识和重视这些体征才能不遗漏早期病例。如乳腺局部皮肤下陷、周边及乳头乳晕区的小结节、乳头溢液、乳头皮肤改变。

其中,乳头溢液是十分常见的,处理好各种性质的溢液病例是早期乳腺癌诊断中的重要内容。能够引起乳头溢液的常见乳腺疾病不外乎导管扩张、导管内乳头状瘤、导管癌。常见的乳头溢液的性状有清水样、乳汁样、浆液性、血性。清水样和乳汁样溢液应首先考虑药物或激素水平等因素,浆液性或血性溢液者,尤其是单侧乳腺单个乳管开口的,导管内乳头状瘤的可能性大,需要手术切除病变导管和相应小叶。笔者曾经统计过 2014年全年施行的乳头溢液手术 122 例,其中乳腺癌 13 例,占 10.7%;导管内乳头状瘤 78 例,占 63.9%。可见有的放矢地切除病变导管是发现早期乳腺癌的十分有效的方法,它不仅可以明确诊断同时还对良性病变同时起到了治疗作用,从这个角度来说,乳腺导管造影、导管镜检查、乳管冲洗液检测癌标志物等方法都显得略有不足。

此外,乳头湿疹样乳腺癌(Paget′s carcinoma of breast,又称乳腺 Paget 病)在早期也有一些特殊的体征,如乳头瘙痒、烧灼感,乳头乳晕区皮肤变粗糙、糜烂如湿疹样,进而渗出、溃疡、结痂、脱落,后期可有乳头毁损、短缩,有的病例在乳晕区有小的肿块。Paget 病发病率低,只占女性乳腺癌的 1%~4.1%,恶性程度低,发展很慢,如果能够及时发现,0 期和 1 期病例可占 80%左右,所以正确认识和及时处理乳腺 Paget 病是早期诊断中很重要的内容。当患者表现为乳头乳晕区瘙痒、疼痛,无论是否伴有乳腺肿块和乳头溢液都应想到 Paget 病的可能,疑诊病例采用的诊断活检方法主要有脱落细胞学检查、皮肤活检、手术切除活检等,应根据病例特点和主要目的选用。

五、发展方向

乳腺癌的病因目前尚不十分清楚,还不能做到确切的病因学预防(一级预防),因此以早期发现为内容的二级预防显得至关重要。

因为乳腺原位癌是几乎可以 100%治愈的,Ⅰ期、Ⅱ期乳腺癌的 5 年生存率分别是 95%和 75%左右;如果到Ⅲ期,5 年生存率则仅为 47%左右。所以,近 20 年来医学界不断探讨能够更早期发现乳腺癌的方法,伴随着这一进程,超声、钼靶、磁共振、PET 等检查技术也在突飞猛进的发展,尤其在近 10 余年,其分辨率和准确性都有大大提高,使得早期病例的比例不断升高。

但是,如何经济有效地组合利用这些技术手段,达到最佳的二级预防效果,绝不是简单的任意组合或者抄袭国外经验的过程。在西方发达国家,目前采用的是适龄女性每年 1 次的钼靶摄片筛查,正在验证的是高危女性磁共振筛查。而我国的乳腺癌患者发病年龄低、腺体较致密,不适合全部采用钼靶摄片,加之钼靶摄片和磁共振检查费用高,不适合我国的经济状况和人口众多的国情。在我国首推的应该是超声检查,结合适当频度的钼靶摄片,在经济许可的条件下逐步加入磁共振检查。前述的筛查设想是否为最合理有效的,是否能够同时节省有限的医疗资源达到最佳效价比,都需要大规模的临床验证,也是医务者需要继续探索的重要内容。

除了技术层面的发展外,强化全民早诊意识也是非常重要的内容。“全民”二字包括了医患双方。作为医师,首先应该认识到筛查发现早期乳腺癌的重要性,其远远超过了花费大量成本获取有限收益的晚期治疗。那么,为了使筛查得到的病例尽可能早期,就应掌握规范化手段,注重专业化人才的培养,有效减少由于不专业不规范造成的漏诊误诊。作为患者,应该被告知乳腺癌的风险度,被教育指导规范自检、定期体检,应该具有根据自身风险接受相应筛查并发现可疑征象及时就医的意识。但这样的目标尚未完全达到,建立一个全民正确认识并有效实行的乳腺癌早诊体系,是所有医务人员的职责和努力方向。

第三节　乳腺癌外科治疗的历史沿革及发展

乳腺癌是影响女性健康和生命的主要恶性肿瘤之一,其治疗已从传统的主要依靠外科手术,逐渐发展为包括外科治疗、化学治疗、内分泌治疗、放射治疗、靶向治疗和免疫治疗等的综合治疗。但外科手术仍然是乳腺癌治疗的最重要方法之一。乳腺癌的外科治疗自 19 世纪后期起发生了巨大的变化,William Morton 将麻醉引入外科手术、Joseph

Lister消毒技术的临床应用、Halsted 的乳腺癌典型根治术和 20 世纪 70 年代乳腺 X 线照相术的出现,都对乳腺癌外科的发展起着里程碑式的作用。100 余年来,伴随着对乳腺癌生物学特性认识的逐步深入、诊断技术的进步和治疗水平的提高,极大地促进了乳腺癌外科的发展。乳腺癌手术治疗方式的进展和变化从一个侧面反映了现代肿瘤外科理念的进步和变化,是外科理论和实践不断总结和提高的过程。回顾分析乳腺癌外科治疗发展变化的历史,寻找其发展的脉络,探索现代乳腺癌外科发展趋势和热点,可以发现很多有益的启示。

一、乳腺癌外科治疗的发展史

现代乳腺癌外科治疗始于 19 世纪后期,由 Halsted 和 Meyer 提出了乳腺癌典型根治术的概念。1894 年,Halsted 发表了著名的研究论文,50 例乳腺癌典型根治手术治疗随访3 年的结果显示,其局部复发率仅为 6%,生存率为 45%,与同时代的乳腺癌手术结果相比有显著的差异。Halsted 发现乳腺癌的转移与肿瘤大小和有无区域淋巴结转移相关,切除包括肿瘤的乳房,胸大小肌及其区域淋巴结可有效地避免局部复发,提高生存率;同时,腋窝淋巴结有无转移、肿瘤的大小是影响患者生存的重要预后因子,5 年生存率更能反映患者是否治愈。Halsted 的研究结果确认了乳腺癌外科治疗的基本原则,也一度成为其他恶性肿瘤手术治疗所遵循的基本原则,是乳腺癌外科乃至整个现代肿瘤医学发展的一个里程碑。

尽管 Halsted 手术理论上切除了肿瘤及可能转移的淋巴结,但是仍然有约 23% 腋窝淋巴结阴性的乳腺癌患者因远处转移失去生命。1927 年 Handley 和 Thackray 对 119 例乳腺癌患者行乳腺癌典型根治术同时进行内乳淋巴结活检,结果显示内乳淋巴结转移率达 34%,从而提出内乳淋巴结转移是乳腺癌转移的主要途径之一,在乳腺癌播散和预后中可能具有重要意义。由此开启了在乳腺癌典型根治术的基础上增加内乳淋巴结切除的扩大根治手术方式,即乳腺癌扩大根治术。1949 年 Margottini 和 Auchincloss 提出了切除第 2~4 肋软骨,经胸膜外清除内乳淋巴结的手术方法。1952 年 Urban 等又提出连同胸膜一并清除内乳淋巴结的手术方法。研究同时发现经乳腺癌根治术后出现胸壁复发的患者,其复发部位 70% 位于胸骨旁区域,有学者认为乳腺癌扩大根治术可以改善局部复发。在 20 世纪 50~60 年代,乳腺癌扩大根治术在欧美较广泛开展,成为位于乳房内侧和中央区进展期乳腺癌的标准手术之一。我国李月云、沈镇宙等报道了 1091 例随访 5 年以上乳腺癌扩大根治术患者,结果发现 Ⅰ 期、Ⅱ 期、Ⅲ 期乳腺癌内乳淋巴结转移率分别为2.59%、12.53% 和 26.74%,在 Ⅱ 期、Ⅲ 期乳腺癌患者行扩大根治术有助于改善生存。尽管扩大根治术是肿瘤整块切除理论和外科手术技巧结合的成功实践,但是这种扩大根治术未能达到所期望的结果。1981 年报道了意大利米兰的研究结果,716 例接受根治术或扩大根治术两组乳腺癌患者,10 年随访结果发现典型根治术患者总生存率为 60.7%,而扩大根治术患者为 57%;法国 IGR 报道 1195 例乳腺癌患者,比较乳腺癌扩大根治术和乳腺癌根治术加内乳区淋巴链放射治疗的治疗效果,结果发现如肿瘤位于乳腺中央区或内侧,两组患者的死亡风险和远处转移没有差异,术后放射治疗具有与手术清除内乳淋巴链相同的效果。继后又有多篇报道显示乳腺癌扩大根治术未能提高治愈率和长期生存率,而相应的手术并发症却有增加,提示用扩大手术范围治疗恶性肿瘤的效果是有限的。因此,临床上逐渐放弃了乳腺癌扩大根治术。

随着诊断技术的提高,多数可手术的乳腺癌患者并无胸大肌的侵犯,而手术技术的发展使胸大小肌间和锁骨下淋巴结的清扫不需要切除胸肌即可完成。为此,人们对胸肌无癌侵犯的患者,尝试不切除胸大肌又能达到根治性切除术要求的手术方法,即乳腺癌改良根治术。乳腺癌改良根治术的要点是切除包括全部乳房和腋窝、锁骨下淋巴结,其与 Halsted 提出的乳腺癌典型根治术的主要差别是不切除胸大肌,而使患者术后上肢功能明显改善。初期有几种术式,具有代表性的手术包括 Patey 于 1948 年报道的保留胸大肌切除胸小肌的术式和 Auchincloss 于 1963 年报道的保留胸大肌及胸小肌的术式。据美国外科医师协会报道,乳腺癌典型根治术从 1972 年的 47.9% 下降到 1981 年的 3.4%;而乳腺癌改良根治术从 1972 年的 27.7% 增加到 1982 年的 72.3%。随访结果证实,乳腺癌改良根治术术后 5 年无病生存率和总生存率与典型根治术无差异,可替代乳腺癌典型根治术作为Ⅰ期、Ⅱ期乳腺癌的标准术式。乳腺癌改良根治术的临床广泛应用明显改善了患者的胸部缺损,同时使术后淋巴瘘、上肢淋巴水肿等手术并发症发生率显著下降。

临床实践中又发现,尽管包括外科治疗技术在内的各种治疗方法明显改进,但乳腺癌总的病死率并无显著改善。20 世纪 70 年代,美国著名的外科和病理学家 Fisher 提出了"乳腺癌是一种全身性疾病"的理论,认为在乳腺癌早期肿瘤细胞即可进入血液循环,从而导致远处转移,而远处转移是患者死亡的主要原因。人们开始质疑是否所有患者均需要行根治性切除术,即切除乳房和清扫腋窝淋巴结。Fisher 和 Veronesi 率先进行了有益的探索,开展用保留乳房手术治疗早期乳腺癌,并与传统乳腺癌根治术进行比较,结果发现两者总生存和无病生存无差异,从此开启了乳腺癌保乳手术的新时代。保留乳房的乳腺癌手术是乳腺癌外科治疗理念和方法的重大转变,在欧美国家保留乳房的乳腺癌手术已经成为较早期乳腺癌外科治疗的首选手术方式。凡是满足保乳手术适应证、不符合禁忌证的患者,都可以考虑接受保乳治疗。

近年来,肿瘤整形外科技术也越来越多的应用于临床,常用于接受保乳手术的女性,以防止或尽量减少轮廓异常或显著不对称,其定义为在传统保乳手术的基础上扩大乳腺癌切除范围,随后实施即刻或分期即刻重建。该法结合了组织重排和替换的原则,以恢复乳房轮廓和对称性。和乳房肿瘤切除术相比,肿瘤整形切除术的切缘扩大、再切除率降低,乳房全切的需求减少。

Toth 于 1991 年报道了不保留乳头乳晕的乳房皮下切除术,该术式便于即刻乳房重建术。手术要求与传统乳房切除一样切除所有乳腺组织,切除包括空心针穿刺的皮肤孔,同时切口可暴露腋窝区。NCCN 指南指出,在有经验医师团队合作下不保留乳头乳晕的乳房皮下切除术也被认为与具有传统乳房切除术同样的肿瘤安全性,因而可作为早期乳腺癌行即刻乳房重建前乳房切除的一种手术方式。

随着术中病理学诊断和术中放疗技术的发展,保留乳头乳晕的乳房皮下切除术也被实践,VerHeyden 于 1998 年首次报道 20 例保留乳头乳晕的乳房皮下切除术;Petit 等也报道了在 2002—2007 年,对 1001 例乳腺癌患者进行了保留乳头乳晕的乳房皮下切除加术中放疗,再行即刻乳房重建的观察和随访结果,中位随访时间为 20 个月,乳头完全坏死率为 3.5%,部分坏死率为 5.5%,局部复发率为 1.4%,满意度评分平均为 8 分。该手术可得到更好的美容效果,经验丰富的多学科团队精心挑选的患者可以选择保留乳头-乳晕复合体。

无论是切除乳房的各种乳腺癌根治术还是缩小手术范围的保乳手术,都仍然没有解决腋窝淋巴瘘和上肢淋巴水肿并发症的问题。1993 年,Krag 第一个应用^{99m}锝标记的硫胶体作为示踪剂,术中用 γ 探测仪检测乳腺癌腋窝的前哨淋巴结。1994 年,Giuliano 首先发表了应用活体染料检测乳腺癌腋窝前哨淋巴结的结果。1996 年,Albertini 率先将活体染料和^{99m}锝标记过滤硫胶体两种方法结合检测乳腺癌患者腋窝前哨淋巴结。之后,乳腺癌前哨淋巴结活检(sentinel lymph node biopsy,SLNB)开始逐渐受到关注。该技术的一系列临床研究结果证明前哨淋巴结活检为阴性的患者,或前哨淋巴结活检为微转移者,可以不行腋窝淋巴结清扫术。如果前哨淋巴结活检仅有 1~2 枚转移,且患者为保乳术、术后进行了化疗、放疗者,也可以不行腋窝淋巴结清扫术。

总之,从乳腺癌外科治疗的发展史中可以发现,乳腺癌的外科治疗经历了从创伤范围大的乳腺癌典型根治术、扩大根治术向创伤小的乳腺癌改良根治术和保乳手术的演变过程;从单一的切除肿瘤及其周围区域组织向兼顾患者的功能和美容等提高患者生活质量的外科治疗模式的转变。

二、有关乳腺癌外科治疗的主要临床试验

1.乳腺癌典型根治术对比全乳房切除±放射治疗的临床研究(NSABP B-04 临床试验)　该研究按有无临床腋窝淋巴结转移分为两组。对临床腋窝淋巴结阴性患者,又随机分为典型根治术组,全乳房切除术加胸壁和区域淋巴结放疗组及单纯乳房切除术组,后者如术后出现淋巴结肿大,则补行腋窝淋巴结清扫术;对临床腋窝淋巴结阳性患者,随机分为典型根治术组和全乳房切除术加胸壁和区域淋巴结放疗组。随访 25 年发现,其总生存率和无病生存率在有无腋窝淋巴结转移组间均无差别。在临床腋窝淋巴结阴性组,乳腺癌典型根治术患者中有 38%在手术后证实有腋窝淋巴结转移,而没有做腋窝淋巴结清扫或放疗的患者中仅有 18%出现腋窝复发而做了腋窝淋巴结清扫术。尽管治疗时间不同,但即刻腋窝淋巴结清扫和延期清扫两组间无显著差异。这项研究说明乳房切除方式和腋窝清扫的时间没有改变患者的无病生存和总生存率;即刻清扫腋窝淋巴结、延期清扫腋窝淋巴结和放射治疗的临床结果是一致的。

2.乳腺癌保乳术和乳房切除术的临床研究

(1)NSABP B-06 试验:于 20 世纪 70 年代后期入组了 1851 例肿瘤直径<4cm 的 Ⅰ 期和 Ⅱ 期乳腺癌患者。随机分成 3 组,第 1 组患者行乳房切除术+腋窝淋巴结清扫;第 2 组患者行肿瘤扩大切除术+腋窝淋巴结清扫;第 3 组患者行肿瘤扩大切除术+腋窝淋巴结清扫+术后放疗。对拟行肿瘤扩大切除的患者,要切除足够的组织以确保切缘阴性并有较好的美容效果,但是,仍然有 10%的患者因切缘阳性而行乳房切除术。随访 20 年发现,

乳房切除术组患者总生存率为47%,而肿瘤扩大切除加与不加放射治疗其总生存率均为46%;局部复发率保乳加放射治疗组为14.3%,乳房切除术组为10%;总病死率在无腋窝淋巴结转移组为47.7%,而在腋窝淋巴结转移组则高达63.3%。第1、第3组患者的无病生存率、无远处转移生存率及总生存率差异无统计学意义;放疗可使保乳手术后同侧局部复发率由39.2%下降至14.3%。该研究肯定了保乳手术的疗效,也确立了保乳术后放疗的重要性。

(2)米兰试验:将701例肿瘤直径<2cm的早期乳腺癌患者随机分为保乳手术+术后放疗组和典型根治术组,术后随访20年,发现两组患者总生存率分别是保乳术组42%和典型根治术组41%,局部复发率分别为8.8%和2.3%,对侧乳腺癌发生率两组相同,均为0.66%,远处转移率及第二病灶的发生率差异均无统计学意义。

(3)美国国立癌症研究院(NCI)对247例患者保乳手术或乳腺癌改良根治术对比研究,术后随访18年发现两组患者无病生存率和总生存率均无显著性差异。

(4)欧洲肿瘤研究和治疗组织(EORTC)在对868例乳腺癌患者进行乳腺癌改良根治术和保乳加放疗随访10年的研究中发现,两者的总生存率分别为66%和65%,无统计学差异;局部复发率分别为12%和20%,具有显著差异。这项研究包括了肿块直径达5cm的患者,其中80%的肿瘤直径大于2cm。研究也发现在切缘阳性和阴性组其局部复发率均低。

(5)丹麦乳腺癌协作组的DBCG-82TM试验将793例乳腺癌患者随机分为保乳手术+放疗组和改良根治术组,随访20年,两组患者的无病生存率及总生存率差异无统计学意义。

(6)法国Gustave-Roussy研究院(IGR)对179例肿瘤直径小于2cm的乳腺癌患者分别采用了保乳手术和乳腺癌改良根治术,15年随访结果发现在死亡、远处转移、对侧乳腺癌发生、局部区域复发方面两组无差异。

(7)国内临床研究:我国科技部于“十五”期间专门设立了“十五”重大疾病攻关课题:“早期乳腺癌保乳手术结合放、化疗标准化治疗方案的研究”,由全国共10家三级甲等医院协作完成,是国内首次开展的乳腺癌保留乳房手术的多中心临床研究,已于2005年顺利结题。共完成保留乳房的乳腺癌手术872例,3年随访结果显示局部复发率为1%、远处转移率为1.3%、病死率为0.1%,与病情相近患者同期实施乳腺癌改良根治术者比较,两者的结果无统计学差异。在该研究实践的指导下,提出了适合我国女性特点的保留乳房的乳腺癌手术病例选择、手术技术要点等规范,对我国乳腺癌保留乳房手术的开展起到了示范和推动作用。

3.保乳切缘的研究　侵袭性癌的手术安全切缘对于手术安全切缘的距离,早期有研究认为超过1mm方可达到安全距离,有研究认为切缘宽度应超过2mm,也有人认为应该超过5mm。对于安全切缘的标准在很长一段时间内存在争议。2014年,国外学者发表了一篇Meta分析,囊括了33项针对保乳切缘的临床研究,共包含28 162例患者和1506次同侧乳腺肿瘤复发(ipsilateral breast tumor recurrence,IBTR)。中位随访79.2个月时,中位IBTR发生率为5.3%(四分位数间距为2.3%～7.6%)。切缘阳性定义为肿瘤有墨染,其提示 IBTR 风险增至 2 倍以上（*OR* 2.44,95% *CI*：1.97~3.03）。然而,切缘宽于"肿瘤无墨染"不会降低 IBTR 的发生率。基于这篇 Meta 分析,美国肿瘤外科学会（SSO）、美国放射肿瘤学会（ASTRO）、美国乳腺外科医师学会（ASBS）、美国病理学家协会（CAP）就浸润性癌手术安全切缘的问题达成初步一致,认为对于保乳手术之后接受全乳照射治疗的 Ⅰ期和 Ⅱ 期浸润性乳腺癌患者,应该使用"肿瘤无墨染"作为标准切缘。但这些指南仅适用于全乳放疗患者,不适用于新辅助治疗患者、部分乳腺照射患者和完全不接受放疗的患者。浸润性乳腺癌患者存在导管原位癌成分时,应根据浸润性癌的最佳切缘宽度指南治疗。

导管原位癌在新发乳腺癌的比例已超过 20%,然而导管原位癌保乳手术安全切缘的界定比浸润性癌更具争议。NCCN 指南曾经将切缘>10mm 作为手术安全切缘的标准。2016 年,有学者收集整合了此前 20 个回顾性研究,对共计 7883 个患者的资料进行了 Meta 分析,所有患者都接受保乳手术,随后接受全乳照射;约 20%的患者接受了内分泌治疗。中位随访 78.3 个月后,865 例患者复发;中位 IBTR 发生率为 8.3%（四分位数间距为 5%~12%）。切缘阳性（定义为切缘<2mm）患者发生 IBTR 的风险是切缘阴性患者的 2 倍（24% *vs.* 12%）,约半数复发是浸润性疾病。和切缘阳性相比,切缘为 2mm（*OR* 0.51,95% *CI*：0.31~0.85）、切缘为 3mm 或 5mm（*OR* 0.42,95% *CI*：0.18~0.97）及切缘为 10mm（*OR* 0.60,95% *CI*：0.33~1.08）时的 IBTR 风险降低程度相近。

共识小组建议通过临床判断来决定是否需要在阴性切缘较窄（>0 或 1mm）时再切除。一些研究显示,切缘阴性但窄于 2mm 时的结局不会更差,确定最佳切缘宽度时,若 DCIS 患者的癌细胞侵犯超过基膜、但病灶最大径不超过 0.1cm（即 DCIS-M 患者）,则应该采取与 DCIS 患者相同的治疗方式。

三、肿瘤整形外科技术在乳腺癌保乳术中的应用

乳腺癌保乳手术已有近 50 年的历史,大量的循证医学证据已证明保乳手术具有与乳腺癌改良根治术相同的无病生存和总生存率,乳腺癌保乳术被广泛接受。但是,仍有部分患者因肿块大、切除乳房组织多或因乳房体积小而失去乳房或因保乳后乳房外观严重改变,达不到保乳的美观度。如何利用整形外科技术提高保乳率,改变保乳术后的美观度,是当前乳腺外科关注的一个热点之一。

乳腺癌保乳手术的目的是在切除肿瘤及其足够周围组织、保证切缘阴性、避免肿瘤局部复发的基础上,同时具有良好的美观度。但是,约有 40%的保乳患者达不到良好的美观度,包括大小、形态不对称,双侧乳头不在同一水平等。由于东方女性乳房相对西方女性偏小,故中国女性保乳术后美观度不良的现象尤为突出,这也是目前国内保乳率低的原因之一。

乳房肿瘤整形外科技术是近 10 多年来发展起来的新技术,它是肿瘤外科和整形外科技术的有机结合。该技术的优点是保证了更大范围切除足够的肿瘤及周围组织,降低切缘受累率和再次手术率,同时利用整形外科技术修复缺损区域、乳房塑形,使患者术后仍具有良好的乳房美观度。

利用肿瘤整形外科技术行乳腺癌保乳术的常用手术方法有以下几种。

1.乳腺组织移位 该技术通过游离乳房皮下乳腺、使皮下乳腺组织或带皮肤的乳腺组织移位,填充肿瘤切除后的残腔,重新塑形乳房。它主要用于肿瘤切除后残腔范围为中等以下的保乳手术。据报道,依据切除肿瘤组织占乳房体积的百分比,可将乳房肿瘤整形外科技术分为水平Ⅰ技术和水平Ⅱ技术。当切除肿瘤组织低于乳腺体积(切除肿瘤组织/乳腺体积)的20%时,可采用切除肿瘤及周围组织、直接游离周围皮下乳腺组织缝合关闭残腔,实现较好的美容效果,即水平Ⅰ技术。文献报道,约50%的保乳手术可采用该技术。但是,对于范围较广泛的DCIS、局限于某一个象限的多病灶、肿块较大经新辅助化疗后肿块缩小或肿瘤组织/乳腺体积比值较大者,切除20%~50%的乳房体积时,需采用大范围游离乳腺组织、移位技术,或采用缩乳术才能达到肿瘤治疗和良好美观度的结果,即水平Ⅱ技术。水平Ⅱ技术根据肿瘤的位置和乳房的形状不同又有不同的手术方式。当肿瘤位于近乳晕上方中线附近时,可将切除乳晕周围皮肤及邻近的肿瘤,缝合残腔并提乳,该技术被称为圆形块切除技术;当肿瘤位于外上、外下象限时,可采用环绕乳晕的梭形切口,切除包括乳房部分皮肤和乳腺组织,缝合残腔,重塑乳头乳晕位置,该技术被称为放射状切除技术;当患者乳房下垂明显,肿瘤位于乳头乳晕上份或下份正中时,可以采用倒T形的缩乳术。通常对切除范围广的乳腺组织移位患者,则需同时采用对侧乳房缩乳术,以达到双侧乳房对称的目的。

2.自体组织转移 该技术主要利用背阔肌或部分背阔肌转移技术,主要适用于肿瘤切除后残腔较大或乳房体积小而切除乳腺较多的保乳患者。

目前,肿瘤整形外科技术在乳腺癌的临床应用还处于起步阶段,缺乏大型的临床研究证明其治疗肿瘤的安全性。一项研究分析了37例应用肿瘤整形外科技术的保乳患者的治疗结果,同时与121例标准保乳术进行比较,发现前者平均肿瘤直径为23.9mm,而后者为17.6mm,前者安全边缘为14.3mm,后者为6.1mm,说明利用肿瘤整形外科技术的保乳手术,可以切除更大的肿瘤和更宽的安全边缘。有学者对2000—2011年应用乳房肿瘤整形外科技术的88篇保乳论文进行Meta分析后发现,肿瘤切缘阴性率为78%~93%,整形保乳后因切缘反复阳性行乳房切除率为3%~16%,局部复发率仅为0~7%,乳房的美观度满意率高达84%~89%。但是,从这些文献中也发现,所有结果均缺乏强有力的随机多中心的研究支持,缺乏统一的方法学标准,也没有一个得到专家共识的乳房肿瘤整形外科的适应证,还需要更多的循证医学的证据。

乳房肿瘤整形外科技术可以提高保乳率和患者术后美观度,保乳手术经组织移位整形后又存在不便于发现原有位置可能受肿瘤侵犯的组织的可能,因此,必须强调患者的安全性是第一位的,乳房肿瘤整形外科必须优先关注切缘和局部复发的问题,必须保证切缘阴性。

3.保乳整形存在的问题及最新研究 存在的问题:利用肿瘤整形外科技术行乳腺癌保乳术存在瘤床移位的可能。一旦全层切除肿瘤后,为便于放射肿瘤科医师识别肿瘤床,通常将4~6个标记夹置于缺损基底周围的纤维腺体组织内。如果最终病理学评估显示肿瘤切缘阳性,此时通常需要再切除,部分患者甚至需要乳房切除术,这也是肿瘤整形术的一大风险。

对于该技术特有的并发症问题而言,乳腺癌整形切除术后可能发生脂肪坏死和延迟愈合,此外,如果剥离范围高达乳头后,则可能发生乳头坏死,因为乳头外侧血供来自其下方的乳房组织,其他并发症类似于标准保乳手术后的并发症,包括血清肿形成、感染。通过将手术操作维持在正确的解剖层面、术中细致的止血,以及避免在伤口并发症风险较高的患者(如吸烟者、糖尿病患者、病态肥胖患者)中开展此类手术,可避免部分并发症。

最新研究报道,乳腺肿瘤整形手术的远期结局与标准的保乳手术相当,不过尚无前瞻性研究。例如,在一项研究中,540 例 T_2 期乳腺癌患者接受了乳房肿瘤整形手术,5 年后局部复发率为 6.8%,5 年总体生存率和远处无病生存率分别为 93% 和 88%。19% 的患者出现近切缘或阳性切缘,9% 需要行乳房切除。一项纳入 146 例因 T_2 和 T_3 期乳腺癌接受乳房肿瘤整形手术的女性的研究发现,5 年后局部复发率较低(3%)。

四、乳腺癌内乳淋巴结转移外科治疗的发展

循证医学的证据表明前哨淋巴结活检可以准确判断腋窝淋巴结的状况,指导乳腺外科医师对腋窝的干预程度,减少了盲目行腋窝淋巴结清扫的术后并发症,但在临床上针对乳腺癌内乳淋巴结转移的诊断和治疗仍然存在一些没有解决的问题。①缺少简便、有效的乳腺癌内乳淋巴结转移的诊断方法;②放射治疗仍然是当前的主要治疗措施;③根据扩大根治术时代对内乳淋巴结转移规律的认识指导放疗存在一定的盲目性,无内乳淋巴结转移的患者实施放疗显然不必要;④而常规放射治疗造成心脏、大血管和肺部等损害,同时又未能给患者带来长期生存率的明显改善;⑤甚至有研究认为内乳区的转移并不影响乳腺癌患者的预后等。一段时间里该区成为外科治疗的盲区。近年来对乳腺癌内乳淋巴结转移的认识和诊断、治疗又有了一些新的发展。

1.乳腺癌内乳淋巴结转移重要性的认识　内乳区淋巴结是乳腺癌重要的淋巴转移途径,文献报道 3%~21.8% 的乳房淋巴引流到内乳区,肿瘤位于中央区合并腋窝淋巴结转移时,内乳区转移率高达 44%~65%。国外学者报道了 1119 例乳腺癌扩大根治术患者 10 年随访结果,发现内乳区淋巴结转移者的肿瘤小于 2cm 占 16.1%,肿瘤大于 2cm 占 24.5%;腋窝淋巴结有转移的患者,其内乳区淋巴转移达 29.1%;10 年随访发现,在腋窝和内乳区淋巴结阴性者,生存率为 80.4%,而在腋窝和内乳区淋巴结阳性者,则生存率下降为 30%。国内曾报告迄今国内最大组 1091 例扩大根治术结果,临床 Ⅰ 期、Ⅱ 期、Ⅲ 期乳腺癌内乳淋巴结转移率分别为 2.59%、12.53% 和 26.74%,乳腺癌位于外侧、中央和内侧者内乳淋巴结总转移率分别为 12.92%、22.47% 和 21.95%,而肿瘤位于乳腺外侧的 Ⅲ 期乳腺癌内乳淋巴结转移率达 23.26%。更有综合 6000 例乳腺癌患者随访结果表明,有内乳淋巴结转移可能预示远处转移,其预后价值和腋窝淋巴结转移相同,两个区域均有转移者预后最差,10 年总生存率仅 37%,这些研究结果表明内乳淋巴结状况对患者生存具有重要价值。

根据 2020 版《NCCN 乳腺癌临床指南》,内乳淋巴结的状态仍然是临床分期的重要

影响因素。仅同侧内乳淋巴结转移即为 N_2b,联合腋窝淋巴结转移即为 N_3b。精确的乳腺癌临床分期,对判断预后、指导治疗都具有重要价值。

2.乳腺癌内乳淋巴结转移检测方法的进展　目前,对乳腺癌内乳淋巴结转移检测是一个挑战。各种临床间接检查方法,如超声、CT、磁共振等影像学检查虽可能发现内乳淋巴结,但对较小的淋巴结检出率低,且不能确定有无转移,目前尚未列入常规检查。随着腋窝前哨淋巴结检测的发展,研究发现核素作为示踪剂行淋巴显像时,约25%的患者同时有内乳区显影,7.3%～9%仅有内乳区显影,进一步活检证实内乳淋巴结转移率为13%～26.8%。但也有多中心临床研究得出完全不同的结论,认为内乳淋巴显像结果可能与患者的年龄、肿瘤部位、注射方法、肿瘤大小等有关。由于乳腺癌内乳淋巴结转移规律尚不十分明确,各种检测方法及其价值仍在探索中。目前,能够确定乳腺癌内乳淋巴结诊断病理状态的唯一方法是内乳淋巴结活检。对核素踪剂行淋巴显像发现内乳区显影者,切除相邻肋软骨进行内乳淋巴结活检。国内报道 51 例 0～Ⅱa 期乳腺癌利用术前定位和术中 γ 探测仪再次检测内乳区前哨淋巴结,利用常规手术并结合腔镜技术发现有 18 例(35.3%)有内乳淋巴结转移,为乳腺癌内乳前哨淋巴结转移的活检提出了一种可行的方法。

3.乳腺癌内乳淋巴结转移治疗的进展　由于传统的手术方式创伤大,并发症发生率高,因此,内乳区疑有转移时多采用放射治疗,乳腺外科医师一直在寻找微创、有效和并发症少的手术方法。2003 年国外报道对 21 例乳腺癌患者进行了腔镜内乳淋巴结清扫,成功 20 例。国内姜军教授也利用腔镜技术开展了相关临床研究。他们认为该术式的优点是不切除肋软骨,保留胸廓的完整性,较扩大根治术清扫范围更广泛、彻底,可清除靠近大血管根部的淋巴结,同时还能探查胸腔内有无转移。引进腔镜手术技术进行内乳淋巴链切除术是乳腺癌外科治疗的一种有益探索,该术式必须开放胸腔是其缺点,其远期效果仍待进一步随访观察。

近年来,乳腺癌内乳淋巴结转移的临床意义受到重视,诊断和治疗有一定进展,但仍然存在许多问题,需要进一步寻找简便有效的检测方法及深入研究乳腺癌内乳淋巴结的转移规律,明确哪些患者需要进行内乳区治疗,怎样选择手术或放射治疗,相信相关研究的深入将有助于进一步完善有关乳腺癌内乳淋巴结的诊断和治疗。

五、乳腺癌外科治疗存在的问题和展望

乳腺癌的治疗策略已经从"实施最大的耐受性根治治疗"转变为"最小的有效治疗",乳腺癌的手术方式也经历了"由小到大,再由大变小"的过程。乳腺癌保乳手术、前哨淋巴结活检、整形外科技术在乳腺癌保乳手术和根治术中的应用等推动了乳腺癌外科治疗的进步,使乳腺癌患者术后并发症发生率降低,生活质量提高。但是,乳腺癌外科治疗还不尽完善,仍存在许多临床问题,如新辅助化疗后保乳的安全性,乳房肿瘤整形保乳术的适应证,导管原位癌(ductal carcinoma in situ, DCIS)保乳更宽切缘是否能替代放疗,内乳前哨淋巴结活检的指征及临床意义,乳房肿瘤整形保乳术后放疗的定位和放射量计算等。

随着对乳腺癌生物学特性和分子病理研究的深入,人们越来越重视个体化治疗和全

程管理的模式和理念,多学科会诊成为当今诊断和治疗乳腺癌的一种先进模式,该模式由乳腺外科、影像科、肿瘤内科、放射治疗科、病理科等相关学科组成的医师团队共同开展诊断和治疗活动。需要指出的是,要真正实现乳腺癌"最小的有效治疗"和个体化治疗,需要乳腺外科和其他相关学科的医师和研究者们共同不断地思考和探索。

第四节　乳腺癌前哨淋巴结活检

　　腋窝淋巴结状态是乳腺癌临床分期、判断预后和指导治疗的重要指标,腋窝淋巴结清扫(axillary lymph node dissection, ALND)是评价腋窝淋巴结状态的准确方法,但可造成患侧上肢水肿、功能障碍等并发症。随着乳腺癌早期诊断、综合治疗水平的不断提高,ALND 被认为是一种分期手术,可以获得相应的预后信息,而非根治性手术所必需。因此,同样准确评价腋窝淋巴结是否存在转移的乳腺癌前哨淋巴结活检手术(sentinel lymph node biopsy, SLNB)成为评价腋窝淋巴结状态的首选外科方式。

一、乳腺癌前哨淋巴结活检的历史回顾

　　1.腋窝淋巴结解剖特点　传统解剖学将收纳相应区域淋巴回流的腋淋巴结分为外侧群、肩胛下群、胸肌群、中央群和尖群。腋窝外侧淋巴结沿腋静脉远端排列,收纳上肢的浅深淋巴管。胸肌间淋巴结沿胸外侧血管排列,收纳胸前外侧壁、脐以上腹壁、乳房外侧部和中央部淋巴管。肩胛下淋巴结沿肩胛下血管和胸背神经排列,收纳肩胛区、胸后壁和背部的淋巴管。中央淋巴结位于腋窝底的脂肪组织中,收纳乳房上部的淋巴管。尖组淋巴结沿腋静脉近侧端排列,收纳中央淋巴结和其他各群淋巴结输出管,其输出管形成锁骨下干。为了便于术中定位方便,1955 年 Berg 提出胸小肌下缘以外为腋窝淋巴结第Ⅰ水平,胸小肌下缘和上缘之间为第Ⅱ水平,胸小肌上缘以内为第Ⅲ水平(锁骨下区域)。

　　2.乳腺癌腋窝淋巴结外科手术的发展　乳腺癌腋窝淋巴结手术方式的发展体现了乳腺癌生物学理论及治疗理念的变革。Halsted 基于乳腺癌细胞首先经淋巴管扩散至区域淋巴结、然后出现全身转移的"渐进转移学说",于 1894 年开创了乳腺癌根治手术,腋窝淋巴结清扫的手术范围包括锁骨上淋巴结及全部腋窝淋巴结。腋窝淋巴结清扫(axillary lymph node dissection, ALND)成为乳腺癌 R0 切除的重要步骤和准确评价腋窝淋巴结状态的标准方式。但是,ALND 造成腋窝外形改变、上肢水肿、功能障碍等合并疾病,影响了患者的生活质量。

　　20 世纪 70 年代,Fisher 等提出了"乳腺癌全身性疾病学说",认为乳腺癌从发病初始即可出现全身转移,乳腺癌患者的生存时间不受原发病灶、区域淋巴结手术方式的影响,因此单纯扩大局部手术的范围无法改善患者的总体预后,为缩小乳房和腋窝手术范围提供了理论基础。近年来,随着早期乳腺癌诊断比例不断提高,以及化疗、放疗、靶向治疗、内分泌治疗等综合手段的发展,早期乳腺癌患者预后得到改善。探索更为合理的手术方式受到关注。随后的前瞻性研究证实,ALND 不能改变腋窝淋巴结阴性乳腺癌患者的生存时间。20 世纪 90 年代以来的临床实践及研究也证实前哨淋巴结活检(sentinel lymph node biopsy, SLNB)用于评价乳腺癌腋窝淋巴结状态安全、准确,并发症和创伤明显小于

传统 ALND。此外，联合淋巴管成像和 SLNB 技术，腋窝以外的区域淋巴结，即内乳区淋巴结和锁骨上淋巴结的转移研究及手术探索也受到越来越多的重视。

3.乳腺癌前哨淋巴结活检的历史沿革

（1）乳腺前哨淋巴结的概念：前哨淋巴结（sentinel lymph node，SLN）指最早接受肿瘤区域淋巴引流和发生肿瘤转移的一个（或几个）淋巴结。SLNB 技术首先在阴茎癌和黑色素瘤外科治疗中得到应用。乳腺前哨淋巴结是指引流乳腺整个器官的第一站淋巴结，也是乳腺癌肿瘤细胞转移最先累及的第一站区域淋巴结。乳腺癌 SLN 通常位于腋窝，90%的患者自乳晕至腋窝前哨淋巴结的淋巴管仅为 1 条，这是前哨淋巴结示踪的解剖学基础，其余患者可有多条引流淋巴管。20 世纪 90 年代初，国外有人采用放射性核素示踪法、Giuliano 等采用异硫蓝染料法进行乳腺癌 SLNB 获得成功。乳腺前哨淋巴结的数目存在个体差异，AJCC 乳腺癌临床分期第 8 版规定，在应用 SLNB 进行乳腺癌腋窝淋巴结外科分期时，检出 SLN 的数目不能超过 5 个，否则不能使用 Sn 的脚注进行标注。

（2）SLNB 临床实践相关研究回顾：乳腺癌 SLNB 的前瞻性研究开始于 1998 年意大利米兰欧洲肿瘤研究所的 Veronesi 等进行的 Milan185 研究，该研究入组肿瘤直径≤2cm 的早期原发乳腺癌患者，随机分为 SLNB＋ALND 组（腋清组）和 SLNB 组（前哨组），共入组了 532 例患者，其中 16 例不能评估，516 例患者进入最终分析，腋清组 257 例，前哨组 259 例。全部患者均接受保乳手术＋SLNB，SLN 示踪方式采用在手术前 4～20 小时注射^{99m}Tc 标记的人白蛋白胶体，腋清组在 SLNB 后不论 SLN 是否阳性均立即接受 ALND，前哨组则在术中冷冻 SLN 阳性时进行 ALND，阴性者不进行 ALND。主要研究终点是前哨淋巴结对腋窝淋巴结是否存在转移的预测能力。腋清组平均每例检出 SLN 1.66 个，83 例患者 SLN 阳性，SLN 阳性率为 32.3%（83/257）；前哨组平均每例检出 SLN 1.63 个，92 例患者 SLN 阳性，SLN 阳性率为35.5%（92/259）。腋清组 SLNB 的准确率为 96.9%，敏感度 91.2%，假阴性率 8.8%（91 例腋窝淋巴结阳性患者 SLNB 阴性）。前哨组术后上肢疼痛、麻木、水肿等并发症明显少于腋清组。随访 10 年后，腋清组无乳腺癌相关事件生存率为 88.8%，前哨组为 89.9%，两组间总生存率（89.7% vs. 93.5%）没有统计学差异（P＝0.15）。前哨组 167 例 SLNB 阴性未接受 ALND 的患者中 2 例出现腋窝淋巴结转移，10 年累计腋窝淋巴结转移率为 0.9%（95%CI：0.0%～2.2%），腋清组 174 例前哨阴性的患者中 8 例（5%）出现腋窝淋巴结转移。该研究证实对于早期乳腺癌患者 SLNB 能够安全、准确地检测腋窝淋巴的转移状况，对于 SLNB 阴性的早期乳腺癌患者，不进行 ALND 不会影响患者的预后。

1999—2003 年进行的 ALMANAC 试验是促进 SLNB 在临床推广和应用的另一个重要的前瞻性研究。该研究是由英国卡迪夫大学医学院的 Mansel 教授牵头的多中心随机对照临床试验，入组了 1031 例腋窝淋巴结临床阴性的早期可手术乳腺癌患者，随机分为 SLNB 组（前哨组，515 例）和腋窝标准治疗组（腋清组，516 例）。SLN 示踪方式采用放射性核素（^{99m}Tc 标记的人白蛋白胶体）及蓝染料（专利蓝，Patent BIUP V）双示踪的方法，SLNB 总失败率为 2.0%。手术 12 个月后，腋清组有 4 个患者发生腋窝局部复发，前哨组有 1 例 SLN 阴性未行 ALND 的患者发生腋窝局部复发。前哨组上肢淋巴水肿、感觉异常、上肢功能障碍的发生率明显低于腋清组,住院时间缩短并且术后生活质量提高。该试验的特别之处在于参加研究的外科医师都需要在承担研究前至少独立完成 40 例前哨淋巴结活检,并且假阴性病例不能超过 2 例。这一研究确定了 SLNB 应当是临床腋窝淋巴结阴性乳腺癌患者腋窝手术方式的选择之一。

NSABP B32 研究是迄今为止规模最大的有关 SLNB 的前瞻性研究。该项研究是由美国佛蒙特大学医学院进行的一项多中心随机对照临床试验,美国及加拿大共 80 家研究中心 233 位外科医师参与了该研究,自 1999 年 5 月至 2004 年 2 月共入组 5611 例临床腋窝淋巴结阴性的可手术乳腺癌患者,随机分为 SLNB+ALND 组(组 1,2807 例)和 SLNB 组(组 2,2804 例)。5611 例患者中 3989 例(71.1%)前哨淋巴结阴性,最终 3986 例患者随访资料完整并进入最后的统计(组 1 共 1975 例,组 2 共 2011 例)。中位随访 95.6 个月 (70.1~126.7 个月)时首次公布了研究结果,并于 2013 年 ASCO 会议上公布了该研究 10 年的随访结果,组 1 的 OS 为 85.4%,组 2 为 87.5%;两组 DFS 分别为 77.0% 和 81.5%;局部复发率分别为 4.3%(84/1975)和 4.0%(81/2011),均无统计学差异。而组 2 在上肢感觉异常、运动障碍和淋巴水肿发生率等方面明显优于组 1,生活质量更高。NSABP B-32 研究奠定了 SLNB 在乳腺癌临床实践应用的地位,包括 NCCN 指南等众多指南均根据其研究结果更新了腋窝淋巴结外科分期的临床决策,临床腋窝淋巴结阴性的患者应当首先采用 SLNB,SLN 阴性的患者可以避免 ALND。

除了上述 3 项临床研究,其他学者的研究也得出了类似的结论。国内较早开展的 SLNB 前瞻性多中心临床研究为山东省肿瘤医院王永胜教授牵头的 CBCSG-001 研究。该研究自 2002 年 1 月至 2007 年 6 月共入组 1970 例患者,2011 年 4 月中位随访达到 60.3 个月并于 2011 年 10 月在第 11 届全国乳腺癌会议上更新了研究结果,SLN 阴性免行 ALND 的患者 5 年 DFS 为 94.2%,OS 为 98.2%,SLNB 的患者术后并发症明显少于接受 ALND 的患者。该研究目前仍然是国内有关 SLNB 开展时间最早、入组病例数最多、随访时间最长的多中心研究,为国内 SLNB 的开展提供了国人的研究结果。

(3)乳腺癌内乳前哨淋巴结活检:乳腺内乳淋巴结(internal mammary lymph node, IMLN)沿胸廓内动脉走行,平均有 6~8 枚,位于第 1~6 肋间隙近胸骨端深方,以第 1~3 肋间隙更常见,位于胸骨旁胸横筋膜的深面、壁层胸膜浅面,其范围不超过胸骨外缘 3cm 以内的区域。由于部位特殊,内乳淋巴结的影像学评估较为困难,目前内乳淋巴结的显像主要采用放射性核素淋巴闪烁成像。64%~99% 的患者术前淋巴显像可以成功地显示吸收了放射性核素的淋巴结。据报道,术前淋巴结显像的成功率为 98.7%。于肿瘤周围或活检术后的肿瘤残腔内注射 12~16MBq 滤过的 ^{99m}Tc 标记的硫胶体,99% 引流至腋窝。只引流至腋窝者占 76%;首先引流至腋窝,第二站至 IMLN 者占 10.5%;首先引流至 IMLN,第二站到腋窝者占 5.3%;首先引流至腋窝,第二站至锁骨淋巴结者为 2.6%;腋窝与 IMLN 同时显像者占 1.3%;腋窝、IMLN 与锁骨淋巴结同时显像占 1.3%;仅有 IMLN 显像占 1.3%;锁骨淋巴结与腋窝同时显像占 1.3%。

内乳淋巴结是否存在转移与乳腺癌临床分期相关,AJCC 第 8 版乳腺癌解剖学分期中仅有同侧内乳淋巴结转移而无腋窝淋巴结转移时分期为 cN2b,同侧内乳淋巴结及腋窝淋巴结均存在转移时分期为 cN3b。因此，明确内乳淋巴结状态对于准确地进行乳腺癌临床分期具有一定意义。

对于内乳淋巴结转移规律的研究多数是对以往乳腺癌扩大根治术患者的回顾性分析，有人曾对 7070 例乳腺癌扩大根治术患者进行 Mera 分析，全部患者 IMLN 转移率为22.4%，而腋窝淋巴结阴性患者 IMLN 转移率仅为 4.9%。IMLN 的转移率可能与原发肿瘤部位相关：所有患者中，内侧象限肿瘤 1969 例仅 IMLN 的转移率为 7.6%，外侧象限肿瘤2193 例仅 IMLN 的转移率为 2.9%；腋窝淋巴结阴性 3512 例患者中，内侧象限肿瘤 IMLN转移率为 13.9%，外侧象限肿瘤为 6.5%。尽管所有患者中 IMLN 转移率较低，特别是肿瘤位于外侧象限时，但对只有 IMLN 转移的患者仍有意义。有学者提出以下临床腋窝淋巴结阴性患者应进行 IMLN 活检：①患者可能需要接受化疗；②原发肿瘤位于中央区或内侧象限或位于外侧象限但肿瘤>2cm；③腋淋巴结清扫术中高度可疑淋巴结快速病理为阴性。该建议至今对判断哪些患者可自化疗或 IMLN 放疗中获益仍然有一定的作用。国内有学者曾对接受扩大根治术的 1679 例患者进行了回顾性分析，其中 260 例患者(15.5%)内乳淋巴结存在转移，研究发现腋窝淋巴结转移数目、患者年龄和肿瘤部位是影响内乳淋巴结转移的独立因素。4.4%(39/884)腋窝淋巴结阴性的患者内乳淋巴结阳性，而腋窝淋巴结转移数目 1~3 个、4~6 个和≥7 的患者内乳淋巴结阳性率分别为 18.8%、28.1%和41.5%。<35 岁的患者内乳淋巴结阳性率为 21/8%(43/187)，>50 岁的患者阳性率为12.9%。原发肿瘤位于乳房外侧的患者内乳淋巴结阳性率为 13.6%，位于中央区和乳房内侧分别为 20.7%、17.1%。该研究认为内乳淋巴结转移的高危因素包括：①腋窝淋巴结转移数目≥4 个；②原发肿瘤位于内象限并伴有腋窝淋巴结转移；③T_3期肿瘤并且年龄<35岁；④T_2期肿瘤同时伴有腋窝淋巴结转移；⑤位于内象限的 T_2 期肿瘤，这些患者内乳淋巴结转移率超过 20%。

由于乳腺癌扩大根治术已经不再应用于临床，内乳淋巴结群的清扫也早已不是手术治疗的必需步骤。但内乳淋巴结能够接受乳腺各象限的淋巴回流并引流整个乳腺腺体约 25%的淋巴液，位于乳腺内侧的肿瘤确实具有发生内乳淋巴结转移的可能，因此对于内乳淋巴结转移状态对乳腺癌总体预后的影响引起了部分学者的关注，并且提出了乳腺癌内乳前哨淋巴结活检的概念。研究发现，内乳前哨淋巴结活检的成功率仅有 63%，但在 41 例患者中有 11 人(26.8%)具有内乳淋巴结转移，有 3 人(7.3%)单独具有内乳淋巴结转移而不伴有腋窝淋巴结转移。近年来，随着示踪技术的不断发展，内乳前哨淋巴结活检的成功率已经提高到 80%~98.2%，但研究入组的病例数目均较少，尚没有与腋窝前哨淋巴结活检等同的大规模前瞻性研究。随着乳腺癌全身综合治疗的发展以及内乳淋巴引流区域放疗局部治疗水平的提高，对于内乳淋巴结转移的患者进行内乳淋巴结清扫能否提高乳腺癌术后生存率仍有待于更多的临床研究验证。因此，目前对于是否应当常规进行内乳前哨淋巴结活检仍然存在争论，腋窝淋巴结阴性的患者内乳淋巴结转移率较低，此时不建议常规行内乳前哨淋巴结活检。

二、乳腺癌前哨淋巴结活检的指征及技术规范

1.乳腺癌前哨淋巴结活检的指征　NCCN 乳腺癌指南明确推荐对于临床腋窝淋巴结

阴性的乳腺癌患者选择前哨淋巴结活检作为首选的腋窝淋巴结外科分期方式。对于前哨淋巴结活检的指征,国内外各指南均有明确的推荐。

2016 年 ASCO 早期乳腺癌前哨淋巴结检测指南更新建议的 SLNB 指征包括以下几点。

推荐1:对于无淋巴结转移的早期乳腺癌患者,不应推荐 ALND。

推荐2:对于1~2 枚 SLN 转移,行保乳手术并联合全乳放疗的早期乳腺癌患者,不应进行 ALND。

推荐3:对下列可手术乳腺癌,可行 SLNB。①多中心肿瘤;②乳房切除术发现为导管原位癌;③乳房或腋窝手术前;④术前/新辅助治疗。

推荐4:对于下列几种早期乳腺癌情况,2005 版指南认为不应行 SLNB,2016 版也没有足够的数据来改变这一推荐。①肿瘤较大或局部晚期(T_3/T_4)浸润性癌;②炎性乳腺癌;③拟保乳的导管原位癌;④怀孕患者。

《中国抗癌协会乳腺癌诊治指南与规范(2017 版)》推荐的 SLNB 适应证:①早期浸润性乳腺癌;②临床腋窝淋巴结阴性;③单灶或多中心性病变;④导管内癌接受乳房切除术;⑤临床腋窝淋巴结阴性新辅助治疗后。有争议的适应证为:①预防性乳腺切除;②导管内癌接受保乳手术;③腋窝淋巴结阳性新辅助治疗后腋窝淋巴结临床阴性;④妊娠患者。禁忌证:①炎性乳腺癌;②腋窝淋巴结穿刺证实为转移且未接受新辅助治疗;③腋窝淋巴结阳性新辅助治疗后仍为阳性。

中华医学会外科学分会乳腺外科学组于 2018 年发表的《早期乳腺癌染料法前哨淋巴结活检专家共识及技术操作指南》中对于前哨淋巴结活检指征的推荐非常简洁,包括:①临床检查腋淋巴结阴性的早期乳腺癌患者;②病理学诊断无法排除伴有浸润癌的导管内癌。禁忌证包括:①炎性乳腺癌;②穿刺活检证实腋淋巴结转移;③染料过敏;④妊娠期女性。

2.前哨淋巴结活检示踪技术

(1)常用示踪方式:SLNB 常用示踪方法包括染料法、核素法、染料联合核素法及荧光示踪法,示踪方式对提高 SLNB 成功率和 SLN 检出数目有一定的影响。

1)染料法:其原理是应用能够进入淋巴引流系统的蓝色或黑色染料使前哨淋巴结染色从而能够为肉眼识别。人类毛细血管内皮细胞间隙为 30~50nm,而毛细淋巴管内皮细胞间隙为 100~500nm。因此,SLNB 染料示踪剂直径过小,不仅会同时进入毛细血管和血液循环,并容易在淋巴管和淋巴结扩散,造成下一级淋巴结染色而影响 SLNB 准确性。而选择直径 50~200nm 的染料作为示踪剂,具有特异性在淋巴系统聚集、不易进入毛细血管的优点。同时,较大直径的染料在 SLN 中停留时间更长,容易满足完成手术操作的时间需求。

国外常用于 SLNB 的染料为专利蓝和异硫蓝,但尚未在我国获得临床应用批准。国内临床较早即使用亚甲蓝为常用的 SLNB 染料示踪剂,文献报道 SLN 检出率与专利蓝没有差异,近年来纳米炭也在乳腺癌前哨淋巴结活检中得到应用。亚甲蓝(methylene blue,MB)是一种芳香杂环化合物。其化学名称为 3,7-双(二甲氨基)吩噻嗪-5-翁氯化物,分子量：319.858。又称亚甲基蓝、次甲基蓝、次甲蓝、亚甲蓝、品蓝。常用于化学指示剂、染料、生物染色剂和药物使用。经静脉注射后基本不经过代谢即随尿排出。《中华人民共和国药典》规定亚甲蓝用于皮内和静脉注射，不能皮下、肌内或鞘内注射。亚甲蓝可能会导致过敏、血清素综合征，并可能造成胎儿畸形从而在妊娠患者中的应用受到限制。纳米炭颗粒平均直径 150nm，具有高度淋巴系统趋向性，不易进入毛细血管，较亚甲蓝更加适合作为染料进行前哨淋巴结示踪。纳米炭皮下注射后，由于组织液与淋巴液之间压力差和巨噬细胞吞噬作用而迅速、特异性进入淋巴管，并转运至淋巴结中聚集，从而使淋巴结呈现肉眼可识别的黑色，达到识别 SLN 的目的。由于纳米炭不易进入毛细血管，目前尚未见到相关不良反应的报道。目前，国内批准使用纳米炭混悬注射液由纳米炭、聚乙烯吡咯烷酮和生理盐水制备而成，规格有 1mL∶50mg 及 0.5mL∶25mg 两种，其理化特性稳定，可以在常温下长时间保存，禁止冷冻保存。

染料法示踪的优势在于示踪剂价格相对便宜，不需要特殊设备，易于推广；缺点是对手术技术的要求较高，容易造成 SLN 遗漏。

2）核素示踪法：目前临床常用的核素示踪剂为 ^{99m}Tc 标记的硫胶体（颗粒直径在 3000~5000nm，可以使用滤网进一步过滤使颗粒大小更均一），每次皮内注射总量 185~370MBq（5~10mCi）。也可使用 ^{99m}Tc 标记的右旋糖酐、利妥昔单抗。核素示踪剂需要在手术前 3~18 小时进行注射，注射后可在核医学科每隔 5 分钟进行 1 次平面显像，直至 SLN 显影良好，通常 10~60 分钟即可显示良好，应留存影像资料供手术医师参考。手术前外科医师使用 γ 探测仪定位 SLN 位置并在皮肤上标记定位，以便术中对比定位。术中在 γ 探测仪的指示下寻找 SLN，读数>10 倍基础读数的淋巴结为 SLN，SLN 切除后对手术区域再次探测并确认是否还有放射性"热点"，以避免遗漏 SLN。核素示踪法的优势在于定位准确，检出 SLN 数目不易遗漏，缺点是示踪剂需在手术前较长时间注射使手术安排不便，需要特定设备支持，相关人员必须具有操作资质，核素放射性物质的使用和管理有严格的规定。核素示踪剂放射安全性很高，放射剂量符合标准，对患者及手术医师、病理医师的安全性都有保证。依据国家放射卫生防护基本标准，术者每年完成约 1000 台 SL-NB 手术在放射安全性方面是安全的，不需要特别防护。

3）染料联合核素示踪法：两种示踪方式结合，可提高 SLN 检出率，目前是国外 SLNB 推荐的示踪方式。

4）荧光示踪法：荧光示踪法是近年出现的乳腺癌 SLNB 示踪方式，其原理是通过在乳房内注射荧光物质并用特定近红外光装置激发，荧光物质发出可穿透皮肤软组织的近红外荧光，体外装置接收后经过计算机处理显像，从而能够显示淋巴管及淋巴结。该技术由于无辐射、使用方便、实时显影、学习曲线短等优势得到国内外指南的推荐。吲哚菁绿（indocyanine green，ICG）是目前最常用的荧光示踪剂，也是美国 FDA 批准的唯一近红外成像剂，同单用蓝染料法或核素法相比，吲哚菁绿（ICG）注射荧光成像技术有更高的检出率和更低的假阴性率。进行乳房组织内注射后，ICG 迅速与组织间液的蛋白结合，其激发光波长为 830nm。ICG 临床应用安全性好，但文献报道有过敏反应发生，因此对于碘过敏者应慎用。荧光示踪法的缺点在于发光物质产生的近红外线穿透力有限，因此对于皮下脂肪较厚的患者显像不满意,并且术中如果切断淋巴管将使荧光剂漏出而造成手术区污染,无法准确定位 SLN。联合染料法示踪,可避免上述不足并较单用染料法提高 SLN 检出率。

5)超声造影定位法:近年来,超声造影技术的进展为 SLN 定位提供了新的检查方法,其优势在于实时显示淋巴引流以协助定位 SLN、无核素放射性污染、操作简单。常用的超声造影剂声诺维是磷脂及聚乙烯二醇外壳包裹的六氟化硫(SF6)微泡,平均直径2.5μm,通过淋巴管时在超声声束作用下振动增强背向散射信号,达到显影效果。有学者在一项入组 101 例患者的研究中发现 98 例患者超声造影下可见 SLN,其中 84 例(85.7%)显示 1 枚 SLN,11 例(11.2%)显示 2 枚 SLN,3 例(3.0%)显示 3 枚 SLN。全部患者均成功应用导丝定位 SLN,超声造影法、染料法和联合法 SLN 检测成功率分别为 97.03%、96.04%和98.02%,但超声造影法检出的 SLN 数目少于染料法(115 *vs.* 211)。而超声造影下 SLN穿刺活检也具有较高的准确性,使部分患者能够通过更小的创伤明确 SLN 的状态。

(2)示踪剂注射部位:临床应用的示踪剂注射部位包括肿瘤旁乳腺组织、肿瘤内、肿瘤表面皮内或皮下、乳晕区皮内或皮下注射等,文献报道的 SLNB 成功率相似。相对而言,目前染料法及核素法示踪剂常用的注射部位为乳晕外上皮内注射,由于乳头乳晕复合体淋巴引流丰富,示踪剂引流较为迅速,可以缩短示踪剂至手术开始的时间。笔者单位采用亚甲蓝为示踪剂,于乳晕外上皮内用 1mL 注射器注射 0.1~0.5mL,5 分钟内即可开始手术。

3.SLNB 手术要点　由于示踪方式的不同,SLNB 手术操作的流程及手术要点有所区别,独立开展 SLNB 的外科医师均应经过相应学习曲线的训练,美国乳腺外科医师协会推荐外科医师在独立进行 SLNB 前至少在监督下完成 20 次 SLNB 后的腋窝淋巴结清扫,国内相关研究建议的上述手术例数为 40 例,达到 SLNB 成功率 90%以上,假阴性率低于 5%。

手术时,SLNB 要先于乳房手术进行。如为保乳手术,应于腋窝单做切口进行 SLNB。手术切口位于腋毛区下缘,前界不超过胸大肌外侧缘,后界为背阔肌前缘。核素法可以在术前使用 γ 探测仪定位 SLN 位置并在皮肤上标记切口位置。切开皮肤、皮下组织后,染料示踪法可见到染色的淋巴管,循其解剖找到的第一个(或第一组)淋巴结即为 SLN;核素法则可依据 γ 探测仪的引导寻找 SLN,读数>10 倍基础读数的淋巴结为 SLN。由于引流至 SLN 的淋巴管可以为 1 条或多条,应注意避免遗漏 SLN。

4.染料法 SLNB 技术操作规范　鉴于目前国内 SLNB 实践的具体情况,核素示踪剂对人员资质、场地和设备条件具有较高的要求,因此国内仍以染料法 SLNB 开展最为广泛。中华医学会外科学分会乳腺外科学组于 2018 年推出了《早期乳腺癌染料法前哨淋巴结活检专家共识及技术操作指南》。该指南的重点在于规范手术相关的操作,提高 SLN 的检出率,指南中详细给出了染料法 SLNB 的术前准备、体位选择、操作过程细节(包括麻醉方式、染料注射部位及剂量、切口选择、手术要点和确认 SLN 的方式)、并发症及防范等推荐意见,具有很高的临床实践指导价值。

三、乳腺癌前哨淋巴结的病理诊断

1.乳腺癌 SLN 的术中病病理诊断　结合我国临床工作实际情况,推荐有条件的医院在 SLNB 手术过程中进行 SLN 状态的术中检查,其优点可在术中即刻知晓 SLN 状态,便于同期确定后续手术方式,减少患者接受再次手术的概率。但术中 SLN 病理诊断有一定概率出现假阴性情况,需加以注意。

(1)术中印片细胞学检查(touch imprint cytology,TIC):TIC 的常规方法是将 SLNB 术中检出的 SLN 沿长轴切开,用载玻片对着切面进行印片并固定,然后进行常规的 HE 染色和读片,阳性表现通常为在淋巴细胞背景下见到成巢或散在的上皮细胞即癌细胞,未发现癌细胞为阴性。TIC 的敏感性文献报道差异非常大,从 34% ~ 96%。Chen 等的研究发现,TIC 的敏感度、特异性和准确率为 76.6%、98.8% 和 92.3%,TIC 对于宏转移诊断的敏感性明显高于微转移(80.0% vs. 28.6%)。而 1 项基于 1227 例患者的回顾性研究显示在术后石蜡病理 SLN 阳性的 280 例患者中,有 88 例患者 TIC 未能诊断转移,即假阴性,TIC 的敏感度为 68.6%,特异性为 99.8%,有 2 例(0.16%)假阳性。发生假阳性的原因常常与印片中出现活跃的内皮细胞和上皮样细胞有关,其在形态上与典型的转移极为相似,而增加切面的层数和印片数目可能有助于减少假阴性率。

目前认为,尽管 TIC 存在一定的假阴性率,但其具有不损耗标本、操作简单、廉价等优点,而且通过增加取样面积、多层面印片及由专门培训过的细胞病理学家阅片,可以提高诊断的准确性,仍不失为一种快速、简单、有效的术中诊断方法。

(2)术中快速冰冻切片病理检查(frozen section,FS):术中快速冰冻切片病理检查是目前临床最常用的术中判断 SLN 状态的病理检查方法,其检测结果可靠,对于冰冻切片的诊断敏感度,文献报道在 60% ~ 75%。研究显示术中冷冻的敏感度为 86.7%,特异性为 100%,准确率为 97.5%,没有假阳性病例。研究发现,FS 检测 SLN 宏转移的敏感度为 83.3%,假阴性率为 16.7%,检测微转移的敏感度为 40%,假阴性率对淋巴结微转移的特异性和阳性预测值均为 100%,因此当检出 SLN 为阳性时可以进行 ALND。

研究发现,FS 检测的敏感度、特异性和准确率分别为 75.7%、100% 和 91.9%,高于TIC 对应的 70.3%、98.6% 和 89.1%,但两者检测 SLN 转移的敏感度没有统计学差异。而FS 和 TIC 联合检测时,敏感度可以提高到 89.2%(P = 0.03),准确率也提高到 96.0%。其他学者的研究结论大多得到相似的结果,但其他的研究认为 TIC 检测 SLN 转移稍优于FS,该研究中 TIC 的敏感度为 90%、特异性为 100%,FS 为 80% 和 100%,TIC 的准确性为98%,FS 为 97%。

国内的研究发现,SLN 术中冷冻病理检查对 SLN 进行 3 层切片的敏感度为 31.6%(6/19),与石蜡切片诊断的符合率为 76.1%(51/67);6 层切片诊断的敏感度为 84.2%(16/19),与石蜡切片诊断的符合率为 91.1%(61/67)。该结果提示,随着 SLN 标本切片层数目增加,其诊断的敏感度和相应的诊断符合率也逐渐提高,但当 SLN 冰冻切片时由于异常细胞数量少且不典型时,6 层切片可能会影响 SLN 术中和术后的判断。因此,术中标本的规范取材对于提高冰冻切片诊断的准确性十分重要,对于肉眼判断存在转移的SLN,可以在典型剖面上取材切片,这样可缩短病理回报时间以减少术中等待时间;对于肉眼阴性的 SLN,应按照规范沿淋巴结长轴每隔 2mm 切开取材做切片,全部切片均应进行冷冻病理检查。

术中快速冰冻切片准确性高,方法相对简单,等待时间较短,因此作为术中 SLN 病理检查方法得到指南的推荐,但冰冻切片病理检查切片较厚、染色欠佳,对 SLN 标本组织有消耗,当病灶微小时,可能会影响术后病理的进一步检查。

(3)术中快速免疫组织化学(rapid immunohisto-chemistry,RIHC):常规的免疫组织化学染色方法由于检测时间长,无法应用于术中判断 SLN 状态。1994 年 Chilosi 首先报道加强聚合体一步染色法(enhanced polymer one-step staining,EPOS)用于淋巴结术中诊断,具有简便、快速、准确的特点,可于 10 分钟内完成,能够应用于术中。目前术中快速免疫组织化学技术主要通过提高孵育温度、使用荧光标记的抗体等方法缩短染色时间,20~30分钟完成染色,能够满足手术的需要。国外学者报道了一种使用交流电场进行 RIHC 的方法,术中检测时间为 20 分钟,敏感度为 95.2%,特异性为 100%。

快速免疫组化由于其较高的敏感度,对 SLN 微小转移的诊断要优于 FS,特别是 FS 联合 RICH 能够进一步提高 SLN 微转移的敏感度。研究发现,使用 FS、TIC、RICH、FS 联合 TIC、FS 联合 RICH 等方法进行 SLN 术中检测时,FS 联合 RICH 的敏感度最高(83.3%),而单独应用 TIC 的敏感度仅有 50%。但是在临床应用中要注意 RICH 的假阳性问题,树突状细胞、巨噬细胞、内皮细胞及良性的上皮细胞等都可以使免疫组化产生阳性结果,从而导致患者接受不必要的腋窝淋巴结清扫,因此需要由有经验的病理医师进行阅片,必要时可实行双人阅片,以减少假阳性的发生。

(4)术中 SLN 分子诊断:TIC 及 FS 是目前 SLN 术中检测常用的方法,但其阳性判断更多地依赖于细胞形态学标准,对病理诊断医师水平的要求较高,容易出现误判,并且受取材制片的影响,因此难以避免假阴性的发生。基于分子标志物和检测方法的进步,检测操作方法简单、减少人工判别因而结果更客观的 SLN 分子诊断技术在临床中得到更多的应用。

1)SLN 分子诊断标志物:可用于进行 SLN 术中分子诊断的标志物包括乳腺球蛋白、乳腺组织特异性基因 PIP、细胞角蛋白 19(CK-19)、乳腺球蛋白 B、黏蛋白 mucl 及癌胚抗原(CEA)等,其中乳腺球蛋白及 CK-19 是比较理想的检测 SLN 转移的分子标志物。

2)Gene Search™ BLN 检测:是一种基于 RT-PCR 的 SLN 术中快速检测技术,采用的分子标志物为上皮细胞特异性 CK-19 和乳腺球蛋白,检测阈值确定为>0.2mm 的转移灶,阳性标准是 CK-19 的循环阈值≤30.0 和(或)乳腺球蛋白的循环阈值≤31.0。对比术后石蜡组织学病理检测,BLN 检出>2mm 转移灶的准确性为 98%,检出>0.2mm 转移灶的准确性为 88%,检测准确性优于 FS,但有 4%假阳性。BLN 操作简单,经过培训后可在 35分钟完成检测,检测结果客观、检测过程标准化、可重复,与石蜡组织病理比较,准确性为91.4%,敏感度为 97.5%,特异性为 92.9%,可以满足术中 SLN 检测的要求。

3)一步核酸扩增检测:CK-19 是多种肿瘤细胞表达的具有代表性的上皮标记蛋白,一步核酸扩增检测(one-step nucleic acid amplification,OSNA)基于 RT-LAMP(反转录-环状介导等温 DNA 扩增)原理检测 CK-19 在 SLN 中的表达并判断 SLN 是否存在转移的分子诊断方法。国外学者基于 CK-19 mRNA 表达的 OSNA 检出 SLN 转移的敏感度高于TIC(95.8% vs. 66.7%)。CK-19 是上皮细胞的标志基因,可作为乳腺癌淋巴结转移的标志物,OSNA 可快速检测淋巴结中是否存在 CK-19 的表达,无须 MRNA 纯化,同时应用多引物提高检测的特异性。

2.乳腺癌 SLN 的术后诊断 连续切片石蜡组织学病理检查是 SLN 状态诊断的"金标准"。推荐将 SLN 沿长轴切分成 2mm 厚的组织块,对每个组织块进行逐层或连续切片,进行苏木精-伊红(HE)染色病理检查。好的病理切片质量及多剖面取材可以提高诊断的准确性,特别是对于 SLN 微转移的诊断,更多层、更薄切片使得病理医师能够观察到更多层次,更有效发现 SLN 中存在的微小转移灶,大大提高了诊断的准确性。

3.乳腺癌 SLN 状态的判别标准 推荐采用 AJCC 第 8 版乳腺癌分期系统建议的 SLN 状态诊断标准。

(1)SLN 阳性

1)宏转移:转移灶最大径>2mm。

2)微转移:转移灶最大径为 0.2~2mm 和(或)一个切面中肿瘤细胞数超过 200 个。

(2)SLN 阴性

1)孤立肿瘤细胞(isolated tumor cell clusters,ITC):转移灶最大径<0.2mm,且一个切面中肿瘤细胞数≤200 个。

2)无肿瘤细胞:切片中未见到任何肿瘤。

转移灶可位于淋巴结内、突破被膜或淋巴结外脂肪侵犯,转移灶的位置不影响宏转移、微转移和 ITC 的诊断。检出前哨淋巴结的数目应<6 个,否则不能使用 Sn 的脚标进行标注。单个 SLN 中的多个转移灶应分别测量转移灶最大径线,取最大转移灶径线进行分期,而不能将各转移灶径线相加。由于无法反映现行 SLN 诊断类型,不推荐常规使用分子诊断方法进行术后 SLN 状态诊断,特别是存在宏转移时。建议常规对转移 SLN 进行免疫组化染色,以了解转移灶 ER、PR、HER2 等标志物表达与乳腺原发病灶是否一致。

四、乳腺癌前哨淋巴结活检后续处理

1.前哨淋巴结阴性 前哨淋巴结阴性的乳腺癌患者可以避免 ALND,已经成为共识,前述临床研究中报道的 SLN 阴性未行 ALND 的患者腋窝淋巴结复发率较低。同时,这些研究均证实 SLN 阴性患者 SLNB 替代 ALND 与直接行 ALND 的患者在总生存率、无疾病生存率、局部复发率等方面没有统计学差异,而 SLN 阴性未接受 ALND 的患者在上肢淋巴水肿、感觉缺失、引流、住院时间、术后恢复正常功能、生活质量、上肢功能指数等方面均显著优于接受 ALND 的患者。因此,这一处理方式得到国内外指南的推荐并成为临床实践的标准步骤。

2.前哨淋巴结阳性患者的后续处理

(1)前哨淋巴结宏转移:随着 ACOSOG(American College of Surgeons Oncology Group)Z0011 研究 10 年随访结果的公布,SLN 宏转移患者后续腋窝处理的临床实践发生了改变。Z0011 研究是一项在 $T_{1-2}N_0M_0$、前哨淋巴结 1~2 个宏转移、接受保乳且术后全乳放疗的乳腺癌患者中进行腋窝清扫(ALND 组)与不清扫(SLNB 组)的对比的前瞻随机对照研究,研究终点是 OS、DFS 和局部复发率。ALND 组入组 445 例,SLNB 入组 446 例患者,两组的 OS 分别为 83.6%、86.3%（$P=0.72$），DFS 分别为 78.2%、80.2%（$P=0.44$），淋巴结转移率分别为0.5%、1.5%（$P=0.28$），都没有统计学意义。因此 NCCN 指南建议，当 SLN 阳性时，如果患者情况完全符合 Z0011 研究入组条件，也就是在肿瘤 T_1 期或 T_2 期、1~2 个 SLN 阳性、接受保乳手术、术后计划全乳放疗、未接受术前治疗的前提下，可以不进行 ALND；而不符合 Z0011 研究的入组条件时，仍需要进行 ALND。但是其他研究认为 Z0011 研究的结果对于接受乳房全切的患者同样可行。对于 Z0011 研究的局限性，其中重要的问题就是术后患者的放疗方案不统一，甚至 11% 的患者没有接受放疗。15% 的患者在接受了全乳放疗的同时接受了锁骨上区的放疗。能够追溯的有详细放疗记录的患者仅有 228 例。因此，临床仍然需要谨慎解读 Z0011 研究的结果，期待基于国人的相关研究结果以指导临床实践。

对于 SLN 1~2 个阳性，接受全乳房切除的患者是否可以免除 ALND，始终受到关注，OTOASOR 研究（Optimal Treatment of the Axilla-Surgery or Radiotherapy）是一项随访长达 8 年的单中心Ⅲ期临床研究，对于前哨淋巴结活检阳性的早期乳腺癌患者，比较区域淋巴结放射（RNI）相较于完整的腋窝淋巴结清扫（cALND）的优劣。入组患者为原发性浸润性乳腺癌，临床分期 cT≤3cm 且 cN_0。随机将患者分配进入腋窝淋巴结清扫（标准治疗）或区域淋巴结放射（探索性治疗），其中放疗组给予共计 50Gy 剂量。术中行前哨淋巴结活检，0.5mm 连续切片，HE 染色病理诊断，根据乳腺癌实践指南进行辅助治疗和随访。主要研究终点是腋窝复发，次要终点是 OS 和 DFS。SLN 阳性患者中 474 例可评估，其中 cALND 组 244 例，RNI 组 230 例。中位随访 97 个月，cALND 组和 RNI 组的腋窝复发率分别为 2.0% vs. 1.7%（$P=1.00$），8 年 OS 率分分别为 77.9% vs. 84.8%（$P=0.060$），8 年 DFS 率分别为 72.1% vs. 77.4%（$P=0.51$）。对于经选择的前哨淋巴结阳性（pN_1）早期乳腺癌（cT≤3cm，cN_0）患者，不进行 ALND 而仅给予区域淋巴结放射不会增加腋窝复发风险。2017 年 St Gallen 会议对此进行了讨论，如果患者全乳切除术后没有放疗的计划，85.7% 的专家认为不能免除 ALND；而术后有放疗计划时，84.6% 的专家认为可以免除 ALND。乳腺癌的分子分型不同是否会影响上述患者腋窝处理方式，2019 年 St Gallen 会议的专家对此进行了进一步讨论。在患者有计划接受区域淋巴结放疗的前提下，即便对于三阴性乳腺癌，仍有 70.8% 的专家同意可以免除 ALND；而对于 ER+ 或 HER2+ 的患者，83.3% 的专家同意可以免除 ALND。

对于 SLN 宏转移 3 枚及以上的患者，仍然需要常规接受 ALND。

（2）前哨淋巴结微转移：SLN 微转移尽管转移灶小，对患者的预后仍有影响，前哨淋巴结微转移（sentinel lymph node micrometastasis，SLNMM）的患者预后较 SLN 阴性患者差，但也有文献报道 SLNMM 对预后无影响。

MIRROR 研究对 SLNMM 和 ITC 的预后意义进行了回顾性队列分析，研究纳入 2628 例接受保乳手术或乳房切除术患者，中位随访 5 年。无辅助全身治疗时，前哨淋巴结 pN_0 患者的预后显著优于 $pN_0(i+)$ 及 pNmic 者（分别 $P=0.003$ 和 $P=0.009$）、$pN_0(i+)$ 与 pNmic 的 5 年 DFS 差异无统计学意义（$P=0.77$）；当患者接受辅助全身治疗时，$pN_0(i+)$ 与 pNmic 患者的 5 年 DFS 均有显著改善（分别 $P=0.03$ 和 $P=0.0002$）。

IBCSG 23-01 研究是一个多中心、随机、非劣效性 3 期临床研究,其研究目的是确定对于存在一个或多个前哨淋巴结微转移($\leq 2mm$),肿瘤最大不超过 5cm 的乳腺癌患者而言,不进行腋窝淋巴结清扫术的疗效是否不劣于腋窝淋巴结清扫术的疗效。入组患者按 1:1 的比例随机分成 2 组,一组接受 ALND(464 例),而另一组不进行 ALND(467 例)。ALND 组区域复发率不足 1%,非 ALND 组为 2,两组间没有统计学差异。ALND 组、非 ALND 组 5 年 DFS 分别为 84.8%、87.8%,5 年 OS 分别为 97.6%、97.5%,均没有统计学差异,表明对于符合入组条件的患者(肿瘤小、接受保乳手术和术后辅助治疗)SLN 微转移时,不进行 ALND,其治疗效果不差于接受 ALND 的患者。该研究中仅有 9% 的患者接受乳房全切,因此没有证据表明乳房全切的患者能够按照保乳患者进行相同的处理,对于此类患者后续的腋窝处理方式,建议参照 Z0011 研究的结果,结合患者的肿瘤生物学特性等因素综合考虑。

3.新辅助治疗与前哨淋巴结活检 新辅助治疗是乳腺癌综合治疗的重要手段之一,达到病理完全缓解(pCR)的患者可得到生存获益,并且部分不可手术病灶能够转化为可手术病灶,增加部分患者保乳手术的机会,因此,新辅助治疗越来越受到重视。同时,新辅助治疗也可能会使部分患者腋窝淋巴结由阳性降期为阴性,近年来,接受新辅助治疗的乳腺癌患者 SLNB 手术时机、新辅助后 SLNB 的准确性和替代 ALND 的安全性成为新的关注热点问题之一。

ACOSOG 21071 研究自 2009 年至 2011 年入组了来自 136 个中心分期为 $T_{1\sim4}N_{1\sim2}$、M_0 的接受新辅助化疗的乳腺癌患者,最终有效病例 701 例,其中 663 例 cN_1,38 例 cN_2。687 例患者接受 SLNB+ALND,12 例接受 ALND,2 例接受 SLNB,79.1% 的 SLNB 采用染料及放射性核素双示踪方式。cN_1 组的患者新辅助化疗后 SLNB 的成功率为 92.9%,cN_2 组为 89.5%。cN_1 组且至少检出 2 枚 SLN 的 525 例患者 SLNB 的假阴性率为 12.6%,检出 SLN ≥ 3 枚时假阴性率为 9.1%,而检出 2 枚时假阴性率为 21.1%。因此,研究者认为 SLNB 能够准确评估新辅助化疗后腋窝淋巴结状态,同时研究显示 41% 的 cN_1 患者新辅助化疗后淋巴结 pCR,46.1% 的 cN_2 患者新辅助化疗后淋巴结 pCR,对于这部分患者新辅助化疗后 SLNB 可以免于 ALND,从而减少并发症并改善患者的生活质量。此研究结果对于临床实践的影响仍应考虑到实际患者的个体情况,并且手术效果需要进一步的监测并随访其结局。

SN FNAC 研究是一项前瞻性多中心研究,入组 153 例 $T_{0\sim3}N_{1\sim2}$、新辅助化疗后接受 SLNB+ALND 的乳腺癌患者,术后病理必须进行免疫组化检查,包括 ITC($ypN_0[i+]$,$\leq 0.2mm$)在内的任何大小的转移都定义为 SLN 阳性。SLNB 成功率为 87.6%,假阴性率为 8.4%。如果将 ITC($ypN_0[i+]$)定义为 SLN 阴性,则假阴性率升高为 13.3%。SLN 转移灶的大小与非前哨腋窝淋巴结转移率没有相关性。按照本研究入组患者的结果,30.3% 的患者在新辅助化疗后可以免于 ALND。该研究认为,对于新辅助化疗后接受 SLNB 的乳腺癌患者,任何大小的转移灶都应定义为 SLN 阳性,以及 SLN 未检出时,均应接受 ALND。

SENTINA 研究中新辅助化疗后淋巴结 cN+ 转化为 cN_0 的 592 例乳腺癌患者(C 组),

SLNB 成功率为 80.1%,假阴性率为 14.2%;检出 1 个 SLN 时假阴性率为 24.3%,检出 2 个 SLN 时假阴性率为 18.5%。新辅助化疗后再次 SLNB 组(B 组)的成功率为 60.1%,假阴性率为 51.6%。而新辅助前 SLNB 组(A 组)SLNB 的成功率为 99.1%。该研究认为,新辅助化疗前 SLNB 是可靠的评价腋窝淋巴结的方法,而新辅助化疗后 SLNB 的成功率有所降低,假阴性率增加,因此在计划新辅助化疗后进行 SLNB 时应充分考虑到这一点。

近期一项包含 13 个研究的荟萃分析报告显示,对于治疗前经活检证实淋巴结阳性的乳腺癌患者,新辅助化疗后行 SLNB 是准确和可靠的,但需要严格的筛选患者并采用适当的外科手术技术。2019 年 St Gallen 会议专题讨论中,对于新辅助化疗后淋巴结由 cN_1 降期为 cN_0 的乳腺癌患者,如果检出 3 枚及以上阴性 SLN,有 91.7% 的专家认为可以不进行 ALND;而对于新辅助前 cN_1、新辅助临床效果好,新辅助后 SLNB 检出 3 枚 SLN,其中 1 枚有微转移的情况下,63.8% 的专家认为仍然要进行 ALND,只有 25.5% 的专家认为可以避免 ALND。

新辅助治疗前行 SLNB 准确可靠,能够得到初始治疗前的腋窝淋巴结分期,但对于 SLN 阳性的患者,新辅助治疗后大多会接受标准的 ALND,相应并发症的发生会有所增加,患者无法从腋窝淋巴结 pCR 中获得减小手术范围的获益;而新辅助治疗后行 SLNB 的成功率有所下降,假阴性率增加,但对于腋窝淋巴结 pCR 的患者,有机会避免 ALND,从而提高生活质量。因此,仍然需要进一步的临床研究及实践反馈证实新辅助后 SLNB 的准确性和替代 ALND 的安全性。

前哨淋巴结阴性的患者可以免于常规的腋窝淋巴结清扫,是乳腺癌外科手术治疗标志性进展之一,体现了乳腺癌治疗理念从"最大可耐受治疗"向"最小有效治疗"的转变。手术范围缩小、并发症减少且不影响患者的预后,SLNB 的安全性已经得到循证医学证据的支持。而随着新的临床研究的进展,前哨淋巴结阳性患者的腋窝手术选择也在不断地变化,包括新辅助治疗后 SLNB 及 SLN 阳性时的处理,总体趋势是在不降低患者治疗效果和生存的前提下,尽可能减少过度的 ALND。采用恰当的 SLN 示踪技术,应用熟练的手术技巧,准确检出全部 SLN,配合适宜的病理检测手段,才能保证 SLNB 的成功率、安全性,使更多的早期乳腺癌患者能够在保证肿瘤根治安全性的前提下避免不必要的 ALND,提高生活质量。

第四章　消化性溃疡

第一节　十二指肠溃疡

一、病因与病理

消化性溃疡病的基础和临床研究历时超过一个世纪,但消化性溃疡病的病因及其发病机制至今尚未完全明了。多数学者认为,消化性溃疡的发病并非单一因素所致,而是多种因素的综合作用,是胃酸、胃蛋白酶等攻击因素和胃黏膜保护因素间的平衡失调所致。胃酸的存在对溃疡形成固然是必需的,但大部分患者的胃酸分泌却在正常范围之内,提示消化性溃疡的发生可能与黏膜抗酸能力及抵抗胃蛋白酶损伤能力的减弱有关。幽门螺杆菌感染和非甾体抗炎药(non-steroid anti-inflammatory drug,NSAID)的应用也是溃疡形成的重要因素。此外,吸烟、遗传、体质、精神、神经、体液和应激等因素也与消化性溃疡发生有关。

十二指肠溃疡多数发生在球部,溃疡周围的黏膜常有不同程度的慢性炎症,黏膜绒毛变短变厚,固有膜内有较多淋巴细胞、浆细胞浸润,有时黏膜上皮细胞呈上皮化生性改变。根据溃疡病变的深度可将消化性溃疡分成4度:Ⅰ度仅有黏膜糜烂和缺损;Ⅱ度指黏膜、黏膜下层缺损,称为溃疡;Ⅲ度者溃疡底深达肌层;Ⅳ度者肌层已断裂,溃疡中央的瘢痕组织突出形成胼胝性溃疡。Ⅱ～Ⅳ度溃疡治愈后有瘢痕残留。

二、诊断

1.临床表现　十二指肠溃疡可发生于任何年龄,但最常见于20～40岁,男性患者约为女性的4倍。主要症状为上腹部疼痛,典型的溃疡症状具有明显的节律性,与饮食有关,多发生于餐后2～3小时,进食后可缓解。部分患者症状的季节性较强,常在秋末春初症状加剧。疼痛的部位多在上腹中线偏右,较为局限,性质为烧灼痛、隐痛、钝痛,服用制酸药物后可缓解。长期反复发作后,部分患者的疼痛可放射至背部,提示溃疡可能穿透胰腺等脏器。体格检查可于上腹正中偏右有轻压痛。

2.X线钡餐检查　十二指肠球部溃疡典型X线钡餐造影可见球部出现龛影及周围黏膜纹向龛影集中,是十二指肠溃疡的直接征象,但大多数病例仅表现为间接X线征象,如球部激惹征、球部变形、幽门痉挛和变形,局部压痛等。炎性水肿和瘢痕化可致球部假憩室形成。

3.胃镜检查　对症状典型或持续而X线表现不典型者,应行胃镜检查。目前,胃镜已成为消化性溃疡的主要诊断工具,对病灶的定位及观察准确度均很高,尤其是电子胃镜的出现,大大提高了图像质量,有利于教学、远程会诊及学术交流。十二指肠溃疡绝大多数(90%)发生于十二指肠球部,最多见于球部前壁,其次为后壁、小弯侧及大弯侧,距幽门多在2cm以内。溃疡常为单个,也可在前壁和后壁出现对吻溃疡。溃疡直径多在1cm以内,少有超过3cm者。有时溃疡底部可见管腔哆开的血管和凝血块,是溃疡近期出血的征象。溃疡瘢痕收缩常引起十二指肠球部变形,胃镜常可见这种变形引起的假性憩室。此外,胃镜下可见到溃疡的形态、大小、边缘状态、活动期或静止期等变化,取组织行病理学检查以区分病灶之良恶性,还可检测有无幽门螺杆菌感染。在伴有上消化道出血时,更可确定出血的部位、原因、是否正在出血,甚至可进行内镜下治疗出血及预测再出血的概率。超声胃镜可对胃壁损伤的层次进行扫描,但在消化性溃疡的诊断中,其意义未必十分重要,有时为了解溃疡浸润深度和鉴别是否存在肿瘤,超声胃镜尚有可取之处。

4.胃液分析及血胃泌素测定 胃酸分析不能作为确诊本病的依据,但如果最大泌酸剂刺激下仍无胃酸分泌,则可排除本病。近年来,由于胃肠X线技术的提高和胃镜技术的普及,胃酸分析已不作为胃部疾病的常规检查方法,但对复发性溃疡仍有诊断参考价值。如五肽胃泌素刺激的胃酸分泌功能检查在胃泌素瘤的诊断和治疗中具有重要意义。目前常用的方法是测定每小时基础胃酸分泌量(BAO)、胃酸最大分泌量(MAO)和胃酸高峰分泌量(PAO)。国人BAO的正常值为2~5mmol/h,MAO为3~23mmol/h,PAO为21mmol/h,正常BAO/MAO约为0.2。十二指肠溃疡者BAO常>5mmol/h,MAO或PAO常>40mmol/h,BAO/MAO之比为0.4左右。如BAO>15mmol/h,BAO/MAO≥0.6,则需进一步排除胃泌素瘤。血清胃泌素测定对诊断或排除胃泌素瘤及胃切除术后的胃窦残留颇有帮助。

消化性溃疡应与胃癌、胃食管反流性疾病、慢性胃炎、慢性胰腺炎、胆囊炎和胆石症、胃非上皮性肿瘤等疾病鉴别。

三、内科治疗

无并发症的消化性溃疡应先行内科治疗,正规的内科治疗效果比较满意。药物治疗的主要目的是解除症状、促进溃疡愈合、防止复发和预防并发症发生。

抽烟影响溃疡愈合,患者应当戒烟。如有可能,应停止服用阿司匹林或其他NSAID制剂。咖啡强烈刺激胃酸分泌,酒类损害黏膜,应尽量节制。

1.抗酸剂 抗酸剂是治疗消化性溃疡的古老药物,能降低胃酸,餐后1小时服用作用更明显。常用剂量为200~1000mmol/d,合适的剂量可降低不良反应,服用1个月后溃疡愈合率约为80%。镁类抗酸剂中和胃酸作用最强,但常有腹泻的不良反应。铝类抗酸剂与磷酸作用产生沉淀效应,偶然出现低磷酸血症,有时会出现便秘。因此,虽然抗酸剂愈合溃疡的作用可与H_2受体拮抗剂相媲美,但许多患者不能耐受高剂量、高频度服用抗酸剂。

2.H_2受体拮抗剂 结构上,H_2受体拮抗剂与组胺相似,在肝脏代谢,经肾脏排泄。法莫替丁作用较强,西咪替丁作用较弱。持续静脉输注H_2受体拮抗剂,抑酸作用较间歇性给药强。不少随机对照试验显示,H_2受体拮抗剂4周疗程的溃疡愈合率为70%~80%;8周疗程可达80%~90%。

3.质子泵抑制剂（proton pump inhibitors，PPI）　PPI 与质子泵共价结合，与 H_2 受体拮抗剂比较，PPI 抗分泌作用更强、更持久。8 项临床试验的资料显示，20mg 剂量的奥美拉唑与 300mg 的西咪替丁比较，2 周疗程溃疡愈合率可增加 14%，4 周疗程愈合率可增加9%。PPI 的 4 周疗程、8 周疗程总溃疡愈合率分别为 85% 和 96%。PPI 的作用需要胃内的酸性环境，故不宜与抗酸剂或 H_2 受体拮抗剂联合使用。

4.硫糖铝　硫糖铝结构上与肝素相关，但没有任何抗凝效应。虽然其作用机制目前尚未完全明了，其治疗消化性溃疡的作用比较肯定。硫糖铝每天 4 次，每次服用 1g，共服4~6 周，疗效明显优于安慰剂或 H_2 受体拮抗剂如西咪替丁。每天 2 次，每次 2g，早餐后或睡前 30 分钟服用可获得相似的疗效。

5.清除幽门螺杆菌　在非 NSAID 所致、通常是继发于幽门螺杆菌感染的溃疡，清除幽门螺杆菌可以极大地降低溃疡复发。对于十二指肠溃疡，在不附加其他治疗的情况下，成功愈合后的复发率为 72% 左右。H_2 受体拮抗剂作为维持治疗，则复发率下降为25%。如清除幽门螺杆菌，则复发率仅为 2%。目前有三合一的清除幽门螺杆菌制剂，这些制剂大部分用 PPI 结合抗生素如甲硝唑、克拉霉素或阿莫西林，这些制剂以 2 周为 1 个疗程，不含铋剂，且每天仅服 2 次。这些三合一制剂的细菌清除率为 90% 左右。

四、外科治疗

1.手术适应证　绝大多数胃十二指肠溃疡属于内科治疗范围，仅小部分患者需要外科治疗。十二指肠溃疡外科治疗的适应证主要有两类：第 I 类为发生严重并发症的十二指肠溃疡，如急性穿孔、大出血和瘢痕性幽门梗阻；第 II 类为内科治疗无效或某些特殊类型的溃疡。内科治疗无效的十二指肠溃疡是指经过严格的药物治疗，症状持续不缓解或反复发作。从病理变化来看，大致相当于慢性穿透性溃疡，或位于十二指肠球后的溃疡、复合性溃疡，或胃泌素瘤、多发内分泌腺瘤等引起的溃疡。从临床特点来看，溃疡疼痛的节律性消失，多变为持续性疼痛，进食和抗溃疡药物不能缓解疼痛，或发作时间延长等。对于这种难治性溃疡，既不能草率诊断，急于手术治疗，又不能无限制的持续药物治疗。虽然各医院掌握的标准不尽相同，但选择手术治疗的具体临床标准大致是：①病史多年，发作频繁，病情越来越重，疼痛难忍，至少经 1 次严格的内科治疗，未能使症状减轻也不能防止复发，以致影响身体营养状态，不能正常生活和工作；②经 X 线钡餐检查或胃镜检查，证实溃疡较大，球部严重变形，有穿透到十二指肠壁外或溃疡位于球后部者；③过去有过穿孔或反复出血，而溃疡仍呈活动性；④胃泌素瘤患者。

2.手术方式及其理论依据　大多数胃溃疡患者的胃酸分泌呈正常或偏低状态。幽门功能障碍，胃排空延缓，十二指肠内容逆流，药物对胃黏膜刺激，胃黏膜的慢性炎症，H^+ 逆向弥散等使局部黏膜防御屏障功能低下是胃溃疡发病的相关因素；而多数十二指肠溃疡患者的迷走神经兴奋性增强，胃黏膜壁细胞群增多，胃酸分泌旺盛，尤其在消化间歇期及空腹时最为明显。因此，十二指肠溃疡手术治疗的主要目的是降低胃酸分泌，胃溃疡则应切除有慢性炎症的胃窦，同时切除病灶以防恶变，以及切除部分分泌胃酸的黏膜以免发生吻合口溃疡。

　　3.手术方式　目前,消化性溃疡手术方法主要有两大类:①各种类型的胃部分切除术,切除胃窦以消除窦相分泌,同时切除部分壁细胞群,使胃酸分泌减少;②各种类型的迷走神经切断术,以消除胃酸的脑相分泌。

　　(1)胃部分切除术:20世纪40年代之前,单纯胃空肠吻合术在消化溃疡应用较为普遍,但胃空肠吻合术引起吻合口溃疡发生率较高,因此被胃部分切除术取代,胃切除成为治疗消化性溃疡的主流手术之一,尤其是在我国的使用更为普遍。数十年来,胃部分切除术术式虽有变更和改良,但根据切除后胃空肠重建方法的差异,传统上可简单地分为两种类型,即毕(Billroth)Ⅰ、Ⅱ式吻合(图4-1)。

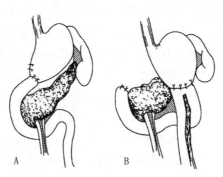

图4-1　胃部分切除毕式吻合

A.毕Ⅰ式吻合;B.毕Ⅱ式吻合

　　此外,Roux-Y吻合(图4-2)也有临床医师使用。最近的前瞻性随机对照和长期随访的研究结果显示,无论从有无症状、Visick评分、远端食管内镜所见、残胃正常和胃底肠化生等方面比较,Roux-Y吻合明显优于毕Ⅱ式吻合组。最近的回顾性研究也提示,在术后反流性食管炎发生率方面,Roux-Y吻合优于毕Ⅰ式吻合。

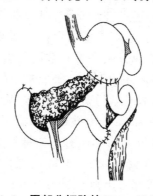

图4-2　胃部分切除的Roux-Y吻合

　　毕Ⅱ式胃空肠吻合又可以根据吻合口与横结肠的关系分为结肠前和结肠后吻合两种;根据残胃断端有无部分闭合又可以分为全口吻合和半口吻合;根据空肠进入胃的位置分为输入襻对大弯和输入襻对小弯两种。目前没有证据显示,这些术式的变化会导致手术时间、手术疗效和并发症率等发生变化。

胃切除术通常切除远侧胃 3/4~2/3,包括胃体的大部分、全部胃窦、幽门和十二指肠第一部,故这种手术又称胃大部分切除术。其治疗的理论依据是:①切除整个胃窦部黏膜,即切除了分泌胃泌素的 G 细胞,消除了产生胃酸的体液因素;②切除大部分胃体,即切除了大部分主细胞和壁细胞,极大降低胃酸和胃蛋白酶的分泌;③神经性胃酸分泌也有所降低;④切除了溃疡的好发部位(十二指肠第一部、幽门管和胃窦小弯侧);⑤胃部分切除术后,幽门的作用不复存在,胃内容物在胃内停留的时间缩短,碱性十二指肠液反流入胃,中和了残胃分泌的胃酸;⑥切除了溃疡病灶,但病灶切除并不是绝对必要的。

(2)迷走神经切断术:临床上用迷走神经切断术治疗十二指肠溃疡约有 60 多年的历史,是治疗消化性溃疡,特别是十二指肠溃疡的另一重要手术方法。壁细胞在迷走神经释放的胆碱、胃泌素和组胺 3 种刺激因素的作用下增强胃酸分泌。迷走神经切断治疗消化性溃疡的基本原理为:①阻断了迷走神经对胃壁细胞的刺激作用,消除了神经性胃酸分泌及胃泌素释放;②降低了胃壁细胞分泌胃酸腺体对胃泌素和组胺的刺激反应。因此,迷走神经切断手术可大大降低胃酸的分泌。根据"没有胃酸就没有溃疡"的经典理论,20 世纪 40 年代初起,迷走神经切断术一直被用于治疗消化性溃疡。但是,迷走神经切断后降低胃酸的确切机制还未完全阐明。

迷走神经切断术的基本术式有 3 种:①迷走神经干切断术(truncal vagotomy,TV);②选择性迷走神经切断术(selective vagotomy,SV);③高选择性迷走神经切断术(highly selective vagotomy,HSV)又称壁细胞迷走神经切断术(partial cell vagotomy,PCV)或胃近端迷走神经切断术(proximal gastric vagotomy,PGV)。

TV 是在迷走神经由胸腔进入腹腔后,在分出肝支和腹腔支之前切断迷走神经干,是一种全腹腔内脏迷走神经切断术,切断了胃至右半结肠的消化道和肝胆胰的迷走神经支配。SV 是在左、右迷走神经分别分出肝支和腹腔支之后切断迷走神经,是一种切断全胃迷走神经支配的手术,临床上较少使用。

TV 和 SV 由于切断了胃窦的迷走神经支配,对胃的收缩和舒张及胃壁,特别是胃窦部蠕动功能影响较大,手术后可引起较严重的胃排空障碍而发生胃潴留。因此,这两种迷走神经切断术需要附加胃的各种引流手术。常用的引流手术有幽门成形和幽门窦旁路两种手术。幽门成形术以 Heineke-Mikulicz 法最常用(图 4-3),但如十二指肠变形比较严重,可改用 Finney 幽门成形术或幽门窦旁路手术,后者包括胃十二指肠吻合术和胃空肠吻合术。胃空肠吻合术简单易行,安全性也较满意,是最常用的胃引流手术。

迷走神经干切断加引流术切断了胃的所有迷走神经支配,其优点是具有确切的制酸效果,基础胃酸和胃蛋白酶分别可降低 78% 和 60%;操作并不复杂,手术时间短,在十二指肠球部溃疡并出血需要开放球部对出血灶进行缝扎时更加显示其优越性。迷走神经干切断加引流术后引起倾倒综合征的发生率与胃窦切除相近,但比 HSV 高。

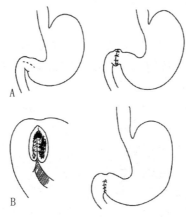

图 4-3 幽门成形术

A.Heineke-Mikulicz 幽门成形术;B.Finney 幽门成形术

HSV 只切断胃大部分近端的迷走神经支配,保留胃窦部"鸦爪"形的 Latarje 迷走神经支配,不必要附加引流手术,是目前治疗消化性溃疡,特别是十二指肠溃疡的首选手术。

除此以外,迷走神经切断手术还有一些改良术式,如 TV 加胃窦切除术、迷走神经后干切断合并胃体和胃底的小弯前侧浆肌层切开术(Taylor 手术)。从手术操作的角度看,Taylor 手术特别适合腹腔镜进行手术。该手术不需要附加胃引流手术。虽然切断了迷走神经后干,其胃排空障碍和腹泻的发生率与 HSV 相近。其远期疗效即溃疡复发的预防有待更长时间的观察。

腹腔镜迷走神经切断术也是比较成熟的手术,特别是 TV 附加胃空肠吻合术治疗消化性溃疡或合并胃出口梗阻更是腹腔镜手术的优势项目。

迷走神经切断术存在下列缺点:①胃张力和蠕动减弱,幽门也可能发生痉挛,其结果是胃排空能力降低,胃内容物滞留,长时间食物滞留可以持续刺激胃窦部黏膜,使其释放胃泌素,从而增加胃酸分泌,形成胃溃疡;②如果支配胃的迷走神经纤维切断不完全,仍可有神经性胃酸分泌。由于解剖上的变异或操作上的困难,有 5%~10% 的患者,术后证明神经切断不完全而影响治疗效果;③神经切断后神经再生的问题也仍未完全解决。

第二节 胃溃疡

胃溃疡在世界各地的发病率不尽相同,日本和南美高于欧洲和美国。在一般地区,胃溃疡与十二指肠溃疡之比为 1:(2~4),而在胃癌高发地区则相反,其机制尚未明了。胃溃疡的发病年龄多在 30~40 岁,也有资料提示其发病高峰为 40~50 岁。男性较女性易患胃溃疡,发病率随年龄增长而上升。胃溃疡好发于胃窦黏膜和胃体黏膜交界处的小弯侧,约占 95%,其中 60% 又位于离幽门 6cm 之内。胃酸分泌量因溃疡不同位置而异,越靠近贲门的溃疡,胃酸分泌量越低。与十二指肠溃疡比较,药物治疗对胃溃疡效果较差。

一、病理与分型

溃疡活动期间,病灶底部的典型病变可分为 4 层:①渗出层;②坏死层;③肉芽组织层;④瘢痕组织层。Johnson 等按胃溃疡的部位、临床表现和胃酸分泌情况将胃溃疡加以分型,后又经 Csendes 补充,将胃溃疡共分成 4 型。Ⅰ型:最常见,占75%,位于胃小弯角切迹附近,多在胃窦黏膜和胃体黏膜交界处,因胃窦黏膜大小的变异,溃疡可发生在小弯贲门下 4cm 至幽门近端 2cm 之间,一般认为是由于胃黏膜对酸-胃蛋白酶活性的正常防御能力减弱所致,胃酸分泌正常或偏低,而胃泌素偏高。本型的真正病因尚未明了。Ⅱ型:十二指肠溃疡合并胃溃疡,常先发生十二指肠溃疡,并发胃排空延迟,使酸-胃蛋白酶活性增加,因而继发胃溃疡,本型占22%。胃酸分泌情况与十二指肠溃疡相同,为高酸分泌。本型内科治疗往往无效,且易合并出血,常需外科手术治疗。Ⅲ型:幽门管溃疡或近幽门 3cm 以内的胃溃疡,本型约占20%,和十二指肠溃疡类似,通常为高胃酸分泌。Ⅳ型:高位胃溃疡,较少见,但在智利,其发病率高达胃溃疡的27.4%。溃疡多位于胃上部,距食管胃连接处 4cm 以内,在 2cm 以内者称之为近贲门溃疡。患者血型多为 O 型,属低胃酸分泌,常有穿透性溃疡,易并发出血和再出血,穿孔和梗阻少见。Ⅴ型:可发生在胃的任何部位,病因与使用非甾体抗炎药有关。

二、诊断

1.临床表现　主要症状为上腹部疼痛,但其节律性和时效性与十二指肠溃疡不同,进食后多数不缓解,疼痛多在餐后 0.5~1 小时开始,持续 1~2 小时不等。不少患者诉稍食即饱,常伴恶心、食欲缺乏、甚至呕吐,以致患者进食减少,体重减轻。发作的周期性较十二指肠溃疡长。体检可能无特殊发现,有时上腹有轻压痛。一些患者可患无症状性溃疡,溃疡偶然由 X 线钡餐或胃镜检查而发现,或由于并发症(穿孔、出血)手术而证实。

2.辅助检查

(1)X 线造影检查:慢性胃溃疡主要表现为一个边缘平滑整齐的龛影,龛影的轮廓突出于胃腔之外,其周围黏膜呈放射状集中。龛影的切面观常见到项圈征、狭颈征和黏膜线征(或称为 Hampton 线征),是良性胃溃疡的重要 X 线特征。溃疡边缘及底部不规则,常表示病变仍处于活动状态。龛影直径以 1~1.5cm 多见,且一般在 2.5cm 以内,80%的溃疡直径≤2cm。X 线诊断胃溃疡的敏感性与溃疡的大小和位置有关。沿胃小弯侧的小溃疡常易于发现,胃底和沿大弯侧的溃疡则不易发现。

(2)胃镜检查:未经治疗的溃疡胃镜下所见溃疡的形状多为圆形或椭圆形,边缘稍呈红色,隆起不明显,溃疡基底可见白色纤维蛋白沉积。溃疡周围有放射状的黏膜皱襞,每一皱襞均延伸至溃疡边缘,此现象用常规前视式内镜不易看到,可改用侧视镜观察。在溃疡愈合时,溃疡特征则有所改变,轮廓和颜色均发生不规则变化。内镜检查是胃溃疡必要的检查,通过胃镜检查可区分溃疡属活动期、愈合期或瘢痕期,胃镜下活检更可区别良性或恶性溃疡。内镜的细致观察,溃疡边缘多点多象限的组织学活检和刷洗液细胞学检查,联合诊断的正确性提高至98%,尤其是对发现早期胃癌有重要的意义。

三、治疗

1.内科治疗 良性胃溃疡无并发症时,可用内科治疗,溃疡愈合时间需 8~12 周,而大的溃疡则需更长的时间。首先必须消除致溃疡因素,包括戒烟、戒酒,避免严重的应激反应对胃黏膜的刺激,停止应用激素和 NSAID 等。对于胃溃疡,最有效的药物是 H_2 受体拮抗剂和质子泵抑制剂。

2.外科治疗

(1)外科治疗适应证:原则上胃溃疡的外科手术适应证较十二指肠溃疡宽松,理由如下:①胃溃疡症状较剧烈,对内科治疗疗效较差,又易复发;②胃溃疡患者多数年龄较大,体弱,一旦发生大出血、急性穿孔等严重并发症,手术危险性较大;③胃溃疡可发生恶变,而胃溃疡、溃疡恶变和早期胃癌有时难以鉴别;④手术治疗胃溃疡的效果满意。

胃溃疡的手术适应证:①经过短期(4~6 周)内科治疗无效或愈合后复发;②年龄超过 45 岁的胃溃疡患者;③X 线钡餐或胃镜证实为较大溃疡或高位溃疡;④不能排除或已证实为溃疡恶变者;⑤以往有一次急性穿孔或大出血病史而溃疡仍为活动期者。

(2)外科治疗方法:与十二指肠溃疡需做胃大部切除不同,胃溃疡的手术只需做 40%~50% 的胃远端切除,且可用毕 I 式重建胃肠道的连续性。对于危重病例,也可采用迷走神经干切断加幽门成形术治疗胃溃疡。III 型胃溃疡由于胃酸分泌增高,其治疗原则与十二指肠溃疡相同。

第三节 消化性溃疡的并发症

一、溃疡出血

出血是消化性溃疡最常见的并发症,也是上消化道大出血最常见的原因。15%~25% 的消化性溃疡患者可出现较明显的出血。男性明显多于女性,其比率为 5.5:1。十二指肠溃疡并发出血者较胃溃疡多见,为胃溃疡的 3~4 倍,其中以十二指肠球部后壁溃疡及球后溃疡更易发生出血。在并发出血之前,大多数患者有长期反复发作的上腹疼痛病史,但 10%~15% 的患者以出血为消化性溃疡的首发症状,尤以老年人多见。第一次出血后易发生再次出血,十二指肠溃疡再次出血率为 30%~50%,胃溃疡再次出血率为 6%~40%。如因溃疡出血而行胃部分切除术,以后 5 年内约有 30% 患者可再发出血。

1.病因与病理 溃疡并发出血多由于其基底或其周围血管破裂所致。饮食失调、精神过度紧张、疲劳、服用对胃肠黏膜有损害的药物如糖皮质激素、非甾体抗炎药、磺胺、抗凝剂及吸烟、酗酒等或伴随疾病恶化均可使溃疡活动而引起出血。出血量和速度与被侵蚀血管的种类、内径、血管的收缩状态和患者的凝血功能有关。溃疡的病期、类型、部位、大小、深浅等与出血有一定关系。溃疡底部肉芽组织中的小血管受侵蚀所致的出血,常表现为渗血,多为小量而暂时的出血;溃疡周围黏膜糜烂引起的出血,一般量不大。球部溃疡引起的大出血常常为十二指肠动脉破裂;胃小弯溃疡大出血多为胃左动脉的分支破裂。胃溃疡直径≥2.5cm,十二指肠球部后壁溃疡及球后溃疡易并发大出血。老年溃疡患者常伴有动脉硬化,由于动脉收缩不良而易致大出血。十二指肠前壁缺乏较大血管,该处溃疡则不易并发大出血。

2.临床表现　临床表现与出血的量和速度有关,小量缓慢出血常表现为大便潜血阳性和小细胞低色素性贫血。急性大出血则表现为咯血和黑便。十二指肠溃疡出血者黑便比咯血多1倍,而胃溃疡出血者咯血与黑便比例相近。十二指肠溃疡急速大出血时,血液常反流入胃,可有咯血,但仍以便血为主。血液在胃内存留时间长,通过胃酸作用,血红蛋白转变成正铁血红蛋白,使呕吐或胃管排出的胃内容物呈咖啡色;胃出血时如血液未经胃酸作用,呕吐物则为鲜红色或带有血块。如果出血量不大,速度较慢,常只表现为黑便,可呈柏油样。若大量快速出血刺激肠道蠕动,血液在肠内停留时间短,不能与肠内硫化物形成硫化铁,则大便呈红色或鲜红色。

溃疡合并出血的全身症状与失血量、出血速度、持续时间、有无继续出血、出血前血红蛋白水平、年龄及有无伴发其他严重疾病等有关。一般健康成人,出血量不超过500mL可无明显症状;大量出血常可出现休克征象;失血量在1000mL以上,可出现心悸、乏力等。超过1500mL,便可发生低血压、眩晕、昏厥等。如在15分钟内丢失2000mL血液,则不可避免地出现重度休克以至死亡。低血容量休克为大出血的主要表现,表现为脉速、收缩压低于10.7kPa(80mmHg)、四肢湿冷、苍白、呼吸浅促、口渴、恶心、烦躁不安等。急性失血持续不止,脑血流量减少,可发生精神错乱,并发展为神志淡漠、反应迟钝;严重心肌缺氧可致心力衰竭;肾脏供血不足可致尿少,甚至出现急性肾衰竭;老年患者冠状动脉供血不足可诱发心肌梗死。

溃疡并发出血前,常因溃疡局部的充血加剧而致上腹痛加重,出血后则因充血减轻及胃内血液对胃酸的中和与稀释作用,腹痛随之缓解,但约25%的出血患者无溃疡疼痛的典型症状。在大出血24小时内,患者可开始发热,体温多在38.5℃以下,持续3~4天后自行缓解,其机制未明。

3.辅助检查

(1)实验室检查:一般在出血3~4小时后开始出现贫血,血红蛋白水平、红细胞计数、血细胞比容的数值下降。贫血的程度除取决于失血量外,还和出血前有无贫血、出血后液体平衡状况等因素有关。在大出血后2~5小时,白细胞计数升高可达$(10~20)×10^9/L$,但一般不超过$12×10^9/L$,止血2~3天后恢复正常。血尿素氮在出血数小时后开始升高,24~48小时达高峰,但大多数不超过14mmol/L。肠性氮质血症主要由于大量血液进入肠内,其蛋白代谢产物被吸收所致,此外,周围循环不良或衰竭,肾血流量与肾小球滤过率下降,也与血尿素氮升高有关。

(2)胃镜检查:胃镜检查不仅可观察病变性质,还可观察到活动或近期出血的征象。活动性出血血液新鲜,近期出血病灶呈黑褐色或附有凝血块。急诊胃镜检查并不增加大出血的危险性,故应在出血后24~48小时尽早进行,其诊断准确率可达90%以上。检查前,先用冷盐水或加去甲肾上腺素盐水洗胃以保证视野的清晰度。若患者病情危重,应给予积极输血、补液等处理措施,一旦血压稳定或接近正常,争取在病床旁或手术台上进行胃镜检查。内镜下还可进行止血治疗,必要时可做病理检查。因此,胃镜检查为目前诊断上消化道出血的首选方法。

（3）选择性腹腔动脉造影：对胃镜检查未发现出血病变而又急需确诊者，可采用此法。活动性出血速度达 0.5mL/min 以上，则可见有造影剂自血管外溢，由此可明确出血部位。本方法对疑难的上消化道出血有诊断与鉴别诊断价值。此外，还可行药物灌注或栓塞止血治疗。

（4）放射性核素检查：^{99m}锝（^{99m}Tc）标记自体红细胞进行腹部扫描检测，为非创伤性诊断方法，而且重症患者也能耐受此项检查。可测定 24 小时或 36 小时的出血，其敏感度高于内镜和动脉造影检查，但此检查因为有时因为难于精确定位、往往出血速率大于 0.5mL/min 才能出现阳性结果、检查方法较烦杂等方面的问题而临床上较少使用。

4.诊断　根据消化性溃疡病史和出血的临床表现，出血前溃疡活动所致上腹疼痛加重，出血后疼痛减轻或缓解，诊断溃疡并出血一般并不困难。对临床表现不典型而诊断困难者，应争取在出血 24~48 小时行急诊胃镜检查，以便获得及时诊断。国外报道在十二指肠溃疡出血中有 26% 的患者并非由溃疡引起，因此，须注意消化性溃疡患者有无伴发急性胃黏膜病变、慢性胃炎、胃黏膜脱垂、Dieulafoy 病、食管贲门黏膜撕裂综合征等引起出血病变。45 岁以上的患者，特别是老年人须与胃癌并出血鉴别，还应与门静脉高压、食管胃底静脉曲张破裂大出血相鉴别。门静脉性肝硬化伴有消化性溃疡并出血时，可被误诊为食管胃底静脉曲张破裂出血。曾有报道指出，30%~40% 肝硬化患者出血不是食管胃底静脉破裂引起，而是来自消化性溃疡、急性胃黏膜病变等原因引起的出血。

除了病因诊断，还应对出血量进行估计。出血量主要根据血容量减少所致的周围循环衰竭表现，并可参考咯血与黑便的频度与数量，以及患者的血红蛋白、红细胞计数、血细胞比容的数值，并对血压、脉搏、中心静脉压做动态观察，结合患者对补液和输血的效果加以判断。所谓大出血，目前尚无确切诊断标准，一般指在数分钟或数小时内失血超过 1000mL 或循环血量丧失 20% 以上，临床上常出现低血容量性休克，血红蛋白低于 80g/L，红细胞计数低于 $3×10^{12}$/L。大便潜血试验阳性提示每天出血量在 5mL 以上，当出现黑便时，一般每天出血量在 50~70mL 甚至以上；胃内积血 250mL 以上即可出现咯血。经输血纠正血容量后，与出血前比较，血红蛋白每下降 1g 则提示失血量约 400mL。

对出血患者判断出血是否停止及有无再出血极其重要。判断出血是否停止应根据血压、脉搏、中心静脉压（CVP）的改变，并参考血液检查及咯血、黑便等加以判断。以下几点为持续出血的表现：①反复咯血，或胃管引流液持续为血性，或黑便持续存在，次数增多，粪质稀糊状或柏油样，颜色暗红，伴肠鸣音亢进；②周围循环衰竭的表现经补液输血而未见明显改善，或虽有好转而再度恶化，心率 120 次/分以上，收缩压低于 12kPa（90mmHg）或较基础血压低 25% 以上，CVP 仍有波动，或稍稳定后又再下降者；③脸色苍白、冷汗、烦躁不安、四肢厥冷等；④红细胞计数、血红蛋白及红细胞压积继续下降，网织红细胞计数持续升高；⑤在补液与尿量足够的情况上，血尿素氮持续不降或再次增高；⑥内镜下见病灶部位或边缘有新鲜出血或渗血；⑦选择性腹腔动脉造影阳性者。

5.病情评估与患者分类　传统上，对每一位消化性溃疡合并出血患者需要思考的问题依次为：出血量的大小、是否还在出血、出血的大致部位、病变性质和处理。这一思维方式目前依然有重要的现实意义。近 10 年来，由于内镜设施和技术进一步提高，绝大多数消化性溃疡合并出血可获得准确的定位。因此，接诊初期，在血容量复苏的同时，对出血强度和再出血的风险进行评估，根据评估将患者分类处置备受重视。

估计出血的强度和再出血的风险对于制订治疗计划非常重要。不同风险的患者应安排入住不同的科室，内镜干预的时机也有所不同，药物治疗和监护的强度也有明显的差别。大多数胃肠内、外科医师可以根据出血的征象做出风险高低的判断，但推荐使用 Rockall 等的预后评分标准进行评估。Rockall 评分标准包括年龄、有无休克（心率和血压）、合并其他疾病情况、内镜所见和诊断的疾病种类。Rockall 评分 0~2 分的患者属轻、中度出血，再出血的风险只有 6%，病死率在 2% 以下。这类患者可入住内科，并争取在入院后 24 小时内施行内镜检查和干预。评分等于或超过 3 分的患者，需进行密切监护，尽快进行内镜检查和干预。患者评分等于或超过 8 分时，属紧急情况，再出血的机会几乎达到 40%，致命的可能性也在 40% 左右。因此，大出血患者如脉搏>100 次/分，动脉血压在 100mmHg 以下，年龄>60 岁者，应将患者安置在方便多学科专家共同诊治的科室。Rockall 评分标准被公认为最简便、快捷的评估方法。该法使用最广泛，并得到多项研究验证。另一种评估标准是 Blatchford 评分法，该法用临床和生化指标，不使用内镜，危险因素是血尿素氮升高、血红蛋白减低、收缩压下降、心动过速、黑便或昏厥、肝心疾病。

6.非手术治疗

（1）一般处理：卧床休息，适当镇静，注意保暖，必要时吸氧，在休克状态或胃胀满、恶心情况下应禁食，对小量出血、无呕吐的患者，可进流质或半流质易消化的饮食。对于大出血者，应停留胃管行胃肠减压，一方面减少胃液在胃内停留时间，从而起到间接抗酸并辅助止血的作用，另一方面还可持续观察出血情况，随时掌握病情。

（2）补充血容量、抗休克：对于大出血的患者首先应补充有效循环血容量，最佳的办法是短期内快速输血。要求在 1~3 小时输入丢失量的 1/4~1/3。建立两条输液途径，输血、补液同时进行。在血源未解决前先补液，可输入生理盐水、平衡盐溶液，葡萄糖盐水及代血浆或低分子右旋糖酐，以提高血浆胶体渗透压，恢复血容量、改善微循环。血压恢复稳定后，输液速度和种类就根据 CVP 和每小时尿量来决定，一般维持尿量 25~50mL/h。多不主张应用血管收缩药物，在大量输液时，可应用洋地黄增强心脏功能，以防止发生心力衰竭。

（3）局部药物止血：这是最常用的应急处理方法。对出血严重者，可用去甲肾上腺素 4~8mg 加入 100mL 生理盐水（或冰盐水）中，口服或经胃管注入，此法可使胃血管暂时性收缩，从而达到止血目的，10~15 分钟可重复 1 次。如果在应用 2~3 次后仍出血，应放弃此法。凝血酶用磷酸盐缓冲液或牛奶溶解后口服或胃管注入，每次用量 500~10 000U，每 4~6 小时可重复使用，用量视出血量和频度而定。一次剂量最好分次服用，服药后翻转体位，使药物充分与出血灶接触。也有人应用云南白药、抗酸剂（氢氧化铝凝胶）、黏膜保护剂（硫糖铝）等，这些药物可影响内镜下观察和治疗，应用前应慎重考虑。

（4）全身用药：药物治疗是消化性溃疡出血治疗和预防再出血的重要措施。其目标是有效抑制胃酸分泌。文献资料证实，给予质子泵抑制剂维持胃酸 pH 在 6 以上最少 72

小时可以获得最大效益。

与组氨酸 H_2 受体拮抗剂或安慰剂比较,PPI 预防再出血的作用更明显。PPI 可降低高危再出血患者与再出血相关的病死率至 2%~3%,而且,PPI 能降低输血的需求量,缩短住院时间,减少患者的手术比率。有研究证明,埃索美拉唑静脉给药作用比奥美拉唑、雷贝拉唑、兰索拉唑和潘妥拉唑更好。高剂量的 PPI,即 80mg 静脉推注后,以每小时 8mg 静脉滴注维持 72 小时,再每天口服 40mg 维持 1 周可减少再出血,减少高危患者手术率和因出血性休克所致的病死率。由于 H_2 受体拮抗剂未能降低出血复发率,因此不提倡常规应用,H_2 阻滞剂在缺少 PPI 时使用。用于消化性溃疡出血的药物包括中和胃酸药、黏膜保护剂、生长抑素和血管升压素及抗生素(用于清除幽门螺杆菌)。生长抑素可降低内脏血流,在缺乏设备或技术人员而不能行内镜干预、患者禁忌施行内镜干预、血流动力学未受控制时可以使用。内镜干预前使用质子泵抑制剂的益处得到临床研究证据的支持,使需要内镜治疗的比例降低,住院时间缩短,但平均输血量、再出血率、需急诊手术比率和 30 天病死率均无显著性差异。生长抑素抑制血管扩张素的释放,引起内脏血管收缩和降低门静脉血流。一项 Meta 分析发现生长抑素类似物奥曲肽有两个作用,即取得较高的出血控制率和降低不良事件率,但初步止血的结果并未能改善生存率。

(5)内镜下止血:内镜不仅是诊断工具,更是治疗的主要方法。内镜作为一线治疗,止血成功率高达 98%。消化性溃疡出血患者行内镜干预是最主要的诊断和治疗措施,能制止活动性出血,降低再出血、手术治疗和因出血导致死亡的概率,明显改善结局,降低医疗费用。

内镜止血法包括注射、机械、凝血等止血技术。机械止血包括内镜止血夹和套扎。止血夹广泛用于各种类型的出血,特别是搏动性出血或无出血的可视血管。止血夹的止血效果与温热凝固技术相当,但强于注射法。内镜诊断和治疗应注意下列问题:①活动性出血和存留胃内的血池往往妨碍医师对黏膜的仔细观察,困扰内镜检查和治疗。变动患者体位,给予胃肠驱动剂红霉素可帮助清除胃底的残存内容物;②最危险和最常见的溃疡部位在胃小弯的近端和十二指肠第二部的后壁。在结束内镜干预之前,这些部位必须仔细观察。有时这些部位可考虑用侧视镜进行诊断和治疗;③初次内镜如不能发现病变(占 5%~20%),应在开腹手术之前尽量争取再做一次内镜检查;④内镜的应用也有一些限制。在下列情况下,内镜干预不宜使用,即恒定大血管出血并有血液学指标的明显下降;巨大龛影的溃疡;出血位于幽门环后壁或胃小弯近端;⑤各种内镜止血法可结合使用;⑥多伦多学者对 12 项随机对照试验进行 Meta 分析,结果显示,无论初次止血、再出血率和急诊手术比例,还是消化性溃疡出血的病死率,和其他内镜止血法比较,内镜止血夹的疗效并未显示其优越性。胃十二指肠溃疡的难治性出血有较高的病死率和并发症发生率,要获得良好的疗效,早期内镜止血是重要的措施。这些患者之中,多达 12%~17% 患者得不到内镜治疗或内镜治疗不成功,应该针对性地解决好。

(6)放射介入治疗:放射介入栓塞是技术性很强的止血手段。此法既可对出血病灶进行定位,还可以实行血管栓塞止血。选择性血管栓塞治疗特别适合内镜出血病变定位或止血不成功,尤其是高风险的患者。许多医疗单位将此法作为胃十二指肠出血内镜治疗失败的一线治疗,如出血速率每分钟超过 1mL,血管造影一般可获得阳性结果,诊断阳性率为37%~97%。如果出血停止,可能出现阴性结果,因此应该强调,血管造影应在出血的急性期进行。消化道出血血管栓塞止血的明显优点是可避免重症患者开腹手术的创伤。金属圈、吸收性明胶海绵和颗粒材料(PVA 或乙烯聚合物)都是栓塞的材料。吸收性明胶海绵是一种临时性阻塞剂,阻塞数天后即被溶解。消化道出血的栓塞成功率高达85%~90%,复发性出血率为 10%~20%,其大部分患者能重复施行栓塞。栓塞的总体效果可与外科手术相比拟。两项回顾性报道显示,两种治疗方法最少在再出血率、并发症和病死率等方面效果相近。还有报道称,栓塞组 30 天的病死率比手术组低。迄今还没有关于血管造影栓塞与手术作为内镜治疗失败后救治措施的随机对照研究报道,故目前这两种止血方法的比较还没有获得较高级别证据的支持。栓塞的适应证是:①大出血每24 小时需输血超过 4U;②血流动力学不稳定(低血压,即收缩压低于 100mmHg,心率超过 100 次/分)或休克;③传统的容量补充、质子泵抑制剂和最少一次的内镜干预等综合治疗仍然不能止血的患者。外科手术主要适用于低危患者,而经皮栓塞治疗则适用于高危患者;血管内栓塞也可用于手术治疗后再出血的患者。

7.手术治疗 若消化性溃疡并大出血已经确诊,一般先行内科治疗,出现下列情况应考虑外科手术治疗:①出血迅猛,情况危急,出血后不久即发生休克者;②6~8 小时输血600~900mL,生命体征不见好转或虽一度好转,但停止输血或输血速度减慢后,又迅速恶化,或在 24 小时内需输血 1000mL 以上才能维持血压者;③内科治疗出血不止,或暂时出血停止,不久又复发者;④年龄大于 60 岁,血管硬化,估计难以止血者;⑤同时有溃疡穿孔或幽门梗阻者;⑥胃镜检查见活动性大出血,而内科治疗无效者。

(1)胃溃疡出血:出血性胃溃疡时手术时,做连同溃疡在内的远端胃切除是较好的方法,可用毕 I 式胃十二指肠吻合或毕 II 式胃空肠吻合重建,具体视切除的范围和十二指肠残端的情况而定。临床随机试验表明迷走神经切断并不能降低典型 I 型胃溃疡患者的长期复发率。幽门前溃疡(III 型胃溃疡)患者的病理生理和十二指肠溃疡相似,迷走神经切断是降低溃疡复发率的重要方法。

出血性胃溃疡的手术一般经上腹正中切口完成。分离胃结肠韧带,双手合诊检查胃有利于识别溃疡和排除可疑的癌肿块。在可疑溃疡所在部位纵行切开胃壁,清除胃内血液和凝血块,仔细检查黏膜,找出溃疡灶,决定所需切除的范围。另一种代替胃切除的方案是溃疡切除,缝合胃切口,进行迷走神经切断合并幽门成形术。对情况不稳定患者可考虑溃疡的 4 个周边活检和缝扎出血处。对于高位胃溃疡在接近胃食管交界处患者,可选用包括胃远端和小弯侧舌形连同溃疡一并切除。若切除接近胃食管连接处,必须施行Roux-Y 食管胃空肠吻合以避免胃入口狭窄。

(2)十二指肠溃疡出血:出血性十二指肠溃疡的患者可选用上腹正中切口,纵行切开幽门十二指肠。用手指经幽门十二指肠切口压迫溃疡基底止血。在溃疡的前后方用 8字形缝合止血,相当于缝合其下面的胃十二指肠动脉分支和阻断潜在的胃十二指肠动脉的胰横分支。确切止血后,检查球部和幽门前有无附加溃疡,若有也可重复缝合。幽门十二指肠切口可用如同 Heineke-Mikulicz 幽门成形术的方法单层缝合,再加双侧迷走神经干切断。偶尔出血部位在十二指肠球部远端,此时幽门十二指肠切开可延长到出血部位,缝合出血后,幽门十二指肠切口缝闭用 Finney 幽门成形术,再加迷走神经干切断。

在急症情况下,溃疡缝扎止血并迷走神经干切断是最简单和有效的手术。据报道,近端胃迷走神经切断在十二指肠溃疡出血效果更明显,然而该手术技术要求更高,花费的时间也较长。

迷走神经切断并胃窦切除是处理出血性十二指肠溃疡的另一选择。该手术的再出血率和复发率较低。最近法国多中心前瞻性随机试验提示迷走神经切断加胃窦切除并不增加并发症发生率,且防止溃疡复发效果良好。由于监护技术普遍进步,现在即使在急诊情况下施行胃切除和迷走神经切断并幽门成形术也很安全。

在现代上消化道出血的治疗中,需要外科手术治疗的上消化道出血患者明显减少。但是,手术止血仍有用武之地。有资料显示,20%~25%内镜治疗再出血患者需要手术治疗。由于多学科合作模式格局的形成,上消化道出血外科手术的适应证已经发生变化,下列手术适应证可供参考:①内镜和(或)栓塞止血不成功的大出血;②非手术治疗止血后再出血;③特殊部位的上消化道出血,如胃小弯近端、幽门管后壁和球后溃疡;④基层医院没有条件进行内镜和(或)放射介入止血;⑤内镜和(或)放射介入不能定位的上消化道出血;⑥患者上消化道出血并存需手术切除的病变(如巨大的溃疡或肿瘤);⑦特别凶猛的上消化道出血,如恒定大血管出血并有血液学指标的明显下降,估计内镜干预难以止血。

二、溃疡穿孔

1.发病情况　溃疡急性穿孔是消化性溃疡最严重的并发症。消化性溃疡病变向深层次发展,胃肠壁变薄,或加上胃肠内压突然增加,可向腹腔穿破,胃和(或)肠内容物流入腹腔,称为急性穿孔(游离穿孔),其后果是产生急性弥漫性腹膜炎。

文献报道,溃疡穿孔占所有消化性溃疡病例的5%~10%,占消化性溃疡住院病例的20%~30%,穿孔并出血约占10%。临床上急性穿孔多见,其次是亚急性穿孔。十二指肠急性穿孔较胃溃疡穿孔多见,前者为后者的3~16倍,占所有溃疡急性穿孔的90%,且以发生于十二指肠前壁者多见。慢性穿孔也以十二指肠溃疡多见,但更多发生于十二指肠后壁。后壁溃疡穿入胰腺,侵蚀血管,可并发出血。穿孔可发生于任何年龄,但以30~60岁多见。十二指肠溃疡穿孔多见于40岁以下的青壮年,胃溃疡穿孔多见于50岁以上的中老年。男性患者较女性者多见。冬季发生穿孔者最多,秋季最少。有资料明显,O型血十二指肠溃疡患者穿孔发生率较其他血型更高。

2.病因与病理　急性溃疡穿孔的主要原因是活动性溃疡基底组织坏死,穿透浆膜层,致胃或十二指肠腔与腹腔相通。其主要诱因包括:①饮食过饱、剧烈呕吐或咳嗽致胃内压骤然增高;②过度劳累、精神过分紧张;③吸烟与饮酒;④免疫抑制剂的应用,尤其在器官移植患者中应用激素治疗;⑤其他因素包括患者年龄增加、慢性阻塞性肺疾病、创伤、大面积烧伤和多发性器官功能衰竭等。此外,偶见于洗胃、胃肠钡餐检查、胃镜检查和腹部撞击等情况。

溃疡穿孔的口径以 3~6mm 多见，小者似针尖，大于 10mm 者少见。一般胃溃疡穿孔比十二指肠穿孔大，60% 胃溃疡穿孔发生在幽门附近小弯侧，十二指肠溃疡穿孔 90% 见于球部前壁。胃溃疡穿孔要注意排除恶性肿瘤，位于大弯侧的溃疡多属恶性。胃十二指肠分泌液、胆汁、食物和吞咽的细菌等胃十二指肠内容物漏入腹腔可导致腹膜炎，增加了感染和脓肿形成的风险，严重者发生休克。

溃疡穿孔后，含有食物、胃十二指肠液、胆汁、胰液和食物等的胃十二指肠内容物流入腹腔，胃酸、胆汁等刺激引起化学性腹膜炎，产生剧烈的持续性腹痛。数小时后，胃肠内容物流出减少，而腹膜刺激所致渗出液增加，胃肠流出的内容物被稀释。一方面，腹痛可暂时减轻；另一方面，第三间隙的液体积聚导致血循环容量不足、低血压、尿量减少。一般于 8~12 小时后，由于腹腔内细菌的生长和繁殖，形成细菌性腹膜炎，可引起肠麻痹、败血症及中毒性休克等。腹膜炎和肠麻痹引起的腹胀影响膈肌运动，影响肺扩张，最后导致肺膨胀不全，特别是肺疾病共存患者，可损害血液的氧合。空腹穿孔或穿孔较小者，病情常较轻，可形成局限性腹膜炎，或炎症局限形成膈下脓肿或右髂窝脓肿。胃溃疡穿孔的病情常较十二指肠溃疡穿孔严重。亚急性和慢性穿孔可形成穿透性溃疡、胃胆囊瘘或十二指肠胆囊瘘等。

3.诊断

(1)临床表现：多数患者有 1~5 年以上的消化性溃疡病史，穿孔发生前数天，有溃疡症状复发或加重，而少数患者仅有 1~2 周的上腹疼痛不适病史。10%~15% 患者可无消化性溃疡典型症状而以溃疡穿孔为首发症状，尤以老年溃疡患者多见。溃疡穿孔临床经过一般可分为以下 3 个阶段。第一阶段(初期)：穿孔时患者突然出现剧烈腹痛，疼痛为持续性，刀割样或撕裂样，常起始于右上腹或中上腹，迅速蔓延至全腹。询问病史时，患者通常能说清楚发作的具体时间、地点及当时的情况。胃肠内容物积聚和刺激膈下区域，疼痛可向肩背部放射。胃溃疡穿孔时，疼痛常向左肩部放射，十二指肠溃疡穿孔时，疼痛常向右肩部放射。如胃肠内容物沿右结肠旁沟流至右下腹，则可发生右下腹痛。约 50% 患者伴发恶心、呕吐。腹痛常因翻身、咳嗽等动作而加剧，故患者常静卧不动，并常呈卷曲体位。体检显示腹肌高度紧张，甚至呈板状腹，中上腹与右下腹、甚至全腹压痛及反跳痛明显，肝浊音界缩小或消失则提示有气腹存在，肠鸣音减弱或消失。腹腔穿刺可抽出胃肠内容物。此阶段患者可出现休克。第二阶段(反应期)：穿孔后 1~5 小时，部分患者由于腹腔渗出液增多，流入腹腔的胃肠内容物被稀释，腹痛可暂时减轻，患者自觉症状好转，脉搏、血压、面色与呼吸也恢复接近常态。患者仍不能做牵涉腹肌的动作，急性腹膜刺激征象仍继续存在。第三阶段(腹膜炎期)：在穿孔发生 8~12 小时后，多转变为细菌性腹膜炎，临床表现与其他原因引起的腹膜炎相似。患者呈急性重病容，发热、口干、乏力、呼吸、脉搏加快。腹胀、全腹肌紧张、压痛、反跳痛，移动性浊音阳性。腹腔穿刺可抽出白色或黄色混浊液体。病情严重、抢救不及时者常因麻痹性肠梗阻、脓毒血症或败血症、感染中毒性休克而死亡。

(2)辅助检查：50%~70% 的病例在立位或坐位 X 线检查可观察到膈下游离气体，呈新月形透亮区。如患者不能站立做 X 线透视检查，可左侧卧位 5~10 分钟后摄侧位片，可见肝右外侧有积气。对高度怀疑游离穿孔而未观察到气腹者,可停留胃管,抽尽胃内容物后注入 150~300mL 空气,做站立位 X 线透视或摄片检查,也可通过水溶性造影剂或 CT 扫描,可提高气腹征的阳性率。国外学者最近报道,X 线诊断气腹的阳性率为 75%,而 CT 的阳性率为 98%。此外,CT 还能显示有无麻痹性肠梗阻等征象。

(3)实验室检查:白细胞计数升高,中性粒细胞增多,血红蛋白与红细胞计数可因脱水而升高。严重穿孔病例或溃疡穿透累及胰腺时,血清淀粉酶也可升高,腹腔穿刺液淀粉酶也可升高,但一般不超过正常值的 5 倍。

4.鉴别诊断　溃疡穿孔须与急性阑尾炎穿孔鉴别,前者起病急剧,开始即有腹膜炎的体征,甚至出现休克,多有消化性溃疡史,如 X 线发现膈下游离气体即可确诊;后者病情逐渐加重,即使阑尾穿孔引起弥漫性腹膜炎,上腹部肌紧张和压痛仍较轻,绝大多数无气腹征。此外,溃疡穿孔还应与急性胰腺炎、急性胆囊炎、肠系膜动脉栓塞(或血栓形成)、异位妊娠破裂、卵巢囊肿扭转、急性心肌梗死等鉴别。

5.治疗　非手术治疗包括鼻胃管抽吸减压、镇痛、抗溃疡药物和抗生素。Taylor 首先报道了非手术治疗穿孔的系列病例,其病死率为 11%,而手术组为 20%。此后,由于手术技术和术后治疗的改善,现在的病死率已经降低到 5% 以下。

对于溃疡穿孔的治疗,原则上应尽快行外科手术。治疗延迟,尤其是超过 24 小时者,病死率和合并疾病发生率明显增加,住院时间延长。病情轻,患者一般情况较好,或诊断尚未明确时,可先行非手术治疗密切观察。即使有手术指征也应先行一般处理,做好术前准备。

(1)一般治疗:包括禁食、镇痛、吸氧、静脉输液、留置胃管行胃肠减压、静脉应用抗生素和抑酸剂等。

(2)手术治疗:出现下列情况须立即采取手术治疗。①饱食后穿孔;②腹腔渗液较多,就诊时间较晚,发生局限或弥漫性化脓性腹膜炎;③一般情况欠佳或有休克表现;④消化性溃疡史较长,有顽固性疼痛且发作频繁;⑤伴有幽门梗阻、出血等并发症;⑥保守治疗效果不佳。

治疗溃疡穿孔的手术有保守性手术和确定性手术。保守性手术为补漏手术和腹腔灌洗、抗溃疡药物治疗。一些报道显示保守性手术溃疡复发率高,推荐使用确定性手术。确定性手术包括迷走神经切断术、高选择性迷走神经切断术和胃部分切除术。

采用上腹正中切口剖腹探查,通常穿孔在十二指肠球部前壁,出现纤维渗出液和胆汁染色的液体可明确诊断。若不能发现十二指肠前壁穿孔,必须彻底检查特殊部位,包括从胃食管交界至幽门、胃结肠韧带及胃肝韧带的前后壁,以及其余的十二指肠和近端空肠。必须打开小网膜腔,以除外隐性的胃后壁穿孔。十二指肠溃疡穿孔仅需用丝线间断全层缝合穿孔处,外加大网膜敷贴加固。若溃疡穿孔较大,边缘水肿,可将集束的大网膜填塞于穿孔内,间断全层缝合闭合穿孔。穿孔闭合后,必须决定是否要加做定型的减酸手术。过去定型手术限于慢性消化性溃疡,根据病史或手术发现决定。目前也有主张单纯使用带蒂的大网膜敷贴于穿孔的溃疡灶上,不直接用缝线闭合溃疡,而围绕穿孔四周缝合固定。据报道,直接缝合易导致手术失败。有研究显示,高选择性迷走神经切断术不增加手术病死率或合并疾病发生率,而溃疡复发率和需要再次手术率明显减少。若患者病情不稳定,穿孔时间超过 24 小时或腹腔有明显食物或脓性物污染时,则不宜进行定型手术。

胃溃疡穿孔手术时,应先行穿孔周边最少 4 点的冰冻活检。影响手术选择的因素包括患者一般情况、年龄、溃疡部位、腹腔污染程度和冰冻切片结果。位于胃远端的溃疡,切除胃窦以除去溃疡。良性溃疡在病情不稳定或老年患者可行溃疡局部切除缝合或缝合并大网膜敷贴。在小弯侧的高位溃疡需要切除缝合。若不能切除,在缝合并大网膜敷贴前必须做活检。

当穿孔合并有明显胃肠道出血,须考虑是否并存后壁溃疡,即"对吻"溃疡。对这些患者可经过前壁穿孔切开十二指肠以缝合控制后壁溃疡出血,同时必须施行减酸手术,可选择迷走神经干切断或高选择性迷走神经切断,而前者必须加做幽门成形术以防止胃出口狭窄。未能发现和治疗同时并存的后壁溃疡可导致严重出血,这一并发症的病死率可高达 50%,需术后早期再次手术。

(3)延迟入院患者的处理:对于入院较迟(穿孔超过 24 小时)的患者,若血循环动力学稳定,无弥漫性腹膜炎,水溶性对照剂检查无游离漏入腹腔,可考虑非手术治疗,包括鼻胃管吸引、静脉应用 H_2 受体拮抗剂或 PPI 和广谱抗生素,密切观察病情。若临床情况恶化应立即中转手术。这些患者易发生膈下或肝下脓肿,这种合并疾病通常能用经皮导管引流治疗。老年患者对非手术疗法失败的并发症耐受性较差,因此,应用非手术治疗时必须慎重考虑,以早期手术宜。

(4)腹腔镜手术:20 世纪 90 年代起开始有腹腔镜关闭溃疡穿孔的报道。腹腔镜手术有创伤小、减轻术后疼痛和缩短住院日的优点,而且可降低切口感染、裂开和切口疝的发生,降低术后肠麻痹和胸部感染。缺点是手术时间延长,修补后技术性瘘引起的再手术率升高,灌洗不充分容易引起腹腔积液。此外,近年有腹腔镜结合内镜治疗穿孔的手术的报道,也可按手术者经验施行近端胃迷走神经切断或 Taylor 手术,即小弯前侧浆肌层切开和迷走神经后干切断。手术的技术因素如食管去神经的范围,直接影响手术成功率。食管远端去迷走神经范围 1~2cm,溃疡复发率为 15%~20%,若食管去神经范围 5~7.5cm,复发率降低至 7%。

有报道称,几乎 1/3 的穿孔性消化性溃疡患者有服用 NSAID 的病史,因此,减少NSAID 的使用可能是减低穿孔发生的重要预防措施。

三、胃出口梗阻

1.发病情况　近年来,由于消化性溃疡治疗新药的涌现和对消化性溃疡并发症的更有效治疗,以及较早期的选择性手术,严重的胃出口狭窄发生率显著减少。目前,消化性溃疡并胃出口梗阻者仅占 5%~10%。由于门诊消化性溃疡病例收集不全,其实际发生率可能更低。消化性溃疡并发胃出口梗阻常见于老年人,以男性为多。国外报道溃疡并发胃出口梗阻 885 例,其中 82% 为男性。

2.病因与病理　消化性溃疡引起胃出口梗阻的原因主要包括:①幽门括约肌痉挛,梗阻为暂时性或间歇性;②幽门附近溃疡(十二指肠球部溃疡、幽门管溃疡、幽门前胃溃疡)炎症水肿使幽门狭窄,炎症水肿消退或减轻后梗阻即可缓解;③幽门附近溃疡愈合过程中,过多瘢痕组织形成,使胃出口狭窄,梗阻为持续性。少数狭窄可因恶变的癌种浸润所致。幽门梗阻的形成往往不是单一因素,而是多种因素并存,而且胃潴留的程度与狭窄程度不一定相平行。梗阻的部位通常发生在十二指肠,较少在幽门管或在幽门前胃窦部,罕见在胃体。故以前称"幽门梗阻"不够准确,称"胃出口梗阻"更符合实际情况。

3.诊断

(1)临床表现:大多数患者有消化性溃疡症状的病史,出现呕吐和明显的上腹不适。随着胃潴留的加剧,原先疼痛的节律性和定位性消失,逐渐变为无明显节律的、弥漫性上腹胀满的不适感或胀痛。症状于进食后和傍晚时加重,并常伴有食欲减退、反酸、体重减轻等。呕吐为胃出口梗阻的主要症状,次数不多,每1~2天出现1次。如梗阻持续严重而不缓解,胃进一步扩张,蠕动减弱,变动体位时,患者自己可听到胃内振水声。由于胃胀难忍,患者呕吐后自觉舒服,有时会用手指刺激咽部诱发呕吐以减轻症状。一次呕吐量可超过1L,内含宿食,酸臭味,但不含胆汁。患者可因反复呕吐引起明显的全身症状,包括食欲减退、口渴、尿少、乏力、消瘦,进行性衰弱,重者可发生虚脱、严重脱水、电解质紊乱及代谢性碱中毒,可有手足搐搦症,甚至惊厥、昏迷。约2/3患者在空腹状态下可有明显的振水音,中上腹可见胃呈半球形隆起,可见胃蠕动波。失水可引起舌干、皮肤干燥、弹性丧失,也可出现因维生素缺乏的皮肤和口腔黏膜病征。

(2)辅助检查

1)实验室检查:血常规检查可发现轻度贫血,明显失水时红细胞压积和血红蛋白可表现正常或轻度升高。长期饥饿可出现低蛋白血症,严重的幽门梗阻可出现代谢性低钾、低氯性碱中毒,二氧化碳结合力和血pH升高。

2)X线检查:X线造影检查有助于了解梗阻的部位、程度和病因,并可了解十二指肠球部以下有无梗阻性病变。X线造影检查可表现为胃排空障碍及胃扩张。如果幽门管形态不规则,偏心性或持续性狭窄,则提示存在器质性病变,在狭窄的管腔内存在龛影则表示幽门管溃疡,如梗阻伴有幽门前胃窦的充盈缺损,则需考虑恶性病变。钡剂造影前后必须洗胃。

3)胃镜检查:胃镜检查可明确胃出口梗阻的部位和病因。胃镜下可明确溃疡位置、大小与形态,对可疑恶性的病例,还可取活组织病理检查。梗阻明显的病例,胃镜检查前也必须洗胃,以期视野更明晰。

4)胃抽吸:胃潴留简单而可靠的征象是用胃管抽吸得到异常量的胃内容物。正常人空腹胃抽吸通常少于30mL,高分泌的十二指肠溃疡患者可抽吸到较大的胃液量,但多不含食物残渣。如空腹胃液量超过100mL,或胃内容物中含有宿食,则有助于胃潴留的诊断。

5)盐水负荷试验:先将胃内积存的内容物抽吸干净,然后于3~5分钟注入生理盐水700mL,钳夹胃管,30分钟后再抽吸胃内盐水。若抽出液超过350mL,则可认定有梗阻存在。

4.鉴别诊断　根据消化性溃疡病史、典型症状及辅助检查的结果,不难做出胃出口梗阻的诊断。对器质性梗阻患者,鉴别梗阻是由于消化性溃疡还是幽门前恶性病变所致至关重要。一般来说,消化性溃疡患者较年轻,过去有消化性溃疡疼痛的病史、胃扩张较大,更常出现低钾低氯性碱中毒。胃镜活检对排除恶性肿瘤非常重要。此外,还应与其他可引起梗阻表现的疾病相鉴别,如胃黏膜脱垂、幽门肌肉肥厚、胃扭转、胰十二指肠肿瘤及肝胆道疾病等。

5.治疗

(1)内科治疗:一般胃出口梗阻的患者,不急于进行外科手术。部分患者经3~5天的内科治疗后,梗阻症状缓解。内科治疗包括纠正水电解质和酸碱平衡紊乱、胃减压、积极治疗活动性溃疡等。如经上述处理无效,梗阻持续存在,说明为瘢痕性梗阻,必须采取手术治疗。部分器质性狭窄患者,在内科治疗后梗阻症状缓解,但往后常梗阻复发,可在缓解期行择期手术治疗。

(2)外科治疗:瘢痕性完全性胃出口梗阻是外科手术治疗的绝对适应证。手术方式可选择远端胃部分切除、胃窦切除加迷走神经切断、迷走神经切断并引流。十二指肠第一步必须细致检查以了解溃疡的严重情况,尤其是出现炎性包块时,以便能选择施行最安全的方法。若估计十二指肠瘢痕过多,十二指肠切断不安全,则应施行迷走神经切断合并胃空肠吻合术。若十二指肠球部变形不严重,可行迷走神经切断合并胃窦切除或胃远端60%切除,手术不仅能有效防止溃疡复发,还能降低术后胃功能性排空障碍的发生率。迷走神经切断合并胃引流术的术后胃功能性排空障碍的发生率更高,胃窦切除后,如有可能,尽量行胃十二指肠吻合。无论施行何种手术,皆应建立管饲空肠穿刺造瘘,术前有重度营养低下和术前进行过营养支持者更应该如此。当胃明显张力缺乏和扩张,必须放置胃造瘘管以替代术后需要长时间的鼻胃管减压。

(3)困难的十二指肠残端的处理:十二指肠残端破裂是 Billroth Ⅱ 式胃切除术最严重的术后并发症。当十二指肠球部有严重变形时,应避免施行胃切除术。然而有时在十二指肠横断前未发现严重的十二指肠炎症,此时可选择应用某些特殊的手术技术以达到安全的闭合,或行十二指肠造瘘,再于肝下间隙网膜孔附近放置引流管。Nissen 方法是闭合困难十二指肠残端的一种方法,适合于后壁穿透性溃疡。具体操作是将十二指肠前壁间断缝合于后壁溃疡的远侧,闭合十二指肠腔,将溃疡旷置在肠腔外的胰腺上,再将十二指肠前壁覆盖溃疡底,缝合于溃疡边缘及胰腺的假包膜上,缝合处再用大网膜缝合覆盖以加强。行十二指肠造瘘时,将20~24号 Foley 导尿管插入十二指肠残端,将其周围十二指肠壁用2-0丝线荷包缝合扎紧,覆盖大网膜以加固。

(4)术后处理:胃出口梗阻手术后的最主要问题是胃排空延迟。大多数患者在术后5~10天可恢复充分的胃排空。然而少数患者,尤其是长期胃出口梗阻者,胃排空可延迟至数周,甚至几个月后。因此,有学者推荐术中放置胃造瘘管和空肠造瘘饲养管。若胃排空障碍超过10~14天,须吞服水溶性造影剂以排除机械性梗阻,3周后可用胃镜检查吻合口。对于大多数病例,胃排空延迟是由于胃无张力而非机械性吻合口梗阻引起。延长胃麻痹的原因尚未确认,可能与长期梗阻所致腔内水肿有关。促进胃肠动力的药物往往对改善胃排空效果不明显,等待是唯一的解决方法。在胃排空不良期内,可经空肠造瘘管行肠内营养支持,用奥美拉唑经空肠造瘘管给药,可明显减少胃分泌和胃造瘘管引出液的丧失;若胃分泌过多可经空肠造瘘管回输入肠内。

第五章　肠梗阻

第一节　肠梗阻

肠梗阻是常见的一种外科急腹症,由于其变化快,需要早期做出诊断、处理。诊治的延误可使病情发展加重,甚至出现肠坏死、腹膜炎等严重的情况。

一、病因

1.按病因分类以往将肠梗阻的病因主要可分为两大类:①机械性肠梗阻;②动力性肠梗阻。有研究将血运障碍引起的肠动力性梗阻称为血运性肠梗阻。经临床多年的实践与探讨,现认为需要进行外科处理的肠梗阻主要是机械性因素引起的肠梗阻。故本节所讨论将以机械性肠梗阻为主。

(1)机械性肠梗阻:将机械性肠梗阻的病因主要归纳为3类。

1)肠壁内的病变:这些病变通常是先天性或由炎症、新生物、创伤引起。先天性病变包括先天性肠扭转不良、梅克尔憩室、炎症等。在炎症性疾病中以克罗恩病最常见,还有结核、放线菌病甚至嗜伊红细胞肉芽肿。原发性或继发性肿瘤、肠道多发息肉也可以产生梗阻。创伤后肠壁内血肿可产生急性梗阻,或因其后的缺血产生瘢痕而出血狭窄、梗阻。各种原因引起的肠套叠、肠管狭窄都可引起肠管被堵、梗阻。

2)肠壁外的病变:手术后、先天性或炎症后的肠粘连是产生肠梗阻的常见肠壁外病变。在我国,疝也是肠梗阻的常见原因,其中以腹股沟疝最多见。其他如股疝、脐疝及一些少见的先天性疝如闭孔疝、坐骨孔疝也可产生肠梗阻。手术后造成的间隙或缺口而导致的疝,如胃空肠吻合后,结肠造口或回肠造口后造成的间隙或系膜缺口,外伤性膈肌破裂,均可造成小肠进入而形成疝与梗阻。先天性环状胰腺、腹膜包裹、小肠扭转也都可产生梗阻。腹膜肿瘤或癌肿腹膜种植、肠外肿瘤、局部软组织肿瘤转移、腹腔炎性肿块、脓肿、肠系膜上动脉压迫综合征,均可引起肠梗阻。

3)肠腔内病变:较为少见,但在我国临床上仍可见到,特别是在基层医院能遇到这类患者,多由寄生虫(蛔虫)、粗糙食物形成的粪石、发团、胆结石等在肠腔内堵塞而导致。

(2)动力性肠梗阻:又称为麻痹性肠梗阻,又分为麻痹性与痉挛性两类,是神经抑制或毒素刺激以致肠壁肌肉运动紊乱所致。麻痹性肠梗阻较为常见,发生在腹腔手术后、腹部创伤或急性弥漫性腹膜炎患者,由于严重的神经、体液与代谢(如低钾血症)改变所致。痉挛性较为少见,可见于急性肠炎、肠道功能紊乱或慢性铅中毒患者。

(3)血运性肠梗阻:也可归纳入动力性肠梗阻之中,是肠系膜血管发生血栓形成或栓子栓塞,从而有肠血管堵塞,循环障碍,肠失去蠕动能力,肠内容物停止运行出现肠麻痹现象,可迅速继发肠坏死,在处理上与肠麻痹截然不同。

（4）某些特殊的肠梗阻：假性肠梗阻，主要是非手术治疗，仅有些患者因合并穿孔、坏死等而需要进行手术处理。这一类型肠梗阻不可误判为其他类型肠梗阻，更不宜采取手术治疗，因此将其列出以引起外科医师的注意。假性肠梗阻与麻痹性肠梗阻不同，它无明显的病因可查，是一种慢性疾病，表现有反复发作肠梗阻的症状，有肠蠕动障碍、肠胀气，但十二指肠与结肠蠕动可能正常，患者有腹部绞痛、呕吐、腹胀、腹泻甚至脂肪泻，体检时可发现腹胀、肠鸣音减弱或正常，腹部 X 线不显示有机械性肠梗阻时出现的肠胀气与气液平面。

不明原因的假性肠梗阻可能是一种家族性疾病，但尚不清楚是肠平滑肌还是肠壁内神经丛有异常。近年来有报告认为肠外营养是治疗这类患者的方法之一。

2.按病理改变或症状分类　上述分类的依据是发病原因，肠梗阻还可按病理改变或症状分为以下几种。

（1）单纯性和绞窄性：根据肠管血液循环有无障碍分类。无血液循环障碍者为单纯性肠梗阻，有血液循环障碍为绞窄性肠梗阻。绞窄性肠梗阻因有血液循环障碍，其病理生理改变明显有别于单纯性肠梗阻，改变快，可以导致肠壁坏死、穿孔与继发腹膜炎，可发生严重的脓毒症，对全身的影响大，如处理不及时，病死率很高。因此，当诊断与观察、治疗肠梗阻时，应及早鉴别单纯性与绞窄性肠梗阻。

（2）完全性与不完全性：根据梗阻的程度而分，完全性肠梗阻的病理生理改变与症状均较不完全性梗阻明显，需要及时、积极地处理。如果一段肠袢的两端均有梗阻，形成闭袢，称闭袢型肠梗阻。虽属完全性肠梗阻，但其有特殊性，局部肠袢呈高度膨胀，局部血液循环发生障碍，容易发生肠壁坏死、穿孔。结肠梗阻，尤其是升结肠、横结肠肝曲都有梗阻，也会出现闭袢型肠梗阻的症状，因回盲瓣为防止逆流而关闭。

（3）根据梗阻的部位分为高位、低位和小肠、结肠梗阻，也可根据发病的缓急分为急性和慢性肠梗阻。

分类是为了便于诊断与治疗，这些分类中有相互交错，且梗阻也可以转化，要重视早期诊断，适时给予合理治疗。

二、病理生理

肠梗阻可引起局部和全身性的病理和生理变化，慢性不完全性肠梗阻的局部主要改变是梗阻近端肠壁肥厚和肠腔膨胀，远端肠管变细、肠壁变薄。继发于肠管疾病的病理性肠梗阻，梗阻部还具有原发疾病的改变如结核、克罗恩病等。急性肠梗阻可因梗阻类型及梗阻程度而有不同的改变，概括起来有下列几方面。

1.全身性病理生理改变

（1）水、电解质和酸碱失衡：发生肠梗阻时，吸收功能出现障碍，胃肠道分泌的液体不能被吸收返回全身循环系统而积存在肠腔内。同时，肠梗阻时，肠壁继续有液体向肠腔内渗出，导致了体液在第三间隙的丢失。如为高位小肠梗阻，患者将出现大量呕吐更易并发脱水，并随着液体电解质的丢失而出现电解质紊乱与酸碱失衡。胆汁及肠液均为碱性，损失的 Na^+、K^+ 较 Cl^- 多，再加之组织灌注不良与禁食而易有代谢性酸中毒。但在高位小肠梗阻时,胃液的丧失多于小肠液,则有可能出现代谢性碱中毒。K^+的丢失可致肠壁肌张力减退,引起肠腔膨胀。

(2)休克:肠梗阻如未得到及时适当的治疗,大量失水、失电解质可引起低血容量休克。在手术前由于体内代偿性的调节,血压与脉搏的改变不明显。但在麻醉后,机体失去调节的功能,休克的症状可迅速表现出来。另外,由于肠梗阻引起了肠黏膜屏障功能障碍,肠道内细菌、内毒素易位至门静脉和淋巴系统,可并发腹腔内感染或全身性感染,也可因肠壁坏死、穿孔而有腹膜炎与感染性休克。在绞窄性肠梗阻时,常是静脉回流障碍先于动脉阻断,导致动脉血仍不断流向肠壁、肠腔,还因有血流障碍而迅速发生肠坏死,出现感染和低血容量休克。

(3)脓毒症:肠梗阻时肠内容物淤积,细菌繁殖,产生大量毒素,可直接透过肠壁进入腹腔,致使肠内细菌易位引起腹腔内感染与脓毒症或脓毒症休克。在低位肠梗阻或结肠肠梗阻时更明显。回肠腔内有较多的细菌,在梗阻未解除前,因静脉反流有障碍,肠内毒素被吸收较少。但肠梗阻被解除血液循环恢复后,毒素大量易位至淋巴或门静脉内,可出现脓毒症、脓毒症休克。因此在解决梗阻前应先消除肠内积存的感染性肠液。

(4)呼吸和心脏功能障碍:肠腔膨胀时腹压增高,膈肌上抬,腹式呼吸减弱,可影响肺内气体交换。同时,因血容量不足、下腔静脉被压而致下肢静脉血回心血量减少,均可使心排血量减少。当腹腔内压力>20mmHg且伴有脏器功能障碍时即表现为腹腔间室综合征。

2.局部病理生理改变

(1)肠腔积气、积液:有学者应用放射性核素标记的水、钠与钾进行研究发现,在小肠梗阻的早期(<12小时),吸收功能降低,水与电解质积存在肠腔内。24小时后吸收减少而且分泌增加。同时,梗阻部以上肠腔有积气,主要来自:①吞咽的空气;②重碳酸根中和后产生的CO_2;③细菌发酵后产生的有机气体。吞咽的空气是肠梗阻时很重要的气体来源,它的含氮量高达70%,而氮又是一种不被肠黏膜吸收的气体。CO_2的量虽大,但它易被吸收,不是产生肠胀气的主要原因。

(2)肠蠕动增加:正常时肠管蠕动受自主神经系统、肠管本身的肌电活动和多肽类激素的调节控制。在发生肠梗阻时,各种刺激增强而使肠管活动增加,高位肠梗阻时,频率较快,每3~5分钟即发生1次。低位肠梗阻的间隔时间较长,每10~15分钟1次,但如梗阻长时间不解除,肠蠕动又可逐渐变弱甚至消失,出现肠麻痹。

(3)肠壁充血水肿、通透性增加:正常小肠腔内压力为0.27~0.53kPa。发生完全性肠梗阻时,梗阻近端压力可增至1.33~1.87kPa,强烈蠕动时可达4kPa以上。在肠内压增加时,肠壁静脉回流受阻,毛细血管及淋巴管淤积,引起肠壁充血水肿,液体外渗。同时由于缺氧,细胞能量代谢障碍,致使肠壁通透性增加,液体可自肠腔渗透至腹腔。在闭袢型肠梗阻中,肠内压可增加得更高,使小动脉血流受阻,引起点状坏死和穿孔。

概括起来,高位小肠梗阻易有水、电解质与酸碱失衡。低位肠梗阻容易出现肠腔膨胀,感染及中毒。绞窄性肠梗阻易引起休克。结肠梗阻或闭袢型肠梗阻则易出现肠穿孔、腹膜炎。如治疗不及时或处理不当,不论何种类型肠梗阻都可出现上述的各种病理生理改变。

三、临床表现

各种类型肠梗阻虽病因不同,但共同的特点均为肠管的通畅性受阻,肠内容物不能正常通过。因此,患者可有程度不同的腹痛、呕吐、腹胀和停止排便排气等症状。

1.症状

(1)腹痛:是机械性肠梗阻最先出现的症状之一,由于梗阻以上肠管内容物不能向下运行,肠管剧烈蠕动所致。呈阵发性剧烈绞痛,患者腹痛发作时,自觉有肠蠕动感,且有肠鸣,有时还可出现移动性包块。腹痛可呈全腹性或仅局限在腹部的一侧。在高位肠梗阻时,腹痛发作的同时可伴有呕吐。

单纯性肠梗阻时,腹痛逐渐加重,而后由重减轻。减轻可能是梗阻有所缓解,肠内容物可以通向远段肠管。但也有可能是梗阻完全,肠管高度膨胀,腹腔内有炎性渗出或腹膜炎,肠管进入麻痹状态。这时虽然腹痛减轻但全身症状加重,特别是毒性症状明显。

单纯性结肠梗阻的腹痛可以不明显,但在绞窄性或闭袢性肠梗阻时,也可有阵发性胀痛。

绞窄性肠梗阻由于有肠管缺血和肠系膜嵌闭,往往出现持续性腹痛伴有阵发性加重,疼痛也较剧烈。绞窄性肠梗阻也常伴有休克及腹膜炎症状。

麻痹性肠梗阻的腹胀明显,腹痛不明显,阵发性绞痛尤为少见。

(2)腹胀:腹胀的发生在腹痛之后,低位梗阻的腹胀较高位梗阻更明显。腹壁较薄的患者常在梗阻部位的上部肠管膨胀出现肠型。高位小肠梗阻常表现为上腹,尤其是上腹中部有饱胀感。低位小肠梗阻为全腹性胀气,以中腹部为明显。低位结肠梗阻时,呈全腹性广范围的胀气。闭袢式肠梗阻可出现局限性腹胀。

(3)呕吐:呕吐是机械性肠梗阻的主要症状之一。高位梗阻的呕吐出现较早,在梗阻后短期内发生,呕吐较频繁。在早期为反射性呕吐,呕吐物为食物或胃液,其后为胃液、十二指肠液和胆汁。低位小肠梗阻的呕吐出现较晚,初为胃内容物,静止期较长。后期的呕吐物为积蓄在肠内并经发酵、腐败呈粪样带臭味的肠内容物。如肠系膜血管有绞窄,呕吐物为咖啡色,棕色,偶有新鲜血液。在结肠梗阻时,少有呕吐的现象。

(4)排便排气停止:排便、排气停止是完全性肠梗阻的主要症状。在梗阻发生的早期,由于肠蠕动增加,梗阻部位以下肠内积存的气体或粪便可以排出。在早期开始腹痛时尚有排便、排气现象,容易误为肠道仍通畅。故在询问病史时,应了解在腹痛再次发作时是否仍有排便排气。但在肠套叠、肠系膜血管栓塞或血栓形成时,可自肛门排出血性黏液或果酱样粪便。

2.体征　单纯梗阻的早期,患者除在阵发性腹痛发作时出现痛苦表情外,生命体征等无明显变化。待发作时间较长、呕吐频繁、腹胀明显后,可出现脱水甚至休克现象。当有绞窄性梗阻时可较早出现休克。

腹部物理学检查可观察到腹部有不同程度的腹胀。腹壁较薄的患者尚可见到肠型及肠蠕动,肠型及肠蠕动多随腹痛的发作而出现。肠型是梗阻近端肠袢胀气后形成,有助于判断梗阻的部位。触诊时,单纯性肠梗阻的腹部虽然胀气,但腹壁柔软,按之如同充气的球囊。有时在梗阻的部位可有轻度压痛,特别是腹壁切口部粘连引起的梗阻,压痛点较为明显。当梗阻上部肠管内积存的气体与液体较多时,稍加振动可听到振水声;腹部叩诊多呈鼓音;肠鸣音亢进,有时不用听诊器也可听到;肠鸣音的量和强度均有增加,且可有气过水声及高声调的金属声。腹痛、肠型、肠鸣音亢进都是由于肠蠕动增强引起,常同时出现。因此,在体检时稍作等待即可获得这些阳性体征。

当有绞窄性肠梗阻或在单纯性肠梗阻的晚期,肠壁已有坏死、穿孔,腹腔内已有感染、炎症时,则体征为腹膜炎的特征:腹部膨胀,有时可叩出移动性浊音,腹壁有压痛,肠鸣音微弱或消失。因此,在临床观察治疗中,体征的改变应与临床症状相结合,警惕腹膜炎的发生。

3.化验检查 单纯性肠梗阻早期变化不明显,晚期由于失水和血液浓缩,白细胞计数、血红蛋白、血细胞比容均可增高,血 K^+、Na^+、Cl^- 与酸碱平衡也可发生改变。高位梗阻、呕吐频繁、大量肠液丢失,可出现低钾、低氯与代谢性碱中毒。在低位肠梗阻时,则可有电解质普遍降低与代谢性酸中毒。腹胀明显,膈肌上升影响呼吸时,则可出现低氧血症与呼吸性酸或碱中毒,可随患者原有肺部功能障碍而异。因此,动脉血气分析应是一项重要的常规检查。当有绞窄肠梗阻或腹膜炎时,血常规、血液生物化学测定指标等改变明显。尿量在肠梗阻早期可无明显变化,但在晚期,如无适当的治疗,可出现尿量减少、尿比重增加甚至出现急性肾功能障碍。

4.影像学检查 腹部 X 线与钡灌肠检查对肠梗阻有帮助。直立位腹部 X 线可显示肠袢胀气,空肠黏膜的环状皱襞在肠腔充气时呈鱼骨刺样,结肠可显示结肠袋,肠腔充气的肠袢是在梗阻以上的部位。小肠完全性梗阻时,结肠将不显示。左侧结肠梗阻,右侧结肠将有充气。低位结肠梗阻时,左半结肠可有充气。典型的 X 线可出现多个肠袢内含有气液面呈阶梯状。气液面是因肠腔内既有胀气又有液体积留形成,只有在患者直立位或侧卧位时才能显示,平卧位时不显示。如腹腔内已有较多渗液,直立位时尚能显示下腹、盆腔部的密度增高。

5.腹部 CT 腹部 CT 除可明确肠梗阻外,还有助于梗阻原因的发现。腹部 CT 可显示肠壁的增厚、肠腔狭窄或扩张,可发现腹腔内脓肿和腹腔内异物(如结石)。肠套叠在腹部 CT 表现同心圆或夹层改变。经过血管内增强后,可揭示肠壁有无缺血。

钡灌肠检查可用于疑有结肠梗阻的患者,它可显示结肠梗阻的部位与性质。但在小肠梗阻时忌用胃肠钡剂造影的方法,以免加重病情。

四、诊断

1.肠梗阻的诊断 典型的单纯性肠梗阻有阵发性腹部绞痛,同时伴有腹胀、呕吐、肠鸣音增加等自觉症状。在粘连性肠梗阻,多数患者都有腹部手术史,或者曾有腹痛史。但在早期,有时并不具有典型的上述症状而仅有腹痛与呕吐,需与其他急腹症如急性胃肠炎、急性胰腺炎、输尿管结石等鉴别。除病史与详细的腹部检查外,化验检查与腹部 X 线片可有助于诊断。

2.肠梗阻类型的鉴别

（1）机械性与动力性肠梗阻：机械性肠梗阻是常见的肠梗阻类型，具有典型的腹痛、呕吐、肠鸣音增强、腹胀等症状，与麻痹性肠梗阻有明显区别。后者表现为腹部持续腹胀，但无腹痛，肠鸣音微弱或消失，且多与腹腔感染、外伤、腹膜后感染、血肿、腹部手术、肠道炎症、脊髓损伤等有关。虽然机械性肠梗阻的晚期因腹腔炎症而出现与动力性肠梗阻相似的症状，但在发作的早期，其症状较为明显。腹部 X 线对鉴别这两种肠梗阻甚有价值。动力型肠梗阻表现为全腹、小肠与结肠均有明显充气。体征和 X 线能准确地分辨这两类肠梗阻。

（2）单纯性与绞窄性肠梗阻：绞窄性肠梗阻有血运障碍，可发生肠坏死、穿孔与腹膜炎，应及早确诊、手术，解除血运障碍，防止肠坏死、穿孔。绞窄性肠梗阻发病急骤且迅速加重，早期的腹痛剧烈，无静止期。呕吐频繁发作可有血液呕吐物，腹部有腹膜炎体征，局部隆起或可触及的孤立胀大的肠袢等均为其特征。腹腔穿刺可以有血性液体。全身变化也较快出现，有脉搏快、体温上升，甚至出现休克。腹部 X 线可显示有孤立扩大的肠袢。非手术治疗不能改善其症状。当疑为绞窄性肠梗阻虽不能得到证实时，仍应及早手术探查。

（3）小肠梗阻与结肠梗阻：小肠梗阻临床常见。结肠梗阻时因回盲瓣具有单向阀的作用，气体仅能向结肠灌注而不能反流至小肠致形成闭袢型梗阻，结肠呈极度的扩张。加之结肠壁薄，易发生盲肠部穿孔。结肠梗阻的原因多为肿瘤或乙状结肠扭转，在治疗方法上也有别于小肠梗阻，及早明确有无结肠梗阻有利于治疗计划的制订。结肠梗阻以腹胀为主要症状，腹痛、呕吐、肠鸣音亢进均不及小肠梗阻明显。体检时可发现腹部有不对称的膨隆，借助腹部 X 线显示充气扩张的一段结肠袢，可考虑为结肠梗阻。钡灌肠检查或结肠镜检查可进一步明确诊断。

五、病因诊断

肠梗阻有不同的类型，也有不同的病因。在治疗前，应先明确梗阻类型、部位与病因，以便确定治疗策略与方法。病因的诊断可从以下方面入手。

1.病史　详细的病史有助于病因诊断。腹部手术史提示有粘连性肠梗阻的可能。腹股沟疝可由绞窄性肠梗阻引起；腹部外伤可致麻痹性梗阻；慢性腹痛伴有低热并突发肠梗阻可能是腹内慢性炎症如结核所致；近期有大便习惯改变，继而出现结肠梗阻症状的老年患者应考虑肿瘤。饱餐后运动或体力劳动后出现梗阻应考虑肠扭转。心血管疾病如心房纤颤、瓣膜置换后应考虑肠系膜血管栓塞。下腹疼痛伴有肠梗阻的女性患者应考虑有无盆腔、附件病变等。胃癌特别是黏液腺癌或低分化腺癌术后不久出现肠梗阻，除考虑输入输出袢梗阻或内疝外，还要考虑腹膜种植转移出现的癌性梗阻。

2.体征　腹部检查提示有腹膜刺激症状者，应考虑为腹腔内炎症改变或是绞窄性肠梗阻引起。腹部有手术或外伤瘢痕应考虑腹腔内有粘连性肠梗阻。

直肠指诊应注意可否触及肠腔内肿块，是否有粪便，直肠膀胱凹有无肿块，指套上是否有血液。腹部触及肿块，在老年人应考虑是否为肿瘤、肠扭转；在幼儿右侧腹部有肿块应考虑是否为肠套叠;具有明显压痛的肿块多提示为炎性病变或绞窄的肠袢。

3.影像学诊断 B超检查虽简便,但肠袢胀气会影响诊断的效果。CT诊断的准确性优于B超,可发现实质性肿块或肠腔外积液,还可显示肠壁是否增厚、肠腔是否狭窄。腹部X线除能诊断是结肠、小肠,完全与不完全梗阻,有时也能提示病因。如乙状结肠扭转时行钡灌肠检查,可在钡剂中止处显示鸟嘴或鹰嘴状改变;蛔虫性肠梗阻可在充气的肠腔中出现蛔虫体影;结肠道显示粪块,结合病史提示粪便梗阻。

六、治疗

急性肠梗阻的治疗包括非手术治疗和手术治疗。应根据梗阻的原因、性质、部位及全身情况和病情严重程度来选择治疗方法。不论采用何种治疗均应首先纠正梗阻导致的水、电解质与酸碱紊乱,改善患者的全身情况。

1.非手术治疗

(1)胃肠减压:是治疗肠梗阻的主要措施之一。现多采用鼻胃管(Levin管)减压,导管插入位置调整合适后,先将胃内容物抽空再行持续低负压吸引。抽出的胃肠液应观察其性质,帮助鉴别有无绞窄及判断梗阻部位高低。胃肠减压的目的是减轻胃肠道的积留气体、液体,减轻肠腔膨胀,以利于肠壁血液循环的恢复,减少肠壁水肿,使某些原有部分梗阻的肠袢因肠壁肿胀导致的完全性梗阻得以缓解,也可使某些扭曲不重的肠袢得以复位,缓解症状。胃肠减压还可减轻腹内压,改善因膈肌抬高而导致的呼吸与循环障碍。以往,有用Miller-Abbott管者,该管为双腔,长达3.5m,管前端带有铜头及橡胶囊,管尾有Y形管,一通气囊,一作吸引用。待管前端通过幽门后,将气囊充气,借助铜头的重量及充气的气囊随肠蠕动而下行直至梗阻部,以期对低位梗阻做有效的减压。但操作困难,难以达到预期目的。现也有相似的长三腔减压管。

(2)纠正水、电解质与酸碱失衡:水、电解质与酸碱失衡是急性肠梗阻最突出的病理生理改变,应及早纠正。在生化检查结果尚未获得前,可先给予平衡盐液(乳酸钠林格液)。待有化验结果后再补充电解质并纠正酸碱紊乱,在无心、肺、肾功能障碍的情况下,最初输入液体的速度可稍快一些,但需要做尿量监测,必要时做中心静脉压(CVP)监测,以防液体过多或不足。在单纯性肠梗阻的晚期或是绞窄性肠梗阻,常有大量血浆和血液渗出至肠腔或腹腔,需要补充血浆和全血。

(3)抗感染:肠梗阻后,肠壁循环有障碍,肠黏膜屏障功能受损而出现肠道细菌易位,或是肠腔内细菌直接经肠壁易位至腹腔产生感染。肠腔内细菌也可迅速繁殖。同时,膈肌升高引起肺部气体交换与分泌物的排出有影响,易发生肺部感染。因此,肠梗阻患者应给予抗菌药物以预防或治疗腹部、肺部感染,常用的有杀灭肠道细菌与肺部细菌的广谱头孢菌素或氨基糖苷类抗生素,以及抗厌氧菌的甲硝唑等。

(4)其他治疗:腹胀后影响肺的功能,患者宜吸氧。为减轻胃肠道的膨胀可给予生长抑素以减少胃肠液的分泌。降低肠腔内压力可改善肠壁循环,促进肠壁水肿消退,使部分单纯肠梗阻患者的症状得到缓解。乙状结肠扭转可试用纤维结肠镜检查、复位。回盲部肠套叠可试用钡剂灌肠或充气灌肠复位。

采用非手术方法治疗肠梗阻时,应严密观察病情的变化。对于绞窄性肠梗阻或已出现腹膜炎症状的肠梗阻,应先经过2~3小时的非手术治疗,实际上是术前准备,纠正患者的生理失衡状况后即进行手术治疗。单纯性肠梗阻经过非手术治疗24~48小时,梗阻的症状未能缓解或在观察治疗过程中症状加重或出现腹膜炎症状或有腹腔间室综合征出现时,应及时改为手术治疗解除梗阻并减压。但是在手术后早期发生的炎症性肠梗阻除有绞窄发生外,应继续治疗等待炎症的消退。

2.手术治疗 手术是治疗肠梗阻的重要措施,大多数情况下肠梗阻需用手术解决。手术的目的是解除梗阻、去除病因,手术的方式可根据患者的情况与梗阻的部位、病因加以选择。

(1)单纯解除梗阻的手术:包括为粘连性肠梗阻的粘连分解,去除肠扭曲,切断粘连束带;为肠内堵塞切开肠腔,去除毛粪石、蛔虫等;为肠扭转、肠套叠的肠袢复位术。

(2)肠切除吻合术:肠梗阻若由肠肿瘤所致,切除肿瘤是解除梗阻的首选方法。对于其他非肿瘤性质病变,因肠梗阻时间较长,或有绞窄引起肠坏死,或是分离肠粘连时造成较大范围的肠损伤,则需考虑将有病变的肠段切除。在绞窄性肠梗阻,如腹股沟疝、肠扭转、胃大部切除后绞窄性内疝,解除绞窄后,血运可有所恢复。但肠袢的生活力如何?是否应切除,切除多少?常是手术医师面临的难题。当不能肯定小段肠袢有无血运障碍时,应切除吻合比较安全。当涉及较长段肠袢尤其全小肠时,贸然切除将影响患者将来的生存质量。为此,应认真判断肠管有无活力。判断方法包括:①肠管的颜色转为正常,肠壁保持弹性并且蠕动活跃,肠系膜边缘动脉搏动可见说明肠管有生机。有经验的医师,经仔细判断后,准确性可在90%以上,但可出现过多切除的现象;②应用多普勒超声沿肠管探查肠系膜缘是否有动脉波动,而非探查肠系膜的血管弓部,准确性在80%以上;③从周围静脉注入荧光素,然后以紫外线照射疑有循环障碍的肠管,如有荧光出现,表示肠管有生机。国外学者报告,其准确率可达100%,甚至仅0.5mm^{2}的缺血区也能显示出来;④肠管已明显坏死,切除缘必须有活跃的动脉出血。

肠管的生机不易判断且是较长的一段,可在纠正血容量不足与供氧的同时,在肠系膜血管根部注射1%普鲁卡因或是酚妥拉明以缓解血管痉挛。将肠管标志后放回腹腔,观察15~30分钟后,如无生机可重复1次,当确认无生机后再考虑切除。经处理后肠管的血运恢复,也显示有生机,则可保留,但在24小时后应再次剖腹观察。如发现有局灶性坏死应再行切除。为此,第1次手术关腹时,可采用全层简单缝合的方法。

(3)肠短路吻合:当梗阻的部位切除有困难,如肿瘤向周围组织广泛侵犯,或是粘连广泛难以剥离,但肠管无坏死现象时,为解除梗阻,可分离梗阻部远近端肠管做短路吻合,旷置梗阻部。但应注意旷置的肠管,尤其是梗阻部的近端肠管,不宜过长,以免引起盲袢综合征。

(4)肠造口术或肠外置术:若肠梗阻部位的病变复杂或患者的情况差,不允许行复杂的手术,可在膨胀的肠管上即梗阻部的近端肠管,做肠造口术减压,解除因肠管高度膨胀而带来的病理生理改变。小肠可采用插管造口的方法,可先在膨胀的肠管上切一小口,放入吸引管进行减压,但应注意避免肠内容物污染腹腔及腹壁切口。肠插管造口管宜稍粗一些如 F16、F18 以防堵塞,还应行隧道式包埋造口,以防有水肿的膨胀肠管愈合不良而发生瘘。结肠则宜做外置造口。由于结肠内有粪便,插管造口常不能达到有效的减压,因远端有梗阻,结肠造口应采用双口术式。若有梗阻病变的肠袢已游离或是肠袢已有坏死,但患者的情况差不能耐受切除吻合术,可将该段肠袢外置,关腹。立即或待患者复苏成功后再在腹腔外切除坏死或病变的肠袢,远、近两切除端固定在腹壁上,近端插管减压、引流,以后再行二期手术,重建肠管的连续性。

急性肠梗阻都是在急诊或半急诊情况下进行,术前的准备不如择期手术完善,且肠袢高度膨胀有血液循环障碍,肠壁有水肿愈合能力差,手术时腹腔已有感染或手术时腹腔被肠内容物严重污染,术后易出现肠瘘、腹腔感染、切口感染等并发症。绞窄性肠梗阻患者在绞窄解除后恢复循环,肠腔内的毒素大量被吸收入血,可出现全身性中毒症状,有些晚期患者还可能发生多器官功能障碍甚至衰竭。绞窄性肠梗阻的手术病死率为 4.5%~31%,而单纯性肠梗阻仅为 1%。因此,肠梗阻患者术后的监测治疗仍很重要,胃肠减压,水、电解质及酸碱平衡维持,营养支持,抗感染等都必须予以重视。

第二节　粘连性肠梗阻

粘连性肠梗阻是肠梗阻最常见的一种类型,占肠梗阻的 40%~60%,其在我国 20 世纪 60 年代大组肠梗阻病例统计中位列第一。

一、分类

腹腔内粘连产生机械性肠梗阻有 3 种类型。

1.先天性粘连　不常见,约占肠梗阻的 5%,如卵黄管退化不全,在脐与回肠之间形成粘连带;或由于胎粪性腹膜炎,在腹腔内形成广泛的粘连;抑或是肠转位不良形成的腹腔内腹膜侧壁束带。

2.炎症后粘连　占粘连性肠梗阻的 10%~20%。由腹腔内轻度炎症,经非手术治疗后形成的粘连,如阑尾炎、肠憩室炎、盆腔炎症性疾病、胆囊炎、肠道炎性疾病,以及腹腔内其他炎症而产生的粘连。

3.手术后粘连　是粘连性肠梗阻中最常见的类型,约 80% 的患者属于这一类型,腹腔内各种手术后都可能发生这类肠梗阻。

粘连形成是机体的一种纤维增生的炎性反应,粘连起到血管桥的作用。腹膜含有大量的吞噬细胞,当腹腔内有任何损害时,这些细胞便释放大量细胞因子、介质导致炎症反应,局部将有水肿、充血,并释放组胺、多种激肽与其他血管活性物质。大量纤维素渗出并沉积在浆膜面上形成一网络状物,其中含有许多多核白细胞及其他炎性细胞,纤维网络使邻近的浆膜面黏合在一起。其后,成纤维细胞定植其中。局部的炎性反应是否形成纤维性粘连的决定因素之一是局部纤维分解的速度,如纤维素性网膜能被迅速吸收,纤维增生将停止而无粘连形成;反之,成纤维细胞将产生胶原束,成为纤维粘连的基础。同时,许多毛细血管伸入其中,成纤维细胞在胶原网中增生,数周或数月后粘连为之形成。

　　对于有的纤维素被吸收而有的则形成粘连的机制目前并不完全了解。虽有人认为是因为浆膜面缺乏间质细胞覆盖的缘故,但并不为许多临床与实验所证实。还有人认为是局部组织缺血延缓了纤维素的吸收。除此以外,滑石粉、淀粉、纱布、棉花、肠内容物、缝合材料及其他异物均能引起粘连。

　　粘连的产生是机体对创伤、缺血、感染、异物做出的炎性反应。在许多情况下,腹腔内均可发生粘连,但有粘连不一定发生肠梗阻,仅在粘连引起肠管的不通畅时才发生肠梗阻的症状。

　　粘连性肠梗阻一般都发生在小肠,结肠部位的梗阻少见,有时盆腔疾病也可引起乙状结肠粘连性肠梗阻,粘连引起的肠梗阻有下列类型(图5-1)。

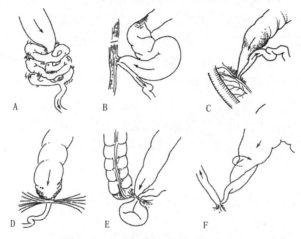

图5-1　各种类型的粘连性肠梗阻

　　A.肠襻粘连成团;B.腹壁粘着扭折;C.系膜粘着扭折;D.粘连索带;E.粘连内疝;F.粘连成角、扭转

　　(1)肠管的一部分与腹壁粘连固定,多见于腹部手术切口部或腹壁曾有严重炎症、损伤,部分肠管呈锐角扭折。

　　(2)粘连带压迫或缠绕肠管形成梗阻。

　　(3)粘连带的两端固定形成环孔,肠管从环中通过而形成内疝。

　　(4)较长的一段肠管黏着成团,致使部分肠管变窄,或是相互黏着影响肠管的正常蠕动,出现梗阻。

　　(5)肠管以黏着部为支点发生扭转。

　　(6)肠管黏着远处腹壁或其他组织,受肠系膜长度的限制或肠管另一端较固定(如回盲部)肠管呈牵拉性扭转而有梗阻。

　　除粘连这一已存在的因素外,还有其他因素引起粘连性肠梗阻,故有时存在无症状或仅有部分梗阻的现象。当附加有其他因素时则出现梗阻症状,如:①肠腔已变窄,在有腹泻炎症时,肠壁、肠黏膜水肿,使变窄的肠腔完全阻塞不通;②肠腔内容物过多过重,致肠膨胀,肠下垂加剧了黏着部的锐角而使肠管不通;③肠蠕动增加,或是肠腔内食物过多,体位的剧烈变动,产生扭转。因此,有些患者粘连性肠梗阻的症状可反复发作,经非手术治疗后又多可以缓解。而另一些患者以往并无症状,初次发作即为绞窄性肠梗阻。

二、症状与诊断

粘连性肠梗阻可以表现为完全性或不完全性梗阻,可以是单纯性也可以是绞窄性,与粘连的分类、产生梗阻的机制有关。多数患者在手术后肠袢与切口或腹腔内剥离面呈片状粘连有肠袢扭折或绞窄。开始时,多先有部分肠梗阻的症状,当肠内容物淤积或肠壁水肿后则出现完全性梗阻。经非手术治疗后多能缓解,但也常有反复发作。粘连带,内疝或扭转引起的梗阻则多是初次发作即呈完全性梗阻或绞窄性梗阻。

粘连性肠梗阻的临床表现与其他类型肠梗阻相同。但对于有手术史的患者,肠袢与切口黏着,常可在切口的某一部分出现膨胀肠型或肠袢部位有压痛。

粘连性肠梗阻除症状、体征与辅助诊断提示肠梗阻外,手术史、腹腔炎症病史、腹壁有手术或创伤瘢痕皆可提示粘连性肠梗阻,但并不能以此作为肯定或否定的依据。

手术后早期(5~7天)即可发生梗阻的症状,但不属于手术后麻痹性肠梗阻,这与手术后期由于粘连带、片状粘连所引起的梗阻不同。除有粘连外,还与术后早期炎性反应有关,既有肠腔梗阻又有炎症引起的局部肠动力性障碍。偶有在手术后早期出现绞窄性肠梗阻者,这多因手术时的广范围操作,导致肠扭转或内疝发生。

三、预防

手术后粘连是产生肠梗阻的一个原因,因此多年来人们试图采用一些方法来防止粘连的产生,主要有以下几种。

1.防止纤维素的沉积 应用各种抗凝剂如肝素,右旋糖酐、双香豆素及枸橼酸钠等,但带来了严重渗血等并发症,不适用于临床应用。

2.消除纤维素沉积 应用机械或药物的方法加速消除纤维素和纤维蛋白原的分解。如以等渗盐水灌洗腹腔清除纤维素;腹腔内注入胰蛋白酶、木瓜蛋白酶、胃蛋白酶加速消除细胞外蛋白基质;也有用透明质酸酶、链激酶、尿激酶、纤溶性蛇毒者,但效果不确定或有不良反应。

3.机械性分隔器官的接触面 应用腹腔内充气,各种物质的薄膜如腹膜、银箔、油绸、硅膜及大网膜等;腹腔内注入橄榄油、液状石蜡、自体脂肪、羊水、聚维酮等。也有用新斯的明灌肠或泻剂以促进肠蠕动使肠与肠间不黏着。但至今尚无确切有效的方法,甚至可反致更多的后遗症。

4.抑制纤维的增生 肾上腺皮质激素与其他抗感染药物,但带有组织不愈合的不良反应。

5.消除腹腔内炎症介质 当前研究认为细胞因子、介质参与了炎症反应。因此,在手术结束时以大量等渗盐水(150mL/kg、6L/m^2)冲洗腹腔,消除已产生的炎症介质及某些致炎物质,可减轻炎症与粘连的发生。

截止目前,虽有许多学者做了不少的努力,采用了不同的方法,但都不能在临床应用中取得完满效果。粘连本身便是机体对损伤的一种炎症反应,是愈合机制的一部分,组织的愈合修复有赖这一过程,抑制它的发生或将影响愈合、修复。减少组织的损伤,减轻组织的炎症与修复反应,以及预防粘连引起的肠梗阻是当前临床外科医师应重视的问题。

腹腔内粘连的产生除一些不可能避免的因素外,尚有一些可避免的因素,如:①清除手套上的淀粉、滑石粉,不遗留丝线头、纱布、棉花纤维、切除的组织等异物于腹腔内,减少肉芽组织的产生;②减少缺血的组织,不做大块组织的结扎,将可疑的缺血部分用大网膜覆盖,即使有粘连产生,已有大网膜相隔;③注意无菌操作技术,减少炎性渗出;④保护肠浆膜面,防止损伤与干燥;⑤腹膜缺损部分任其敞开,不做有张力的缝合;⑥消除腹腔内的积液、积血,必要时放置引流;⑦关腹前将大网膜铺垫在切口下;⑧及时治疗腹膜内炎性病变,防止炎症扩散。

为了防止粘连性肠梗阻在手术治疗后再发,或预防腹腔内大面积创伤后虽有粘连产生但不致有肠梗阻发生,可采取肠排列方法,使肠祥呈有序的排列、黏着,而不致有肠梗阻。1934年Wichmann首先提出将肠祥排列固定的方法。1937年Noble加以改良并推广应用,现多称为Noble法。他将肠管与肠管、系膜与系膜间进行缝合固定,每节长18~24cm,使整个肠管呈永久性的有序排列。这一方法费时(60~90分钟)且有一些并发症。1960年Child对此加以改进,改肠管间缝合为用不吸收线经系膜无血管区贯穿缝合固定,排列肠管,操作方便,并发症少。1956年White报告用单球双腔管(M-A管)自胃或上部空肠造口放入肠管内,一直经回盲部送入到升结肠部,然后将肠管做有序的排列放置10天左右,待腹腔肠祥间粘连形成固定后再拔除,起到永久性排列固定的效果。虽也偶有因空肠造口、置管引起的瘘,肠黏膜被压迫形成溃疡等并发症,但方法简便,且肠腔内有支撑管,转折时不致成锐角而发生再梗阻。而这一现象却在Noble法时有发生,产生再梗阻。因此,肠内置管排列的方法已为不少临床外科医师采用。作者自1970年起应用这一方法已240余例,无严重并发症或再发梗阻的现象。为了减轻空肠造口给患者带来的不适与拔管的不便,在近150例的患者,采用了经阑尾切除的残端插入导管经回盲部逆行送到空肠开始部或十二指肠三、四段进行排列,经40例腹部X线观察,至术后第10天,导管并无下移现象,达到了肠内置管排列固定的效果。

四、治疗

肠梗阻概论中的治疗原则适用于粘连性肠梗阻。单纯性肠梗阻可先行非手术疗法,无效时应进行手术探查。反复发作者可根据病情行即期或择期手术治疗。以往有"粘连性肠梗阻不宜手术"的说法,认为术后仍有粘连,仍可发生肠梗阻,将会严重影响患者的生活、工作。目前,在非手术治疗难以消除造成梗阻粘连的情况下,明确为粘连性肠梗阻,尤其是对于反复发作史的患者,手术仍是一种有效的方法,即使是广泛的肠粘连,肠排列固定术有着明确的预防再发的效果。

手术后早期发生的肠梗阻多由炎症、纤维素性粘连所引起。在明确无绞窄的情况下,经非手术治疗后可望吸收,症状消除。尤其近代有肠外营养支持,可维持患者的营养与水、电解质平衡,生长抑素可减少胃肠液的分泌,减少肠腔内液体的积蓄,有利于症状的减轻与消除。作者曾应用肠外营养支持、生长抑素与胃肠减压等治疗术后早期炎性粘连性肠梗阻 65 例,其中 63 例均获得症状消除,治疗时间为 7~58 天,平均 27 天,另 2 例并有肠吻合口狭窄。这类肠梗阻如采用手术治疗,分离困难,有损破肠管成瘘的风险,作者在治疗过的 1250 例肠外瘘中,2.5% 的患者即是由此而产生的瘘。

第三节　肠扭转

肠扭转在我国是常见的一种肠梗阻类型,是一段肠管甚至几乎全部小肠及其系膜沿系膜轴顺时针或逆时针扭转 360°~720° 的病变。因此,既有肠管的梗阻,更有肠系膜血管的扭折不通,血液循环中断。受其供应的肠管将迅速发生坏死、穿孔和腹膜炎,是肠梗阻中病情凶险,发展迅速的一类。如未能得到及时处理,将有较高的病死率(10%~33%)。

一、病因

肠扭转可分为原发性与继发性两类。

1.原发性肠扭转　病因不清楚,无解剖上的异常。可能因饱餐后,肠腔内有较多尚未消化的内容物,当有体位的急促改变时,小肠因重力下垂而不能随之同步旋转形成扭转。

3.继发性肠扭转　是由于先天或后天获得的解剖改变,出现一个固定点形成肠祥扭转的轴心。扭转常常是下列 3 个因素同时作用的结果。

(1)解剖因素:手术后粘连,梅克尔憩室、乙状结肠冗长,先天性中肠旋转不全,游离盲肠等都是发生肠扭转的异常解剖因素。

(2)物理因素:在上述解剖因素基础上,肠祥本身有一定的重量,如饱餐后,特别是有较多不易消化的食物涌入肠腔内;或是肠腔有较多的蛔虫团;肠管有较大的肿瘤;在乙状结肠内存积着大量干涸的粪便等,都是造成肠扭转的潜在因素。

(3)动力因素:强烈的蠕动或体位的突然改变,使肠祥产生了不同步的运动,使已有轴心固定位置且有一定重量的肠祥发生扭转。

二、临床表现

肠扭转是闭祥型肠梗阻加绞窄性肠梗阻,发病急且发展迅速。起病时腹痛剧烈,腹胀明显,早期即可出现休克,症状继续发展逐渐加重,且无间歇期。肠扭转的好发部位是小肠、乙状结肠和盲肠。不同部位的肠扭转临床表现也有不同。

1.小肠扭转　患者常突发持续性腹部剧痛,并有阵发性加重,先有脐周疼痛,可放射至腰背部,这是由于牵拉肠系膜根部的缘故。呕吐频繁,腹部膨胀明显,早期即可有压痛,但无肌紧张,肠鸣音减弱,可闻及气过水声。腹部 X 线可因小肠扭转的部位不同而有不同的显示。全小肠扭转时,可仅有胃十二指肠充气扩张,但也可使小肠普遍充气并有多个液面。部分小肠扭转时,可在腹部的某一部位出现巨大胀气、扩大的肠祥,且有液平面。这些临床表现在术前仅能辅助做出绞窄性肠梗阻的诊断,手术方能确定肠扭转的情况。

2.乙状结肠扭转　常多见于乙状结肠冗长、有便秘的老年人。患者有腹部持续胀痛,逐渐隆起,患者有下腹坠痛感但无排气排便。左腹部明显膨胀,可见肠型,叩之呈鼓音,压痛及肌紧张均不明显。X线可见巨大双腔充气的肠袢,且有液平面,这一类乙状结肠扭转较为常见,且可反复发作。另有一些患者呈急性发作,腹部有剧痛、呕吐,触诊有压痛、肌紧张,提示扭转重,肠管充血、缺血明显,如不及时处理可发生肠坏死。

3.盲肠扭转 较少见,多发生在盲肠可移动的患者,可分为急性与亚急性两型。盲肠急性扭转不常见,起病急,有剧痛及呕吐,右下腹可触及肿块,有压痛,可产生盲肠坏死、穿孔。亚急性起病稍缓,患者主诉右下腹部绞痛,腹部很快隆起,不对称,上腹部可触及一弹性包块。X线可见巨大的充气肠袢,伴有多个肠充气液面。

当疑有乙状结肠或盲肠扭转,而尚无腹膜炎症状时,可考虑行钡灌肠以明确诊断。结肠出现阻塞,尖端呈鸟嘴样或锥形,可明确为乙状结肠扭转。盲肠扭转则显示钡剂在横结肠或肝区处受阻。

三、治疗

当肠扭转的诊断明确后,在无腹膜刺激症状时,就应积极准备进行治疗,如为乙状结肠扭转,在早期可试行纤维结肠镜检查与复位,但必须细心处理以防引起穿孔。早期手术可降低病死率,更可减少因小肠扭转坏死大量切除小肠后的短肠综合征。80%的小肠扭转为顺时针方向,可扭转180°～720°,严重者可达1080°。复位后应细致观察血液循环恢复情况,明确有坏死的肠段应切除。对有疑点的长段肠袢宜设法解除血管痉挛,如在肠系膜血管周围或血管内注射血管解痉剂。观察患者生活能力,希望能保留较长的小肠,对有疑问的小肠可暂时关腹,24小时后行再次剖腹观察以决定去留。坏死的乙状结肠、盲肠,可行切除。切除端应明确有良好的血供。可以做一期吻合,也可做外置造口,然后再做二期手术。单纯小肠扭转复位后,少有再扭转者,不需做固定手术。转位不良的肠扭转需要考虑切除游离的右半结肠以防再次扭转。移动性盲肠复位后可固定在侧腹壁上。乙状结肠扭转患者多有乙状结肠冗长、便秘,复位后可择期行冗长部切除以除后患。

第六章 肝细胞癌

原发性肝癌(primary liver cancer,PLC)中,85%～90%为肝细胞癌(hepatocellular carcinoma,HCC),以下简称"肝癌"。肝癌在最常见肿瘤中排名第六,是导致癌症死亡的第三大原因。根据世界卫生组织国际癌症中心数据,2012年全球肝癌新发病例约为78.2万例,其中83%的新发病例发生于发展中国家,中国占50%。各种肿瘤致死原因中,肝癌在男性列第5位,女性列第9位。而到了2015年,肝癌的新发病例更是达到了85.4万例,死亡81万例。肝癌已被认为是肝硬化患者死亡的主要原因,其发病率在未来有望继续增加。但肝癌的发病有着显著的地区分布差异性,大多数肝癌病例发生在撒哈拉以南的非洲和东亚,这些地区的主要危险因素是慢性乙型肝炎和黄曲霉毒素B暴露。在乙型肝炎患者中,肝癌的发病率随着病毒载量、感染时间和肝病严重程度的增加而增加。我国大陆和台湾省都是肝癌的高发地区,即使在我国大陆,肝癌的发病率和病死率也有地区分布的差异性。我国肝癌发病率和死亡率从高到低依次为西、中、东部地区。我国著名的肝癌高发区有四川盐亭、江苏启东、江苏海门、浙江仙居、上海崇明、广西扶绥、广东顺德、福建莆田等地区。近年来沿海地区的肝癌发病率有上升趋势,如肝癌已跃居浙江省各种肿瘤死亡原因的第一位。国家癌症中心2018年新近公布的我国最新癌症数据资料表明,男性肝癌的发病率全国排名第3,病死率位列第2,女性发病率位列第7,病死率位列第3。

流行病学资料还表明,越是肝癌高发地区,患者的中位年龄越低,如非洲为30～40岁,我国为40～50岁,美国为55～65岁。我国肝癌高发区广西扶绥地区为42.5岁,而低发区甘肃省为55岁。通常肝癌更多见于男性,并且越是高发地区男性所占的比例越高,男女性别比可达8∶1,而低发区则为2∶1。我国在肝癌防治方面取得了很大成就,由于卫生条件的改善和乙肝疫苗的普及,从1990至2015年,我国肝癌的年龄标准化病死率下降了33%,未来我国肝癌病死率可能会继续下降。

肝癌恶性程度很高,对人民健康危害很大。在过去40多年中我国对肝癌的临床与基础研究都有很大进展,尤其是近20多年来发展更快,如在诊断方面,自20世纪70年代初期应用甲胎蛋白(alpha-fetoprotein,AFP)作为标志物进行肝癌检测和筛查以来,已可较早期地发现无临床症状和体征的小肝癌,结合B超、CT、磁共振等影像学技术,使肝癌的早期诊断水平有了根本性的提高。在治疗方面,早诊使早治成为可能,肝癌手术的技术水平不断提高,现代医学的发展又使综合治疗不断发展,从而确立了肝癌以外科为主的综合治疗原则,外科治疗的疗效也有了显著提高,早期HCC常采用切除、移植、消融等治疗方法,5年生存率为50%～70%。在肝癌的基础研究方面,我国学者在肝癌的病因、病理、侵袭性生长的机制等方面进行了大量系统的工作,在国际上该领域研究中具有重要影响。

第一节　肝细胞癌临床基础

一、病因

肝癌的病因及确切分子机制尚不完全清楚,目前认为其发病是多因素、多步骤的复杂过程,受环境和遗传双重因素影响。流行病学及实验研究资料已表明,乙型肝炎病毒(HBV)和丙型肝炎病毒(HCV)感染、黄曲霉素、饮水污染、乙醇、肝硬化、非酒精性脂肪肝、性激素、亚硝胺类物质、肥胖等因素等都与肝癌发病相关。在我国,HBV 感染是肝癌发病的主要的致癌因素,黄曲霉素和饮水污染则可能是最重要的促癌因素。

我国肝癌患者的 HBV 流行率明显高于对照人群。海军军医大学附属东方肝胆外科医院经手术切除和病理证实的 5524 例肝癌患者中,HBsAg 的阳性率为 68.6%,我国台湾省肝癌人群 HBsAg 的阳性率高达 80%,抗 HBc 阳性率达 95%,均显著高于我国自然人群中 10% 的 HBV 感染阳性率。在肝癌低发地区,肝癌患者 HBV 流行率也显著高于自然人群,如美国的肝癌患者中抗 HBc 阳性率为 24%,是对照组的 6 倍;英国的肝癌患者中 HBsAg 阳性率为 25%,也显著高于正常人群 1% 的阳性率。但西方国家和日本的肝癌患者中,HCV 的感染率更高,达 50% 以上,而我国仅 7% 左右。

研究表明在 HBV 感染诱发原发性肝癌的过程中,有多种机制共同发挥作用。病毒 DNA 整合入肝细胞基因组后可激活一系列癌基因,并已发现 HBV 的 X 蛋白与其他 HBV 编码蛋白如前 S 蛋白起着更为重要的作用;HBV 持续感染引起的炎症、坏死及再生本身可能使某些癌基因激活,并改变肝细胞遗传的稳定性,导致细胞突变概率增加;HBV 感染也可使一些抑癌基因失活,导致肝细胞的细胞周期失控,使其向"永生化"方向发展,并使其对化学致癌物质的敏感性增高。一般认为 HBV 感染后的肝癌循着慢性肝炎→肝硬化→肝癌这一过程,但也发现慢性肝炎可以不经过肝硬化阶段而直接导致肝癌的发生,在塞内加尔大约有 62% 的肝细胞癌患者无明显肝硬化,但 HBsAg 阳性。当肝炎病毒感染宿主细胞后,以基因整合形式为主,不造成肝细胞坏死和再生,在短时间内直接导致肝癌。

我国的一些肝癌高发区,也是气候较潮湿和以玉米为主食的地区。潮湿气候易导致食物霉变,而在霉变的花生、玉米等食物中,黄曲霉素含量很高。关于广西高发地区的实验发现以霉花生饲喂大鼠 6~15 个月后,80% 的大鼠发生肝癌。启东市以污染黄曲霉素的玉米成功地诱发出鸭的肝癌。已有检测发现食物中黄曲霉素 B 的含量及人尿内黄曲霉素代谢物的排出量,与肝癌的病死率明显相关。黄曲霉素经消化道吸收后迅速到达肝脏,很快转化为具有活性的代谢物质,其代谢物据认为是一种环氧化物,可与 DNA 分子的鸟嘌呤碱基在 N' 位共价键结合,干扰 DNA 的正常转录。黄曲霉素与 HBV 有协同致癌作用,树酶的实验证实 HBV 与黄曲霉素共同作用时肝癌发生率达 52.9%,而单独黄曲霉素为 12.5%,单独 HBV 为 11.1%,对照为 0。在 HBV-DNA 整合的肝细胞中,可以发现黄曲霉素堆积。用探针标记技术已检测到肝癌组织中的黄曲霉素 DNA 加成物。HBV-DNA 整合及黄曲霉素与 DNA 的加成,可能是肝细胞癌变的始动因子和促进因子。黄曲霉素可能导致肝细胞中 p53 的特征性突变，即 p53Ser249Arg 突变，这种突变使 p53 失去促凋亡活性，发生突变的细胞失去"自稳"。

20 世纪 70 年代初我国肝癌高发区的流行病学调查就已发现水质的污染与肝癌发病相关。近年来结合实验研究证实，在富营养化的水质中存在的微囊藻类毒素是肝癌的一种致病因子，但其确切的致癌机制仍在进一步研究之中。

各种环境因素在肝癌的发病过程中是外因，机体本身的缺陷如免疫状态的低下、神经体液与代谢的紊乱、遗传，以及其他足以导致机体内环境不平衡的因素，是肝癌发病的内在原因，协同外来促癌因素而致癌。因此，从目前的研究推测，肝癌是在环境和遗传多种因素作用下，由多基因的突变和异常累积而引发的，包括基因组的不稳定性、细胞信号传递途径的异常，以及细胞周期、凋亡和衰老调节的异常，肿瘤新生血管的形成等。有些机制是肝癌所特有的，如 HBV 病毒感染、黄曲霉素污染等，有些机制则是所有恶性肿瘤所共有的。因此，揭示肝癌发病的确切机制，一方面需要在其特殊性方面进行深入的研究，另一方面也依赖肿瘤性疾病总体研究水平的提高。

二、病理

肝癌的病理形态可分为巨块型、结节型、弥漫型和小癌型。巨块型常为单发性癌块，也可由多个结节汇集而成一大块，有时其邻近有小的散在癌结节；癌块直径一般在 10cm 以上，有假包膜形成，中心区因供血不足易发生坏死、出血，甚至发生肝癌破裂和腹腔内出血等并发症。此型一般较少伴有肝硬化或硬化程度较轻，手术切除率较高。结节型较多见，可为单个或多个大小不等结节散在肝内，与周围组织分界不清，多个癌结节的形成可能是癌细胞经门静脉播散或癌组织多中心发生的结果，此型多伴有肝硬化，恶性程度很高。弥漫型少见，结节一般都很小，大小相差不多，呈灰白色，布散全肝，伴有肝硬化，有时与肝硬化结节很难区别，病情发展快，预后极差。

瘤体直径<1cm 称为微小癌，1～3cm 称为小肝癌，3～5cm 称为中肝癌，5～10cm 称为大肝癌，>10cm 称为巨块型肝癌。目前，我国的小肝癌标准是：单个癌结节最大直径≤3cm，多个癌结节数目不超过 2 个，其最大直径总和≤3cm。小肝癌除了体积小，多以单结节性、膨胀性生长为主，与周围肝组织的分界清楚或有包膜形成，具有生长较慢、恶性程度较低、发生转移的可能性小及预后较好等特点。

近年来将直径小于 3cm 的小肝癌另分为小癌型，其病理特点是：①包膜多完整；②癌栓发生率较少；③合并肝硬化程度较轻；④癌细胞分化较好，恶性程度较低；⑤癌周淋巴细胞浸润较多；⑥患者免疫状态好；⑦单结节（单中心发生）者占 59.7%～71.7%。分子病理学的研究证实，肿瘤直径为 3cm 时是其恶性生物学特性的转折点，3cm 以下的肝癌呈膨胀性生长，侵袭性生长的特点尚不显著，3cm 以上肝癌易发生浸润性生长和血管内侵犯。因此，小于 3cm 的肝癌不仅手术切除率高，患者预后也较好。

原发性肝癌按组织学分型一般可分为肝细胞癌、胆管癌和混合型 3 类，其中肝细胞癌最多见。根据国内有病理组织分类的 1128 例资料，肝细胞癌为 1032 例，占 91.5%；胆管癌 62 例，占 5.5%；混合型肝癌 34 例，占 3.0%。肝细胞癌的癌细胞仍部分保留肝细胞形态特点,呈多边形,核大而核仁明显,胞质丰富呈颗粒状,在分化较高的癌细胞,胞质中可见到胆汁小滴;癌细胞排列成巢状或索状,以巢状多见;癌巢间有丰富血窦,癌细胞有向血窦内生长趋势,故易发生肝内播散。

肝癌的组织学类型常见有细梁型、粗梁型、假腺管型和团片型等;特殊细胞类型包括透明细胞型、富脂型、梭形细胞型和未分化型等。

癌的分化程度:可采用国际上常用的 Edmondson-Steiner 四级(Ⅰ~Ⅳ)分级法;除了镜下表现,对癌细胞本身也有分级。

Ⅰ级:癌细胞似正常肝细胞,细胞质明显嗜伊红色,有时见胆汁小滴。核浆比例接近正常,核圆规则,核仁明显,分裂象少,细胞排列成索梁状,索间血窦清晰,衬以单层内皮细胞。

Ⅱ级:癌细胞略异形,细胞质中颗粒明显,胞核核浆比例增大,核染色深浅不一,核仁明显较大,分裂象多,常见腺泡状排列。

Ⅲ级:癌细胞异形明显,细胞质嗜苏木精,胆汁小滴少。胞核大而不规则,出现瘤巨细胞胞核染色质粗且不均匀,核仁多而明显。分裂象多,细胞排列不规则。

Ⅳ级:癌细胞形态变异大,有较多的梭形细胞,细胞质少细胞核大,核仁不规则,细胞排列紊乱松散,无一定结构。

肝癌常用的免疫组织化学标志物有 Hep-Parl、磷脂酰肌醇蛋白聚糖 3(GPC-3)、CD10、Arg-1 和谷氨酰胺合成酶(GS)等;另外,特殊类型肝癌包括:①混合型肝癌:在同一个肿瘤结节内同时存在 HCC 和肝内胆管癌两种组织学成分;②双表型肝癌:HCC 同时表达胆管癌蛋白标志物;③纤维板层型肝癌:癌细胞富含嗜酸性颗粒状胞质,癌组织被平行排列的板层状胶原纤维组织分隔成巢状。

肝癌多发生肝内转移,在其发展过程中很容易侵犯门静脉分支,形成门静脉癌栓,引起肝内播散;也可以通过血液和淋巴途径向肝外转移到肺、骨、肾、脑等,以肺转移多见;也可以直接侵犯胆囊、结肠、胃、胰腺等周围脏器,以及膈肌、胸腔等周围结构,或癌细胞脱落植入腹腔,发生腹膜癌瘤及血性腹腔积液,腹腔积液中可找到癌细胞。尚有少数情况发生医源性种植转移。

三、临床表现

本病早期症状不明显,但病程发展较一般癌肿迅速。当典型症状、体征出现后,诊断并不困难,但病情常已处于较晚期。

1.症状　早期肝癌常无症状或症状无特异性,中晚期肝癌的症状则较多,常见的临床表现有肝区疼痛、腹胀、食欲缺乏、乏力、消瘦,进行性肝大或上腹部肿块等;部分患者有低热、黄疸、腹泻、上消化道出血;肝癌破裂后出现急腹症表现等;也有症状不明显或仅表现为转移灶的症状。

(1)肝区疼痛:是最常见和主要的症状。疼痛多为持续性隐痛、胀痛或刺痛,以夜间或劳累后加重。如肝病患者的肝区疼痛转变为持续性痛且逐渐加重,虽经休息或治疗仍无好转时,应提高警惕。疼痛是因癌肿迅速生长使肝被膜紧张所致。肝区疼痛部位与病变部位有密切关系,如病变位于右肝,可表现为右上腹和右季肋部疼痛,位于左肝则常表现胃痛,位于膈顶部则疼痛可放射至肩胛或腰背部。如突然发生剧烈腹痛并伴腹膜刺激征和休克,多有肝癌结节破裂可能。

(2)消化道症状:如食欲减退、腹胀、恶心、呕吐、腹泻等,由于这些症状缺乏特异性,易被忽视。当出现持续性消化道症状,同时肝脏进行性肿大,又不能以其他肝病解释时,应警惕肝癌的可能。肝癌患者出现腹泻常被误认为胃肠炎,腹泻一般不伴腹痛,常为食后即腹泻,排出不消化食物残渣,常无脓血,抗感染药物难以控制。轻度腹泻一般为肝硬化引起胃肠道淤血、消化不良所致。如重度腹泻,每天排便10次以上,患者疲劳不堪,严重时伴有水、电解质平衡失调,则可能为门静脉主干癌栓栓塞。

(3)乏力、消瘦:早期常不明显,随着病情发展而日益加重,体重也日渐下降。晚期患者则呈恶病质。

(4)发热:多为37.5~38℃的低热。个别高达39℃以上,常为巨大肝癌,同时可伴有血白细胞的显著升高。发热呈弛张型,其特点是用抗生素往往无效,而用吲哚美辛口服或肛塞后常可退热。发热的原因尚不完全清楚,可能与癌组织出血、坏死,毒素吸收或癌肿压迫胆管发生胆管炎有关。

(5)癌旁综合征:肝细胞癌能产生多种多样的旁癌征象,主要表现为内分泌或免疫系统功能异常,这类患者往往在进行其他疾病的检查时发现肝癌的存在。常见的癌旁综合征有低血糖、红细胞增多症、高血钙和高胆固醇血症;罕见的有皮肤卟啉病、女性化、类癌综合征、肥大性骨关节病、高血压、甲状腺功能亢进和皮肌炎等。

(6)其他症状:如发生肝外转移时,还可出现相应部位的症状,如肺转移,患者可以表现为呼吸困难、咳嗽和咯血;另外,右侧(左侧罕见)膈肌明显抬高和大量的胸腔积液渗出,也可引起呼吸困难和干咳等一系列呼吸系统病变的临床表现。当肝癌侵犯肝静脉引起肝静脉内癌栓,可延伸至下腔静脉,甚至右心房、右心室引起肺栓塞猝死。

2.体征　早期肝癌常无明显阳性体征或仅类似肝硬化体征。中晚期肝癌的体征如下。

(1)肝大:为中、晚期肝癌最常见的体征,约占94%。肝呈不对称性肿大,表面有明显结节,质硬有压痛,可随呼吸上下移动。如肿块位于右肝顶部,可见右膈抬高,叩诊时肝浊音区也高,有时可使膈肌固定或运动受限,甚至出现胸腔积液。因肝癌常伴肝硬化,因此脾大者也可其为常见。

(2)黄疸:常见有以下3种情况。一是肝癌体积虽然不大,但有严重肝硬化基础,肝功能失代偿引起的肝细胞性黄疸;二是肝癌较大,或呈弥漫型,非癌肝实质可伴或不伴有肝硬化,但其质和量已不能有效代偿肝功能,也呈肝细胞性黄疸;三是肿瘤直接压迫或侵犯主要胆管形成癌栓,或肝门处转移淋巴结压迫肝外胆管,引起梗阻性黄疸。有时癌肿破入肝内较大胆管,可引起胆道出血、胆绞痛、发热、黄疸等。

(3)腹腔积液:呈草黄色或血性。主要为肝硬化或门静脉癌栓引起的门静脉高压症,也可因腹膜浸润,肝静脉或腔静脉癌栓形成,以及肿块压迫门静脉主干等引起。轻者可叩及移动性浊音,重者可见腹部膨隆,脐外翻,腹壁张力增高伴有腹壁静脉曲张等。

此外,合并肝硬化者常有肝掌、蜘蛛痣、男性乳腺增大、下肢水肿等。发生肝外转移时可出现各转移部位相应的体征。

3.并发症　常见的有上消化道出血、肝癌破裂出血、肝肾衰竭等。

(1)上消化道出血:肝癌多合并肝硬化和门静脉高压。食管和胃底曲张静脉破裂出血是最常见的上消化道出血原因,如合并门静脉主干癌栓,出血的机会更多。部分病例也可因肝功能损害,消化功能障碍,以及化疗药物的影响导致胃肠道黏膜糜烂出血。

(2)肝癌破裂出血:发生率为 3%~15%。若破裂仅限于肝被膜下出血,可出现肝区剧痛、肝区压痛和局部腹肌紧张。若破裂穿破被膜导致腹腔内出血,可出现右上腹和全腹明显的腹膜炎体征,出血量较多时可出现脉搏增快、血压下降等失血性休克的征象,乃至死亡。

(3)肝肾衰竭:是多数肝癌的晚期表现,当肝功能处于失代偿状态,加上营养不良、上消化道出血、感染和水电解质平衡失调等因素,极易出现肝性脑病和肝肾衰竭。

四、诊断与鉴别诊断

20 世纪 60 年代以前,肝癌的诊断甚为困难,绝大多数病例仅在死亡后尸检时才能得到诊断,少数病例因晚期典型的临床表现和体征出现后才能得到"临床诊断"。70 年代随着甲胎蛋白的应用和肝癌高危人群这一概念的引入,诊断水平有了质的提高。80 年代以后由于 B 超、CT、磁共振的广泛应用,肝癌的诊断由难变易,即使多数早期肝癌的诊断也并不困难。但对微小肝癌,尤其是甲胎蛋白阴性者,诊断方面仍存在值得进一步研究之处。

肝癌的诊断应遵循两个基本原则:第一个原则是早期,对已出现明显症状和体征者,诊断常无困难,而早期肝癌常无症状或体征,或临床表现缺乏特异性,因此必须加强肝癌的筛查工作,筛查的对象如果选择为自然人群,则耗资巨大,效率甚低,因此目前将"高危人群"的定期体检作为筛查的手段,可达到事半功倍的效果。肝癌"高危人群"包括感染乙型肝炎病毒(hepatitis B virus,HBV)和(或)丙型肝炎病毒(hepatitis C virus,HCV)、长期酗酒、非酒精性脂肪性肝炎、食用被黄曲霉毒素污染食物、各种原因引起的肝硬化,以及有肝癌家族史等的人群,尤其是年龄 40 岁以上的男性风险更大。血清甲胎蛋白和肝脏超声检查(ultrasonography,US)是早期筛查的主要手段,建议高危人群每隔 6 个月进行至少一次检查;另一个原则是全面,诊断中不仅包括定性诊断,即回答是不是肝癌的问题,还应包括定位诊断,即了解肝癌的位置、大小、有无转移灶,以及与肝内外主要血管和胆管的解剖关系等,前者确立肝癌的诊断,后者对治疗方法的选择有重大指导价值。

1.肝癌的诊断方法

(1)临床表现:凡是中年以上,特别有肝病病史的男性患者,如有原因不明的肝区疼痛、上腹饱胀、食欲减退、乏力、消瘦、不明原因的低热、进行性肝大,应提高警惕,进行严密观察和深入检查。如进行性肝大,触诊时扪到肝区有肿块或结节,质硬有压痛,则诊断易成立。对于早期无临床症状或临床表现缺乏特异性者,如属于肝癌高危人群,定期做 AFP、B 超等检测,可能发现较早期的肝癌。

（2）肝癌血清标志物的检测

1）甲胎蛋白：在 20 世纪 60 年代初由苏联学者 Tatarinov 首先报道，70 年代初应用于肝癌的临床，是当前肝癌诊断方面常用而又最重要的血清标志物，对肝癌有相对的专一性。诊断标准：AFP≥400μg/L，排除慢性或活动性肝炎、肝硬化、睾丸或卵巢胚胎源性肿瘤及妊娠等。AFP 低度升高者，应做动态观察，并与肝功能变化对比分析，有助于诊断。应用琼脂扩散法和对流免疫电泳法，阳性率分别为 67.9% 和 80%，极少假阳性。采用高敏方法，如反向间接红细胞凝集法（血凝法）、放射火箭电泳自显影法（火箭法）和放射免疫法（放免法）等检测患者血清中 AFP 含量，其阳性率显著提高，但假阳性也随之增加。如几种方法配合对照并动态观察，诊断正确率可达 90% 以上。但 AFP 检测也有一定的缺陷：其一是一些肝炎、肝硬化患者有时也可出现 AFP 低浓度阳性，临床上对这类患者可通过动态观察 AFP 水平和肝功能变化进行分析，或通过甲胎蛋白异质体的检测，多能做出可靠判断；其二是尚有 30%~40% 的肝癌患者 AFP 为阴性，需辅以血清酶学或其他方法才能做出诊断。

2）甲胎蛋白异质体：主要用于 AFP 升高患者的鉴别诊断。由于引起 AFP 升高的除肝癌外，尚有其他一些疾病，如肝炎和肝硬化、胃肠道肿瘤、生殖系统肿瘤等，甲胎蛋白异质体检测的意义在于可将 AFP 升高的疾病进行鉴别诊断。应用小扁豆凝集素亲和交叉免疫电泳自显影法检测肝癌患者的血清 AFP 异质体，其阳性率可达 84%，对 AFP < 400μg/L 的肝癌，临床 I 期及小肝癌的阳性率分别为 79.5%、74.1% 和 71.4%。若同时检测 AFP 和 AFP 异质体，则可使肝癌的阳性率提高至 92%，从而提高了肝癌的早期诊断率。

3）其他肝癌血清标志物：主要用于 AFP 阴性肝癌的诊断。国内外报道用 γ 谷氨酰转肽酶同工酶（γ-GT-II）、5′核苷酸磷酸二酯酶同工酶 V（5′NPDase V）、α_1 抗胰蛋白酶（α_1-AT）、醛缩酶同工酶（ALD-A）、异常凝血酶原（APT）、α-L-岩藻糖苷酶（AFU）和酸性同工铁蛋白诊断肝癌，其阳性率分别可达 89%、83%、66.2%、71.15%、69.4%、81.2% 和 72.1%；对 AFP 阴性的肝癌患者阳性率分别可达 84%、79.2%、69.23%、65.5%、76.1% 和 72%。目前临床上一般应用 AFP、AFP 异质体和其他标志物进行联合诊断，可较大程度提供肝癌诊断的血清学依据。

4）肝癌诊断试剂盒：近年来，国内学者研制出新型的肝癌的诊断试剂盒，比如东方肝胆外科医院研制的 Glypican 3（简称"GPC3"）检测试剂盒（免疫组织化学法），可以用于肝癌的病理诊断。中山医院研制的"7 种微小核糖核酸肝癌检测试剂盒"，用于血清学诊断。

（3）肝炎病毒感染指标和肝功能检查：乙型肝炎感染的抗原抗体检测（俗称两对半试验或乙肝五项检测），能提供我国肝癌患者最常见的肝病背景。我国绝大多数肝癌患者 HBsAg 阳性，HBcAb 的阳性率更高，因此 HBV 阳性可作为肝癌诊断的重要依据。近年来用 PCR 方法检测 HBV-DNA，对了解患者 HBV 感染的程度有较大帮助。与欧美及日本不同，我国肝癌患者中 HCV 流行率在 7% 左右，因此，HCV 检测在我国肝癌诊断中的价值较低。

肝功能检查中，血清胆红素、白/球蛋白比例、谷丙转氨酶（ALT）、γ-谷氨酰转肽酶

（γ-GT）等指标有一定的诊断价值，不仅提示肝病的背景，对治疗方法的选择和预后的估价也有帮助。各种血清酶对肝癌的诊断都缺乏专一性或特异性，早期患者阳性率极低，临床还有较多的假阳性，因此，酶学检查只能作为肝癌诊断的一种辅助方法。根据国内资料，肝癌患者血清转氨酶升高者占 36.4%，碱性磷酸酶（ALP）增高者占 65.6%，γ-谷氨酰转肽酶增高者占 93.5%，血清碱性磷酸酶与乳酸脱氢酶（LDH）的某些同工异构酶酶谱的测定，阳性率为84.3%。有些酶学指标如 γ-谷氨酰转肽酶对判断肝癌侵犯胆管的程度，以及手术预后的估价有更大的参考价值。

（4）超声显像：B 超可显示肿瘤的大小、形态、部位，以及肝静脉或门静脉有无癌栓等，其诊断显示肝内椭圆形肿块，周围见低回声环，即声晕，内部回声不均符合率可达84.1%。肝癌在超声图像上的表现根据回声强度不同可分为强回声、等回声、低回声和混合回声；结节型肝癌常呈圆形或不规则圆形，肿瘤周围有声晕，多表现为低回声或等回声；巨块型肝癌多由数个结节融合，边缘可辨认或模糊不清，形态多不规则；弥漫型肝癌呈密集的粗颗粒状的中小光点与强回声条索，其间散在多个细小的低回声结节。B 超具有无创伤、操作简便和在短期内重复检查等优点，是目前肝癌影像学诊断中最常用的诊断方法，也可以作为高危人群筛查的工具，有助于发现早期肝癌，其分辨率低限为 1cm。临床上在肝癌手术之前，外科医师如能在 B 超专科医师的协助下一同进行 B 超检查分析，进一步明确肝癌的部位及与大血管的关系，对手术的顺利实施至关重要。目前，术中B 超应用的十分广泛，有助于肝癌根治性切除，应作为肝癌肝切除术中的常规技术。

（5）CT 扫描：CT 具有较高的分辨率，已成为肝癌定性和定位诊断的常规检测技术，诊断符合率可达90%以上，可检出 1.0cm 左右的早期肝癌。CT 能明确显示肿瘤的位置、数目、大小及与周围脏器和重要血管的关系，对判断能否手术切除很有价值。通常平扫下肝癌多为低密度占位，边缘有清晰或模糊的不同表现，部分有晕圈征，大肝癌常有中央坏死、液化。增强扫描有滴注法、大剂量快速注射、快速注射加动态扫描等，以后者增强效果最好，通常肝细胞癌增强后呈"快进快出"表现，即动脉期见瘤内造影剂充盈，门静脉期见瘤内造影剂迅速消退，病灶密度低于或等于同层正常肝实质（图 6-1）。近来国内已应用 CT 加肝动脉造影，即先在肝动脉内注入碘化油（lipiodol）后再行 CT 检查，有时能显示 2mm 小肝癌，大大提高了小肝癌的检出率。此外，借助计算机技术可行 CT 图像上血管的三维重建，进一步明确肿瘤与肝内外大血管的关系，利于手术施行。

（6）磁共振成像（MRI）：MRI 技术为继 CT 后又一常用的影像诊断技术，其优点有：①能获得横断面、冠状面和矢状面三种图像；②对软组织的分辨能力优于CT；③无放射性损害；④对良、恶性肝内占位，尤其在肝癌与肝血管瘤的鉴别方面优于CT；⑤无须增强即可显示门静脉和肝静脉的分支，有癌栓时 T_1 加权像呈中等信号而 T_2 加权像呈高信号强度。据报道 MRI 对>2cm 肝癌检出率为 97.5%，而<2cm 为 33.3%。通常肝癌结节在 T_1 加权像呈低信号强度，在 T_2 加权像示高信号强度。但也有不少癌结节在 T_2 示等信号强度，少数呈高信号强度。肝癌有包膜者在 T_1 加权像示肿瘤周围有一低信号强度环，而血管瘤、继发性肝癌则无此现象。增强扫描后 MRI 的分辨能力增强（图 6-2）。近年来随着新型 MRI 增强剂如二乙烯五胺乙酸钆（Gd-DTPA）、钆塞酸二钠（Gd-EOB-DTPA）等的应

用，MRI 显示出较 CT 更优越的早期肝癌鉴别诊断能力，可提高≤1.0cm 肝癌的检出率和对肝癌诊断与鉴别诊断的准确性。

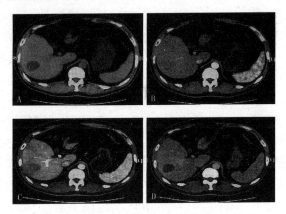

图 6-1　肝癌的 CT 动态增强扫描

A.平扫：肝右后叶低密度病灶；B.动脉期：病灶强化，等密度；C.门静脉期：病灶呈低密度，边界不清；D.延迟期：病灶呈低密度，边缘强化

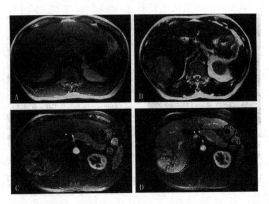

图 6-2　肝癌的 MRI 动态增强扫描

A.T_1加权像：肝右叶低信号病灶；B.T_2加权像：病灶呈高信号，瘤内信号不均，瘤周围显示包膜；C.动脉期：病灶明显强化，瘤内有分隔，病灶呈多房性改变；D.门静脉期：病灶明显强化，甚至信号强于动脉期，见于门静脉供血为主的较大肝癌

在 MRI 或 CT 增强扫描动脉期（主要在动脉晚期），肝癌呈不均匀明显强化，偶可呈均匀明显强化，尤其是≤5.0cm 的肝癌，门静脉期和（或）实质平衡期扫描肿瘤强化明显减弱或降低，这种"快进快出"的增强方式是肝癌诊断的特点。肝癌 MRI 和 CT 诊断，尚需结合其他征象（如假包膜等），尤其是 MRI 其他序列上相关征象进行综合判断，方能提高肝癌诊断的准确性。

此外，磁共振血管成像（magneticresonance angiography，MRA）可无创伤性地清晰显示肝内血管状况，利于肝脏手术的安全实施。而磁共振胰胆管成像（magnetic resonance cholangiopancreatography，MRCP）现已成为肝脏、胆道、胰腺等疾病较常规采用的影像诊断技术。

（7）肝血管造影：肝血管造影是诊断肝癌的重要手段。造影方法有肝静脉造影、脾门静脉造影、脐静脉造影和肝动脉造影。但前两种方法操作复杂、诊断率低，且有一定危险性，目前已很少采用。脐静脉造影对肝左外叶肿瘤的显影较好，但对右肝的肿瘤阳性率低，而且显影欠清晰。近年来更多采用肝动脉造影以诊断肝癌，它可确定病变部位、大小、数目和分布范围，从而可估计手术的可能性和选择最合适的治疗方法，对小肝癌的定位诊断是目前各种影像学检查中最敏感者。此法的阳性符合率可达90%以上，小肝癌的阳性率也可达80%左右，特别是采用超选择性肝动脉造影、滴注法肝血管造影、数字减影肝血管造影（DSA）或肝动脉造影后CT扫描（CTA），可进一步提高小肝癌的诊断率，能检出的最小肿瘤仅0.5cm。肝癌的肝动脉造影主要特征是显示增生的肿瘤血管团，肿瘤染色，阴影缺损，动脉变形、移位、扩张及动静脉瘘等（图6-3）。临床上对于AFP持续升高，排除了肝炎、肝硬化或消化道肿瘤等因素，而又经其他影像学检查未发现肝脏明确病灶者，应考虑行肝动脉造影，一旦造影发现病灶，如病情允许可直接进行化疗栓塞治疗。本法缺点是为侵入性检查方法，会给患者带来一定的痛苦，有时还可能出现并发症。肝、肾功能不全，有出血性倾向或碘过敏者均不宜行此检查；对少血供型肝癌或肝动脉解剖变异者，有时可造成漏诊或误诊，尤其是肝左外叶的癌肿出现这种情况的机会更多。

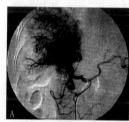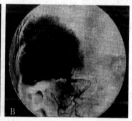

图6-3　肝癌的DSA表现

A.动脉期：见大量扩张、扭曲紊乱的肿瘤血管，同时可见门静脉显示，门静脉主干呈带状充盈缺损，提示门静脉主干癌栓形成；B.实质期：见肿瘤呈巨块状染色，边缘清晰，呈分叶状

（8）正电子发射断层显像（positronemission tomography，PET）：在疾病发生的早期，往往先有代谢方面的变化，进而再逐渐发展到病理解剖的变化，PET则可在发病早期，即在病理变化出现之前，根据疾病引起的局部组织代谢的改变发现疾病的存在，因此在肿瘤诊断中的应用逐渐增多。由于葡萄糖高代谢状态是所有恶性肿瘤的生化特征，肿瘤增生加快与葡萄糖分解代谢加速呈正相关。用放射性核素标记的多种化合物，最常用的是^{18}F-脱氧葡萄糖（FDG），它与天然葡萄糖一样被为细胞利用，但^{18}FDG的分子结构与天然葡萄糖有差异，不能和葡萄糖一样被完全代谢而滞留于细胞内，在肿瘤细胞内放射性浓度不断增加，经放射显影扫描、计算机图像重建而获得断层显像。PET在肝癌的诊断方面有助于良、恶性肝脏占位性病变的鉴别诊断，特别是在判断治疗后肝内有无癌组织残留，有无复发及肝外脏器有无转移等方面具有重要价值。但目前该检查的费用还甚为昂贵。

（9）放射性核素肝扫描:应用^{198}Au、^{99m}Tc、^{131}I 玫瑰红、^{113}In 等进行肝扫描,常可见肝大,失去正常形态,在占位性病变处表现为放射性稀疏或缺损区,对肝癌诊断的阳性符合率为85%～90%。但不易显示直径<3cm 的肿瘤。放射性核素肝扫描可出现假阳性(97%)和假阴性(51%),前者主要是解剖变异、肝硬化、胆囊增大或肝脏其他疾病而误诊为肝癌;后者主要因肿瘤较小不能显示而漏诊。传统的放射性核素扫描仪空间分辨率低、速度慢,只能静态显像,鉴别占位性病变性质困难,目前正逐渐被 B 超、CT、MRI 等所取代。改进后的技术如动态显像和放射性核素断层扫描(ECT)等,对肝癌的定位诊断符合率可达 90%～95%,也是鉴别肝实质性占位与肝海绵状血管瘤的有效方法。此外,用对肿瘤具有靶向性的抗体,结合核素后进行靶向性扫描,或称阳性扫描,也是一种新的核素扫描诊断技术,如^{131}I 标记抗 AFP 单克隆抗体在肿瘤的部位积聚,由于肿瘤和正常肝组织之间产生放射强度的差异,通过 γ-闪烁照相和电子计算机减显技术,使病灶部位出现正相图像,有报道 8 例肝癌中,有 6 例获得肝内肿瘤的阳性扫描。

（10）X 线检查:肝右叶的肿瘤可发现右膈肌抬高,运动受限或局部隆起。肝左外叶或右肝下部巨大肝癌,在行胃肠钡餐检查可见胃或结肠肝曲被推压现象;此外,还可显示食管静脉曲张和肺、骨等转移灶。

（11）肝穿刺活检:可获得病理诊断,在国外应用较广,也比较安全。国内的经验是对经血清学、影像学检查仍不能做出临床诊断,又高度怀疑为肝脏恶性肿瘤者,可采用 B 超或 CT 引导下经皮肝穿刺活检。但有时因获得的组织量少,做出病理诊断有一定困难或有假阴性的可能。肝穿刺活组织检查主要的风险是出血或针道种植。

（12）腹腔镜检查:本法能窥视到肝脏外周部位的肿瘤,并可行病理学检查,对肝内的小肝癌不适用,且创伤较大,可能引起一些并发症,故其临床应用受到很大限制。

（13）剖腹探查:经各种检查仍不能排除肝癌的诊断,而又有切除可能者,在患者情况许可时,应及早采取剖腹探查,及时治疗。

2.肝癌的诊断步骤　尽管肝癌有上述诸多诊断方法,但临床上应结合个体状况合理使用,原则是敏感、低创和经济,还要兼顾定性和定位诊断两个方面。为达到上述目的,必须将各种诊断方法综合应用并分步骤进行。应注意以下几点:①对象应包括有临床表现者,肝癌手术史者,以及高危人群,重视后者的筛查可发现早期肝癌;②B 超和 AFP 检测是第一线的筛查工具,部分患者如 AFP≥400μg/L, B 超发现肝脏占位即可确立诊断;③重视肝病背景,慢性肝炎和肝硬化基础之上出现肝脏的微小占位即应警惕肝癌的可能;④重视对常见肝脏良性或恶性肿瘤的鉴别,最常见者为肝脏海绵状血管瘤、肝囊肿、转移性肝癌,以及目前发现逐渐增多的肝脏局部脂肪浸润;⑤AFP 持续阳性(>400μg/L 或≤400μg/L),但 B 超、CT 或 MRI 不能发现肝占位的情况甚为多见,此类患者一般有 3 种诊断措施,一是在保肝治疗的基础上动态观察 AFP 和 B 超的变化;二是行肝动脉造影,如发现有微小占位可直接实施治疗;三是疑肝外源性 AFP 升高,可做相应检查,部分术后 AFP 上升的患者行放射性核素扫描或 PET 检查可发现肝外转移灶。AFP 阴性但肝脏存在占位者是鉴别诊断方面的一个难题,尤其是较微小的占位。可先行 MRI 或 CT 扫描,尤其是动态增强的 MRI 检查具有相当高的敏感性,同时检测肝癌的其他标志物,结合肝病背景,部分患者能确诊。不能确诊者可做 B 超动态观察或肝动脉造影,还不能确诊者可考虑肝穿刺活检或剖腹探查。考虑到微小占位肝穿刺活检的阳性率稍低,也可在细针穿刺后注入无水乙醇,B 超显像如见乙醇在局部均匀弥散呈圆月样高回声区,并较长时间潴留,为小肝癌征象;如弥散不均匀呈分支状或迅速消失,多为肝硬化结节、血管瘤或局部脂肪浸润。海军军医大学附属东方肝胆外科医院曾报道 556 例小肝癌据上述经验行肝癌诊断,临床诊断与病理诊断符合率为 98.5%,手术切除率为 92.6%。

3.肝癌的临床分期和分型　肝癌的分期对预后的评估、合理治疗方案的选择至关重要。影响肝癌患者预后的因素很多,包括肿瘤因素、患者一般情况及肝功能情况。2017年 6 月 26 日,国家卫生计生委办公厅发布的《原发性肝癌诊疗规范(2017 年版)》依据中国的具体国情及实践积累,推荐下述肝癌的分期方案,包括:Ⅰa 期、Ⅰb 期、Ⅱa 期、Ⅱb期、Ⅲa 期、Ⅲb 期、Ⅳ期。其他常用肝癌分期有巴塞罗那临床肝癌分期(BCLC)、香港中文大学预后评分(CUPI 评分)、日本肝癌研究组分期(JCSGJ 分期)、Okuda 分期、意大利肝癌协作组分期(CLIP 分期)、日本肝病学会分期(JSH)、亚太肝病学会分期(APASL)等。

巴塞罗那临床肝癌分期系统已经成为国外常用 HCC 临床治疗的标准分期系统。BCLC 分期自 1999 年首次发表以来,根据对未经治疗和接受治疗的患者的调查结果进行不断地更新,并取得了美国肝病研究学会(AASLD)和欧洲肝病学会(EASL)的认可。极早期(BCLC 0 期:单发病灶且直径≤2cm,肝功能储备良好,ECOG 的 PS 评分 0,无大血管浸润或肝外播散)和早期(BCLC A 期:单发病灶或最多 3 个直径小于 3cm 的结节,肝功能储备良好,PS 评分 0,无大血管浸润或肝外播散)肝癌患者推荐切除、移植或消融治疗。中期(BCLC B 期:多灶性肿瘤,肝功能储备良好,PS 评分 0 分,无大血管浸润或肝外播散)肝癌患者推荐接受动脉化疗栓塞治疗。晚期(BCLC C 期:肿瘤已扩散,发生门静脉侵犯及肝外转移,肝功能储备良好,PS 评分 1~2 分)患者推荐服用索拉非尼、仑伐替尼和瑞戈非尼为主的靶向药物。终末期(BCLC D 期:肝功能较差,PS 评分 3~4 分)肝癌患者推荐予以最佳支持治疗。另外,最新版本的 BCLC 分期还指出对于 0~C 期患者,只要能改善患者预后的有效治疗方案都值得推荐,并不局限于上述治疗方法。

国际上还采用 AJCC 第八版肝癌 TNM 分期,这个分期标准是建立在病理检查的基础上,对评价疗效、推测预后都很有价值。肝癌的 TNM 分期标准可参阅相关指南,本书不做介绍。

上述国内和国际的肝癌分期标准都有不足之处,前者建立在临床症状、体征和手术探查的基础上,未涉及肝癌的影像学和病理学状况。后者建立于影像学和病理学检查的基础上,对我国肝癌而言忽视了临床表现这一重要因素,因此,制定更为合理、统一的标准对国内外肝癌的研究均有帮助,目前国内外学者正在进行这方面的努力。

疗效评价指标:以标明病型病期的治疗后 1 年、3 年、5 年、10 年生存率评价疗效(可注明带瘤、不带瘤、恢复劳动等)。

五、治疗

近半个世纪来,我国在肝癌治疗方面取得了很大的成绩。20 世纪 50—60 年代的肝脏解剖研究为广泛性肝叶切除奠定了基础。20 世纪 70 年代由于 AFP 检测方法的建立及其广泛应用,极大地提高了肝癌的早期诊断水平,并由此使肝癌,尤其是小肝癌的术后 5 年生存率得到较大提高。20 世纪 80 年代以来,一些新的诊断技术,如 CT、MRI、DSA、多普勒超声等;一些新的治疗方法,如放射介入治疗、B 超介入治疗、肝动脉结扎加插管化疗等;一些新的概念,如局部根治性肝切除、肝癌复发的再切除、经门静脉栓塞(portal vein thrombosis,PVE)或门静脉结扎(portal vein ligation,PVL)、联合肝脏分隔和门静脉结扎的二步肝切除术(associating liver partition and portal vein ligation for staged hepatectomy,AL-PPS)、肝癌合并胆道癌栓、门静脉癌栓、门静脉高压的联合手术等相继进入肝癌临床,进一步促进了肝癌外科的发展。肝癌治疗领域的特点是多种方法、多个学科共存,而以治疗手段的分科诊疗体制与实现有序规范的肝癌治疗之间存在一定的矛盾。因此,肝癌诊疗须重视多学科诊疗团队的模式,从而避免单科治疗的局限性,为患者提供一站式医疗服务、促进学科交流,并促进建立在多学科共识基础上的治疗原则和指南。

第二节　肝切除术

肝切除术是我国肝癌治疗的首选方法。尽管国外的肝切除术已有百余年历史,但国内起步较晚,20 世纪 50 年代中后期我国外科工作者开始进行肝脏外科的研究,在肝内解剖研究的基础上,大量探索了肝癌的肝切除术,60 多年来已积累了世界上数量最多的肝切除例数,并取得了较好的疗效。海军军医大学附属东方肝胆外科医院 1960—1998 年共施行肝癌肝切除 5524 例,总的术后 5 年生存率为 38.1%,比较 1960—1977 年($n = 181$)、1978—1989 年($n = 921$)、1990—1998 年($n = 4422$)三阶段肝癌外科治疗的效果,术后 1 个月内住院病死率分别为 8.48%、0.43%、0.31%,而 5 年生存率分别为 16.0%、30.6% 和 48.6%。

术前肝功能储备的评估:在术前应对患者的全身情况及肝功能储备进行全面评价,常采用美国东部肿瘤协作组(Eastern Cooperative Oncology Group,ECOG)提出的功能状态评分(performance status,PS)来评估患者的全身情况;采用 Child Pugh 评分、吲哚菁绿(in-docyanine green,ICG)清除试验或瞬时弹性成像测定肝脏硬度。评价肝功能储备情况;如预期保留肝组织体积较小,则采用 C 和(或)MRI 测定剩余肝的体积,并计算剩余肝体积占标准化肝体积的百分比。一般认为 Child-Pugh A 级、ICG-R15<30% 是实施手术切除的必要条件;余肝体积须占标准肝体积的 40% 以上(肝硬化患者)或 30% 以上(无肝硬化患者)也是实施手术切除的必要条件。

肝切除术的适应证:①患者全身情况良好无严重的心、肺、肾等重要脏器的器质性病变;②肝功能正常或基本正常,无黄疸、腹腔积液;③肿瘤局限于肝的一叶或半肝,或肿瘤侵犯肝脏三个叶但余肝无明显肝硬化;无远处脏器广泛转移;肿瘤未严重侵犯第一、第二、第三肝门。

下述情况不宜剖腹探查:①肝癌已有远处广泛转移;②病变为弥漫型,或肝癌已超过肝的两叶以上伴有明显肝硬化,或第一、第二、第三肝门已受严重侵犯;③合并严重肝硬化或肝功能处于失代偿状态,出现黄疸、腹腔积液或恶病质;④伴有明显的心、肺、肾等器质性疾病,不能耐受手术;⑤伴有严重出血倾向,凝血酶原时间低于50%,经用维生素K治疗不能纠正等。

肝癌根治性切除标准:①术中判断标准:a.肝静脉、门静脉、胆管及下腔静脉未见肉眼癌栓;b.无邻近脏器侵犯,无肝门淋巴结或远处转移;c.肝脏切缘距肿瘤边界>1.0cm;如切缘<1.0cm,但切除肝断面组织学检查无肿瘤细胞残留,即切缘阴性;②术后判断标准:a.术后2个月行超声、CT、MRI(必须有其中2项)检查未发现肿瘤病灶;b.如术前AFP升高,则要求术后2个月AFP定量测定,其水平在正常范围(极个别患者AFP降至正常的时间超过2个月)。

肝癌的肝切除术分为规则性和非规则性肝切除术,规则性肝切除术是按照肝内血管的解剖结构进行分叶分段施行手术,也指广泛肝切除、肝叶切除和肝段切除。不规则性肝切除术不完全按照肝脏的分叶分段的解剖,在距肿瘤1~2cm处做肿瘤切除,也称局部根治性切除。

一、规则性肝切除术

基于外科临床和实用的需要,国外与国内所采用的规则性肝切除命名方法有所不同。Couinaud(1957)、Goldsmith、Woodburne(1957)是结合大体解剖及肝内结构命名,我国通常是以分叶分段法命名(表6-1)。

表6-1　肝切除术的解剖分类和命名

右肝切除术(5段、6段、7段、8段)	右肝叶切除术	右半肝切除术(右前叶、右后叶)
左肝切除术(2段、3段、4段)	左肝叶切除术	左半肝切除术(左外叶、左内叶)
右叶切除术(4段、5段、6段、7段、8段,或加1段)	扩大的右肝叶切除术	右三叶切除术(右半肝、左内叶)
左叶切除术(2段、3段)	左外侧段切除术	左外叶切除术
扩大的左肝切除术(2段、3段、4段、5段、8段,或加1段)	扩大的左肝叶切除术	左三叶切除术(左半肝、右前叶)

2000年澳大利亚布里斯班举行的第三届世界肝胆胰会议统一命名肝脏解剖和肝脏手术切除名称,新制定的统一名称由3个图表组成,以最常见的解剖学的肝脏区、段结构作为解剖定名的基础,解剖学名称和外科手术名称的相对应相同。比如Couinaud的5~8段(伴或不伴1段)的解剖命名为右半肝或右肝,其相应的手术名称为右半肝切除术或右肝切除术(伴或不伴1段);Couinaud的5和8段的解剖命名为右前区,其相应的手术名称为右前区肝切除术;Couinaud的2和3段的解剖命名为左外区,其相应的手术名称为左外区肝切除术;如切除1~9段的任何一段,如第6段,则称为6段肝切除术,依此类推。

各种规则性肝切除术的切除范围如图6-4所示。规则性肝切除的手术方法和步骤如下所述。

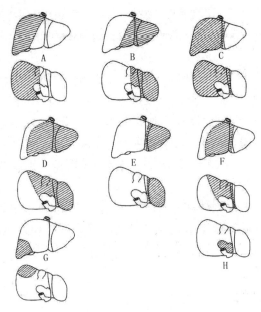

图 6-4 各种规则性肝切除术的切除范围(脏面、膈面)

A.右半肝切除;B.左半肝切除;C.右三叶切除;D.左三叶切除;E.左外叶切除;F.中肝叶切除;
G.局部切除;H.尾状叶切除

1.体位　根据病变的范围及手术方式选择合适的体位,有利于手术操作。一般左半肝或左外叶切除术时,患者取平仰卧位;右半肝或右三叶切除时,于患者的右肩部、腰部和臀部各垫一沙袋,使身体向左倾斜30°,右上肢固定于头架上。

2.切口　切口的选择应视具体情况而定,可先做左侧或右侧肋缘下切口,探查病变可切除时再向对侧延长,以获得充分的显露。对于肝右叶的肿瘤,尤其是右后叶邻近下腔静脉者,开始可做右肋缘下切口,探查后,如肿瘤有切除的可能,即向左侧延长做人字形或屋顶式切口。如需阻断肝上下腔静脉,可经右侧第 7 或第 8 肋间做胸腹联合切口,或劈开胸骨避免开胸,也可较省时且暴露良好。如在膈下阻断下腔静脉则不需开胸或劈开胸骨,可经腹在膈下解剖下腔静脉,也可切开膈肌直至腱膜部,显露肝上下腔静脉及主肝静脉,必要时也可打开心包,在心包腔内预置下腔静脉阻断带。

3.腹腔探查和肝脏游离　腹腔探查应注意有无腹腔积液,腹膜表面、大网膜、肠系膜上有无肿瘤种植转移;盆腔内有无肿块;肝十二指肠韧带、胰腺上缘、腹腔动脉周围、腹主动脉旁有无肿大淋巴结。检查肝脏病变的范围、肝硬化程度、可能切除的范围、肝脏的代偿情况。注意肿块与肝门和下腔静脉的关系,必要时可用术中 B 超探查,了解肿瘤与肝静脉、门静脉支在肝内的关系,门静脉支内有无癌栓,剩余的肝脏内有无小的转移病灶,以上检查结果均为设计或修正手术方案提供依据。为方便手术,必须充分暴露肝脏,将病侧肝脏的周围韧带和粘连组织彻底分离。如做左外叶或左半肝切除时,需将肝圆韧带、镰状韧带、左侧冠状韧带、左三角韧带和肝胃韧带等全部切断;做右半肝、右三叶或中肝叶切除时,应将肝圆韧带、镰状韧带、右冠状韧带、右三角韧带、肝肾韧带和肝结肠韧带完全切断,同时还要将肝裸区充分分离直达下腔静脉,使右侧肝脏完全游离。为了完全显露下腔静脉和右侧肝静脉,必须剪断下腔静脉韧带。如发现肿瘤已部分侵犯膈肌,可按解剖层次分离或切除部分膈肌,然后再行修补。

4.肝脏出血控制　最常用的方法是常温下间歇性肝门阻断法,阻断入肝血流以减少出血量。可用一根橡胶带套住肝十二指肠韧带,收紧后即可。但每次阻断时间不宜超过15~20分钟,对于明显肝硬化者,判断时间应在15分钟以内。此期间尚未完成肝切除者可放松肝门阻断3~5分钟,再予阻断。如肿瘤巨大或部位紧贴下腔静脉、主肝静脉或肝短静脉,预计术中可能出现上述血管出血,可采用全肝血流阻断技术,即在常温下间歇性肝门阻断的基础上再加阻断肝上和肝下下腔静脉,偶可联合冷灌注液降温,进行无血切肝术,但有此适应证者甚少。临床上对危险性较大的肝脏手术可预置肝上、肝下下腔静脉阻断带,以备必要时使用。此外,肝脏止血方法还有肝钳法、胶带束扎法等,但肝脏表浅部位小肝癌的切除或部分左外叶切除也可不行上述止血方法,术者用手指压迫肝切缘控制出血即可。

5.肝脏出、入管道处理　规则性肝叶切除时须妥善处理该叶所属的肝动脉、门静脉、肝静脉和胆管,一般可采用肝外处理和肝内处理两种方法。肝外处理指在肝切除前,先将切除叶所属门静脉干、肝动脉、主肝静脉和胆管在肝门部位解剖分离并结扎切断,然后再离断肝实质。施行这一方法可预置肝十二指肠韧带阻断带,以备需要时行肝门阻断。肝内处理指在切肝过程中分别处理相应管道,常需在常温下间歇性肝门阻断状况下实施。两种方法可视手术情况相互结合使用。

6.右半肝切除术　切除范围包括右前叶和右后叶,膈面是以胆囊切迹和下腔静脉右壁之间的连线(Cantlie线)为界,后面以下腔静脉为界。肝外处理出入管道的肝切除方法是先解剖肝门,步骤是首先切除胆囊,沿小网膜孔游离缘剪开腹膜的反折部位暴露门静脉右侧部和胆总管。分离右肝管,解剖并分辨出胆总管的分叉部位及左肝管在肝下的走行方向。通常是将肝门板钝性推向下方,即可暴露这些结构。一旦解剖出右肝管,即将其切断,近端缝扎。将肝总管和胆总管牵向左方可显露其下方的血管,先解剖并证实为肝右动脉后予以结扎切断。门静脉靠近侧面和后面,必须在显露门静脉右干一定的长度,清除覆盖其上方的结缔组织直达肝门部,证实其确由主干分出后,再行结扎和切断(图6-5A)。接着处理肝静脉,可将肝脏向左侧翻转,分离肝裸区直至下腔静脉,如欲完全显露肝右静脉的后侧面,需要离断覆盖在肝后下腔静脉上部分右侧的一层舌状纤维组织,即下腔静脉韧带。显露肝右静脉后予以结扎、切断。由上而下或反之逐个显露并分别结扎切断肝短静脉。在处理完上述出、入右半肝的各种管道后,再用指折法、超声刀、Ligasure、CUSA(cavitron ultrasonic surgical aspirator)等方法切肝。

更为简便的方法是肝内处理出入管道。切肝前先行常温下间歇肝门阻断,按Cantlie线做肝切除。先沿着预定切肝线切开肝被膜,然后用拇指和示指挤碎肝组织即指折法,或用手术刀柄分离、血管钳压榨法离断肝实质,所遇血管和胆管均钳夹后切断结扎。视术中情况或先或后在离断肝组织至第一肝门部位时,确认为右肝Glisson蒂,予以切断并缝扎,此法因管道系统是在纤维鞘外处理,不需要逐一分离其中的三种主要管道(图6-5B、5C)。肝静脉的处理也可在肝内进行,当肝脏离断接近肝右静脉根部时可用指折技术离断该静脉周围覆盖的肝组织,再钳夹切断,妥善缝扎。此法适合于多数未侵及肝右静脉根部的肿瘤,如该部位已被肿瘤侵犯,则仍应选择肝外处理方法。肝内处理方法简便易行,可明显缩短手术时间,也较为安全。肝切面可用游离或带蒂大网膜覆盖,也可贴敷一大块吸收性明胶海绵,旁置双套管,术后持续负压引流可显著减少积液、感染等并发症。

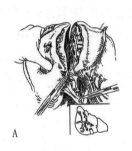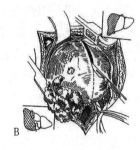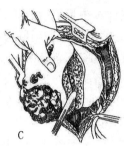

图6-5 右半肝切除术

A.解剖并结扎切断门静脉右干右肝管和肝右动脉;B.沿正中裂切开肝被膜;C.用指折法或刀柄分离肝实质,逐一结扎切断所遇的肝内管道、右侧 Glisson 蒂及肝右静脉

7.右三叶肝切除术 肝右三叶切除范围包括右后叶、右前叶及左内叶,膈面沿镰状韧带右侧 0.5~1.0cm 处和下腔静脉右壁之间切肝,脏面则从左纵沟的右侧转向肝门横沟上缘经肝门右切迹达下腔静脉右壁(图6-6A)。肝外处理法的起始手术步骤同右半肝切除术。将左侧肝门做解剖分离可处理出入左内叶的管道,同时切实保护左外叶。先显露脐切迹,将肝圆韧带的断端用血管钳夹住向后向上牵拉,敞开脐切迹后,即见到肝圆韧带向下走行至脐切迹的底部,此处即为门静脉、肝动脉和胆总管的左支进入肝实质的部位。门静脉、肝动脉和胆管的左支长约数厘米,需在左内叶的脏面解剖这些管道。在分离时不可损伤门静脉左干的囊部或矢状部及左肝管、肝左静脉,否则会导致左外叶肝坏死。除非肿瘤累及尾状叶,通常情况下不做尾状叶切除。另一重要步骤是离断从脐切迹处的门静脉、肝动脉及胆管的左支发出至左内叶的反馈支,一旦这些反馈支血管被切断,即可见到沿着镰状韧带向后直达下腔静脉的分界线,再沿此分界线向后逐步离断肝组织直达下腔静脉的右侧。接近膈肌时可见到肝中静脉,需予以切断结扎。如肝右静脉未曾处理,此时可在肝内进行切断结扎(图6-6B、6C)。

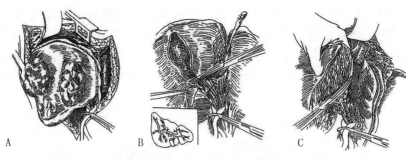

图 6-6　右三叶肝切除术

A.右三叶肝切除范围(膈面观),切断右半肝的所有韧带;B.结扎切断门静脉右干、右肝管和肝右动脉,以及出入左内叶的管道分支;C.在肝内分离、结扎、切断肝右和肝中静脉

8.中肝叶切除术　中肝叶是左内叶和右前叶的总称,第一肝门的门静脉主干和肝总管、第二肝门的肝静脉及背侧的下腔静脉均与它紧密相连。中肝叶的左侧肝切面应在左叶间裂和左纵沟的右侧 0.5cm 处,沿此线切肝可避免损伤肝左静脉的叶间支和门静脉左干的矢状部和囊部。右侧切面应在右叶间裂的左侧 0.5~1.0cm 处,沿此线切肝可避免损伤肝右静脉的主干,两侧切面应从肝的膈面斜向下腔静脉,于下腔静脉前壁会师。处理第一肝门时,应在横沟上缘 Glisson 鞘外切开肝包膜,推开肝组织,避免损伤门静脉左、右干和左、右肝管。显露下腔静脉时,应细心地沿下腔静脉前壁分开肝组织,所遇小血管均予以结扎、切断。待到第二肝门处将肝中静脉结扎切断(图 6-7)。

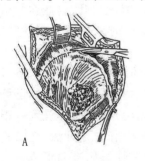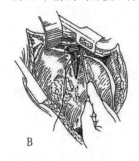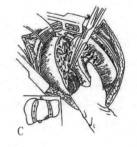

图 6-7　中肝叶切除术

A.剪断右半肝的所有韧带;B.在下腔静脉前方切开肝被膜,结扎肝中静脉;C.在左右两个切面结扎、切断通向中肝叶的血管和胆管

9.左半肝切除术　切除范围包括左内叶和左外叶,即指切除肝正中裂以左的肝组织,不包括尾状叶。肝外处理的解剖步骤除所需结扎处理的肝左动脉、左肝管、门静脉左干和肝左静脉外,其他同右半肝切除术。方法是先结扎肝左动脉,以及起源于胃左动脉或腹腔动脉的副肝左动脉,这些动脉均可在脐切迹底部小网膜内发现。左肝管及门静脉左支在肝外的行径均较长,极易找到和钳夹(图 6-8A),为保留尾状叶,理想的处理方法是在门静脉左干发出尾状叶支的远端处离断。在解剖分离左内叶基底部前,需要将肝门板压向下方,便于在直视下进行解剖分离。一旦左肝去血管后,即可见到自胆囊窝左侧沿

向下腔静脉的明显分界区。切断左三角韧带和左冠状韧带直抵下腔静脉的左壁后，可解剖寻觅肝左静脉，在看清楚其进入下腔静脉后予以钳夹、切断（图6-8B）。如此步骤有困难，不要勉强寻找肝左静脉，可留待离断肝组织接近肝左静脉根部时在肝内处理。必须注意肝中静脉可与肝左静脉合干或分别进入下腔静脉，应注意避免损伤肝中静脉。

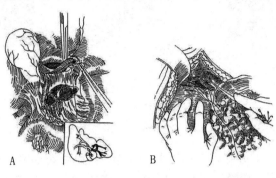

图6-8　左半肝切除术

A.分离、结扎切断门静脉左干、左肝管和肝左动脉；B.在下腔静脉左前壁分离、结扎肝左静脉

　　10.左三叶肝切除术　此手术包括切除左半肝和右前叶（2段、3段、4段、5段和8段，1段也可包括在切除范围之内）。膈面以右叶间裂为界，脏面以肝门右切迹右端延伸至右肝下缘，向左沿肝门横沟上缘至左纵沟。肝外处理法应首先解剖游离左叶的血管结构，步骤与左半肝切除术相同。如同时切除尾状叶，则肝左动脉和门静脉左支应在靠近分叉部结扎切断，这样可同时阻断尾状叶及左肝的供血；如欲保留尾状叶，这些血管应在其发出尾状叶支的远端处加以结扎切断。当游离门静脉、肝动脉时须保留其尾状叶支时，可从前面解剖处理这些血管，但也可游离肝左外叶抬起后向右上翻，从左后侧面入路处理左肝管和血管。在右叶间裂内离断肝实质时须保留后面的肝右静脉和向前下方走行的门静脉汇管结构，以及右后叶分支的胆管和血管，尤其注意鉴别和保护好邻近肝门的右后胆管分支，因其位置最为表浅而易于损伤。也有主张先切开胆总管，置入一根细长的探条至右后叶胆管内，可在切肝时作为解剖标志。也可采用肝内处理法，先沿右叶间裂切开肝被膜，分离肝实质，至肝门右切迹时将右侧门静脉汇管结构推向下方，仔细结扎、切断出入右前叶的胆管和血管；再沿第一肝门前方向左侧延伸肝切面，至脐切迹处结扎、切断左半肝的血管和胆管，肝中、肝左静脉均在肝内结扎（图6-9）。

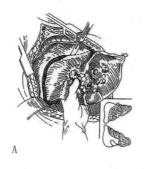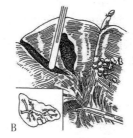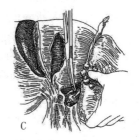

图 6-9　左三叶肝切除术

A.沿右叶间裂切开肝被膜,分离肝实质;B.在肝门右切迹分离、结扎右前叶血管和胆管;C.结扎、切断左半肝的血管和胆管

11.左外叶肝切除术　此手术不需要在肝门处解剖肝外的血管和胆管。可先切断左三角韧带和左冠状韧带游离左外叶,离断左内叶和左外叶的连接部以暴露脐切迹,在肝圆韧带和镰状韧带左侧 1cm 处切肝,自前向后离断左侧肝组织,逐一结扎切断所遇到的血管和胆管。当离断肝组织至脐切迹的基底部时,即遇到门静脉分布到 2 段和 3 段的左侧分支,可予以切断结扎。保持在镰状韧带的左侧分离肝组织,可以保留供血给 4 段的反馈支血管。向后离断肝组织接近闭锁的静脉导管时,应注意分辨出肝左静脉予以切断结扎,肝切面可用镰状韧带向下翻转覆盖。

12.肝段切除术　按照 Couinaud 8 段分类法,肝段切除是指切除其中的一个或两个以上肝段。临床最多采用的是切除 4 段,4 段与 5 段,或 4 段、5 段与 6 段。其他肝段切除较少采用。所有肝段切除可在常温间歇性肝门阻断下进行,离断肝实质直达需要切除段的血管蒂部,加以切断结扎后即可完成。

(1)4 段切除:先切断肝圆韧带和镰状韧带,再显露该段的脏面。此手术共有 4 个重要步骤,包括向下深入分离肝门板,分离肝实质左侧至肝圆韧带,右侧至肝正中裂,最后切除该段。首先应在脐切迹处离断 3 段与 4 段之间的桥状连接部肝组织,然后向下深入分离肝门板。沿着肝圆韧带的右侧剪开肝包膜,可见到由门静脉左支的囊部发出有数支供应该段的血管,同时有伴随的动脉及胆管分支,需要逐一加以切断结扎,然后深入向后上离断肝组织直达下腔静脉,如只切除该段的前面部分,不需要向后分离到下腔静脉。然后沿正中裂自前向后离断肝实质,遇到的主要血管是肝中静脉的左侧分支,此处肝组织的离断应略偏向正中裂的左侧,以避免损伤肝中静脉主干。在两个切肝线之间的膈顶部分再做一横向肝切除线,离断后面部分的肝组织,此时也会遇到肝中静脉的分支,需加以切断结扎。完整切除 4 段通常需要结扎肝中静脉。最后切除 4 段必须与后面的尾叶分离,此处可用血管钳仔细钳夹肝实质。

(2)4 段和 5 段联合切除术:起始手术步骤与 4 段切除术相同,如深入向下推移肝门板,以及沿肝圆韧带右侧自前向后离断肝组织等。然后做一与右叶间裂平行的斜行切线,但在前下方同做左三叶肝切除相同的方法离断肝组织,向内侧门静脉右支蒂部方向离断肝组织,当达到 5 段的门静脉蒂部时,将其切断结扎。此后,尚可遇到向后走行至左内叶的门静脉分支,仍需加以切断结扎,肝实质的离断继续向内侧方向进行,与开始沿肝圆韧带右侧的左肝的离断面向后部分会合。在肝切除过程中需切断、结扎肝中静脉。有时位于前面部位占据胆囊窝的肿瘤向右侧侵犯,因此有必要切除部分6段肝组织。

13.肝切除术的并发症及处理

(1)腹腔内出血:术中或术后出血是肝切除术的最常见且严重的并发症,也是肝切除术导致死亡的主要原因之一。术中大出血往往由于不熟悉肝内解剖或在手术操作中损伤大血管造成。术后出血原因很多,常见的有术中止血不彻底,血管结扎线脱落,肝切面部分肝组织坏死继发感染,引流不畅,创面积液感染,以及患者存在出血倾向,凝血功能障碍。最容易发生出血的部位有肝短静脉和右肾上腺静脉,切断的肝周围韧带处,肝裸区的后腹壁粗糙面和肝切面。术后大量出血,应立即进行手术止血,妥善处理出血点,有困难时可用纱布填塞止血,同时加强抗休克、抗感染等治疗。术后少量出血,可在有效止血药使用的前提下密切观察,多能通过保守治疗止血。对肝脏手术的出血,应重视预防,如严格掌握手术指征和手术时机,手术操作准确,止血彻底,引流通畅等。

(2)肝衰竭:也是导致术后死亡的重要原因。肝切除术后的肝功能损害与肝脏病变、肝硬化程度、肝切除量、麻醉及手术中出血量等因素密切相关。严格掌握手术指征、术前做好充分准备,合理掌握肝切除量,术前术后积极的保肝治疗可起到预防作用。术后出现肝功能不全甚为常见,多能经保肝、支持等治疗逐渐好转,一旦出现肝衰竭则预后极差。

(3)胆漏和腹腔内感染:常见为肝切面胆管漏扎或结扎线脱落,或肝脏局部组织坏死脱落所引起。多见为漏出胆汁积聚于膈下或肝下间隙,引起脉快、高热乃至呼吸窘迫等。少数可扩散至全腹引起弥漫性胆汁性腹膜炎。预防要点是尽量减少手术引起局部肝组织缺血坏死的机会;保证断端胆管的结扎可靠;关腹前检查肝切面是否有胆汁漏;手术区域常规用双套管持续负压吸引并保持引流通畅。胆漏的治疗主要在于引流通畅,如双套管能有效引流,可在保持引流通畅的情况下辅以生长抑素、抗感染等治疗;如双套管不能有效引流,可在B超引导下经皮置管引流,必要时可在内镜下置鼻胆管引流,以降低胆道压力。经上述保守治疗一般能在3~7天愈合。少数患者如肝内、外有较大胆管损伤需择期手术修复。术后腹腔感染多因引流不畅、积液残留感染所致,术后一旦出现持续高热、顽固性呃逆、白细胞升高等,应做B超检查。B超引导下经皮置管引流,配合抗生素的应用等,可有效治疗腹腔内局限性感染。

(4)胸腔积液:原因为膈下积液引流不畅,膈顶部、后腹膜和肝裸区存在创面,肝功能不全导致低蛋白血症,肝周围的广泛分离导致淋巴管损伤,而引起淋巴引流不畅等。胸腔积液量少时,可不必特殊处理,一般可自行吸收。如量多且伴有呼吸困难、胸痛、发热,可在B超引导下行胸腔穿刺抽液。

(5)切口感染和切口裂开:常见原因为合并胆道感染或合并胃肠道手术病,肝功能、全身状况差,合并糖尿病,大量腹腔积液或腹腔积液经切口漏出者。严格的无菌操作,预防性应用抗生素,加强保肝、利尿及全身支持疗法等措施,可预防切口感染和切口裂开。如广范围切口裂开,应立即清创并做减张缝合,术后辅以白蛋白、血浆等支持治疗,可促进切口愈合。

二、非规则性肝切除术

也称局部根治性切除术。我国肝脏外科界最早提出并大量实施肝癌的局部根治性切除。海军军医大学附属东方肝胆外科医院报道的 5524 例肝切除中,60%以上为局部根治性切除。

施行肝癌的非规则性肝切除,其依据在于:①我国肝癌 90%合并有慢性肝炎和肝硬化,规则性切除尤其是半肝以上的切除,由于切除的肝实质过多,会造成术后肝功能代偿不足,并发症和手术死亡增多;②肝癌的发生有单中心和多中心两种模式,以后者为多,这是肝癌复发的基础;肝癌往往早期出现门静脉转移,这是转移的基础,因此大量切除肝实质并不能显著预防肝癌的复发和转移;③肝癌的部位往往并不局限于肝的某一叶或某一段,骑跨于肝叶、肝段之间的肝癌较多见,因此,具体实施的肝切除术,多数不能严格按照肝叶、肝段进行;④肝癌多发者也甚多见,分布于几个叶或几个段,整块的规则性肝切除也会造成术后肝功能代偿的不足;⑤解剖学的研究发现,肝内肝动脉、门静脉和肝静脉各自有充分的侧支循环,不规则肝切除并不会造成残留肝明显的肝组织缺血或坏死。

临床上在选择实施规则性或非规则性肝切除时,应考虑残留肝的质、残留肝的量、肿瘤的解剖部位和疗效 4 个互相关联的因素,在下列情况下宜选择非规则性肝切除术:①小肝癌伴有慢性活动性肝炎,比较严重的肝硬化导致肝脏代偿功能有所下降时;②肿瘤骑跨于两个或多个肝叶或段,或多发性肿瘤散在于肝脏的各个叶或段;③肿瘤紧贴下腔静脉或第一肝门部位,即使规则性切除仍无法保证肿瘤周边各个部位有足够切缘距离;④肿瘤呈浸润性生长,边界不清,无法确定肝脏某一平面为合适的相对"根治性"切面;⑤门静脉内已出现影像学或肉眼可辨别的癌栓;⑥复发性肝癌,残留肝体积较小,已难实施规则性切除者。

非规则性切除的手术方法,诸多方面与规则性切除相同。部分位于肝脏边缘或表面部位的小肝癌切除,可用术者的手指压迫肝组织止血,切面对拢贯穿缝合即可。多数非规则性肝切除应在常温下间歇性肝门阻断止血下完成,部位特殊的肝肿瘤切除需常温下全肝血流阻断。切肝的方法是先在距肿瘤 1~2cm 的肝表面用电刀切开肝被膜作为预定切线,以指折和钳夹法相结合离断肝实质,在断肝过程中根据肿瘤的形状,以尽量保证足够肝切缘和勿损伤肝内主要管道为原则,不断调整肝切面,部分位置较深的小肝癌,往往有完整包膜,其内后侧基底部因靠近肝内主要管道结构,往往难以保证足够的可切除肝实质,可在肿瘤包膜外沿包膜分离剜除肿瘤,遗留的肝切面,如为肝外侧平面型者,可妥善止血后用大网膜或大块吸收性明胶海绵覆盖,或对拢缝合;如为肝内唇型者,常行对拢贯穿缝合,唇底较深者可先填塞入浸有化疗药物的吸收性明胶海绵再缝合,以免留有无效腔(图 6-10)。

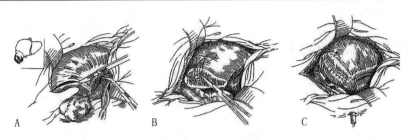

图 6-10　肝部分切除术

A.在肝门阻断下,距离病灶 1～2cm 处切开肝组织;B.肝断面出血点做"8"字形缝合结扎;C.对拢缝合肝断面并在肝下放置双套管引流

非规则性肝切除在国内已成为肝癌肝切除施行最多的方法,具有适应范围广、手术时间短、失血量相对较少、术后并发症少的特点。海军军医大学附属东方肝胆外科医院历年来的肝癌肝切除术资料表明,1960—1977 年、1978—1989 年、1990—1998 年 3 个阶段术后 1 个月内,住院病死率分别为 8.48%、0.43%、0.31%,手术病死率呈逐渐下降的趋势,其中局部根治性切除例数的逐渐增加是一个重要的相关因素。多个作者报道其疗效与规则性切除相仿。考虑到肝癌的生物学特性,随着肝癌其他综合治疗措施的增多,遗留尽量多的肝实质以保护肝脏的代偿功能,对于术后的抗复发治疗和复发后的综合治疗多有益处。

三、累及下腔静脉肝癌的切除

部分肝癌因巨大或部位特殊,会紧贴乃至直接侵犯下腔静脉,这类肝癌的手术易致下腔静脉、肝静脉或肝短静脉的损伤出血,有较大的危险性。

临床上遇到的累及下腔静脉的肝癌,多数位于肝脏的尾状叶(1 段)左外叶上段(2 段)右前叶和右后叶的上段(7 段、8 段),以及跨多个叶、段的巨大肿瘤。并非所有的这类肿瘤都应施行手术切除,对手术的可行性和必要性应进行充分论证。可行性是指:①患者具备肝切除术的普遍性指征如前所述;②肿瘤具备安全切除的可能,需通过反复的影像学资料分析,术者同 B 超专科医师共同完成超声图像分析讨论等获得;③术者及其助手具备施行这类手术的技术和经验,尤其是对术中大出血具有熟练的处理技术。必要性是指预计手术可能取得较好的疗效,一般而言此类肿瘤须有比较完整的包膜,无影像学或肉眼可辨的癌栓及子灶,可较为完整切除,否则以选择其他的治疗方法为宜。

此类肿瘤的手术方法因部位、个体情况、术者的经验而异,尚无定型的手术方法,但一些原则须当重视:①必须充分游离肝脏,使术者有良好的手术视野;②尽管绝大多数手术可在常温下间歇性肝门阻断下完成,但宜预置肝上、肝下下腔静脉阻断带,以备必要时做全肝血流阻断;③宜行非规则性肝切除;④处理下腔静脉是手术关键,如肿瘤仅紧贴下腔静脉壁,可沿肿瘤包膜外将肿瘤逐渐剥离,同时仔细结扎所有的小血管;如肿瘤已侵犯下腔静脉外鞘,可从鞘下分离,切断结扎肝短静脉;如肿瘤已侵犯部分下腔静脉壁全层,可将周围完全分离后用无损伤血管钳纵向钳夹受累的下腔静脉壁,连同下腔静脉壁一同切除后再修补下腔静脉缺损;⑤保证肝静脉的良好回流,位于肝下腔静脉结合部位的肿瘤手术往往涉及三支主干肝静脉的处理,在考虑肿瘤完整切除的同时,必须尽量保护肝静脉;必须切除肝静脉时应结合患者的肝脏功能代偿情况,至少保留一支主肝静脉的回流。

尾状叶肿瘤的切除是此类肿瘤切除中较为复杂、危险性也较高的手术。尾状叶(1段)深藏于第一、第二、第三肝门与下腔静脉之间,其前方为2段、3段、4段及肝中静脉,后方为下腔静脉及若干支直接注入下腔静脉的肝短静脉,左侧为肝胃韧带和胃小弯,右侧为肝十二指肠韧带。尾状叶分为尾状叶本部(spigelian叶),或称尾状叶左段,以及尾状突和腔静脉旁部,或称尾状叶右段,该叶有相对独立的肝内管道系统。尾状叶肝癌尽管并不常见,但其解剖部位特殊及对其他综合治疗的敏感度较差,因此只要条件许可,手术切除是相对较好的治疗选择。尾状叶切除手术的关键在于仔细分离、结扎切断尾状叶肝短静脉和第一肝门进入尾状叶的门静脉、肝动脉和胆管分支。

尾状叶左段肿瘤的切除,一般可经小网膜入路,即完全暴露小网膜腔,有时需做左外叶或左半肝切除以取得良好的手术视野。牵开左半肝,暴露肝后下腔静脉的左前壁,在下腔静脉的左前方谨慎分离、结扎、切断数支肝短静脉。遇到肿瘤侵犯粘连于下腔静脉时,可在侵犯部位的上方和下方先完成肝短静脉的处理,使该部位周围尾状叶基本游离于下腔静脉,再用无损伤血管钳钳夹侵犯部位下腔静脉壁,去除肿瘤后修补下腔静脉的缺损。发生肝短静脉、下腔静脉损伤出血时,应立即用手指压迫血管破损之处,吸尽手术野周围积血,再仔细缝合修补血管。如此法无效,应立即收紧预置的肝上、下下腔静脉阻断带,行全肝血流阻断后再行止血处理。然后在第一肝门门静脉横部解剖分离进入尾状叶左段的门静脉、肝动脉和胆管分支,予以结扎切断,再行尾状叶左段的切除(图6-11)。

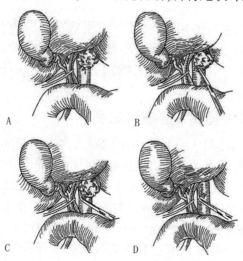

图6-11 肝尾状叶切除术(左侧入路)

A.将肝十二指肠韧带向右牵开暴露肿瘤;B.向上轻柔翻起肿瘤暴露肿瘤与下腔静脉之间的数支肝短静脉,分别谨慎分离、结扎和切断;C.用无损伤血管钳钳夹受肿瘤侵犯的部分下腔静脉壁;D.去除肿瘤后修补下腔静脉的缺损尾状叶右段肿瘤的切除，可类似于规则性右半肝切除，充分游离右半肝，将右半肝向内上方翻转后显露肝后下腔静脉右前壁，个别病例应切除部分右肝以利手术野暴露。在肝右静脉入口下方，下腔静脉右前壁上仔细分离，切断数支肝短静脉，并予以妥善结扎，使尾状叶右段与下腔静脉右前壁基本游离，如遇肿瘤侵犯下腔静脉全壁，处理同尾状叶左段。然后再在第一肝门处解剖出门静脉、肝动脉和胆管，找到出入尾状叶的分支，予以切断和结扎。完成各管道处理后，可类似非规则性肝切除，先切开尾状叶肿瘤周围表浅部分肝实质，向外略行牵引后，将肿瘤连同尾状叶右段肝实质用指折和钳夹法行断肝处理，肿瘤较大、包膜完整时也可将肿瘤剜除（图6-12）。在第一肝门后方手术视野受限的情况下，应注意避免损伤门静脉右干。遗留的残腔尽可能对拢缝合，无明显出血时也可填塞吸收性明胶海绵，或在填塞后将唇形切口的前缘缝合固定于肾前方后腹膜上。

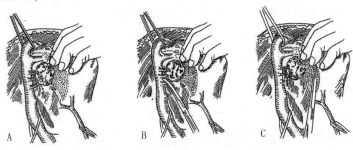

图6-12　肝尾状叶切除术（右侧入路）

A.将右半肝向内上方翻转后显露肿瘤与下腔静脉间的肝短静脉；B.谨慎分离、结扎、切断数支肝短静脉；C.将肿瘤连同尾状叶右段肝实质用指折和钳夹法行断肝处理

如肿瘤较大需行全尾状叶的切除时，可采用尾状叶左段和右段切除相结合的方法，从左、右两个径路分别游离尾状叶，会师后再予以尾状叶的摘除。也可劈开肝脏正中裂，从劈开的间隙中分别处理尾状叶前方肝实质，下方的第一肝门进入尾状叶的管道，后方的肝短静脉和下腔静脉。

四、腹腔镜和机器人辅助下肝癌切除手术

目前国内肝脏外科也已引入了腹腔镜和机器人为主的微创外科技术。海军军医大学附属东方肝胆外科医院开展了我国首例腹腔镜肝叶切除术，随后腹腔镜肝脏手术在国内得到迅速的推广和探索，比如3D腹腔镜技术及腹腔镜下ICG荧光染色技术的应用。2000年美国FDA批准达芬奇机器人手术系统应用于临床，北京第二炮兵总医院于2009年成功实施了全国首例机器人辅助腹腔镜肝肿瘤、胆囊切除手术。目前，对于技术娴熟的外科团队，可以实施早期肝癌腹腔镜下和机器人辅助下肝切除术，各种类型肝切除术都有报道。但是到目前为止，国内外还没有关于腹腔镜下或机器人辅助下手术与开腹治疗肝癌的随机对照研究，许多回顾性病例对照研究证实腹腔镜和机器人肝癌切除手术的疗效及术后并发症与开腹手术相当。腹腔镜和机器人辅助下肝癌切除的优势有待前瞻性临床试验进一步验证。

五、肝癌癌栓的外科处理

肝癌易引起门静脉、胆管和下腔静脉的癌栓，以门静脉癌栓多见。病理检查表明65%以上的肝癌伴有各级门静脉分支的癌栓，其中约1/3在CT、MRI和B超等影像学检查中发现，并在术中得到证实。由于癌栓是影响肝癌手术预后的重要因素，取栓处理对提高手术疗效有益。

如肝癌有切除的可能，则门静脉癌栓应在术中做相应的处理，有助于减低门静脉压力，减少术后近期复发的机会，同时也为后续的动脉栓塞等治疗提供可行性。门静脉癌栓的外科处理视其侵及部位而异，仅为门静脉左干或右干或其下级分支的癌栓，可在肝癌肝切除时一并切除。但门静脉癌栓往往侵及门静脉分叉部、门静脉主干乃至肠系膜上静脉等，术中处理的方法是尽量使肝切面接近肝门部以暴露癌栓侵及的粗大门出静脉干，完成肝切除并行创面妥善止血后，暂不放松肝门阻断，将门静脉干残端敞开，可见部分门静脉癌栓流出。沿残端伸入卵圆钳或长弯血管钳，暂时放松肝门阻断，术者用手指轻轻顶压门静脉干，可将癌栓整块或绝大部分摘除，遇癌栓紧贴黏附于静脉壁时，可用刮匙轻柔刮除癌栓，再换细吸引器将残存癌栓吸出。如门静脉主干已无较大癌栓阻塞，可见门静脉残端有鲜血涌出，即可收紧门静脉阻断带，用消毒蒸馏水冲洗门静脉，然后将残端缝闭。如术中发现肝癌无法切除，而门静脉主干内有大量癌栓堵塞，也可解剖分离出门静脉后切开取栓，再修补静脉，可减轻术后门脉高压的危害。

胆道癌栓虽然较门静脉癌栓少见，但引起的梗阻性黄疸危害更大，因此在肿瘤可切除的情况下应同时行胆总管切开取栓，放置T管引流，术后也可经T管内行化疗药物灌注，可防止癌栓的早期复现。如肿瘤因各种因素不能切除，但患者全身情况又允许行剖腹手术时，特别是在经胆道内镜或经皮胆道引流失败时，也可行胆道的手术取栓，以延长患者的生存时间和提高生存质量。

下腔静脉的癌栓并不多见，但其危害性较大，个别患者可因癌栓脱落导致远处转移乃至肺栓塞猝死。目前对肝癌不能切除者，下腔静脉癌栓的处理甚为困难，可切除者可在肝切除后行全肝血流阻断，然后经肝静脉残端取栓。下腔静脉取栓是一种危险性极高的处理方法，需谨慎选择，为防止残存癌栓脱落或气栓形成，取栓过程应轻柔细微，取栓后用消毒蒸馏水反复冲洗，放松阻断带前用生理盐水将阻断部分下腔静脉充分灌充。

六、肝癌肝切除合并其他脏器手术

主要由于两个方面的因素需联合手术：①肿瘤侵犯或转移至其他脏器；②肝癌合并门静脉高压，尤其是伴有严重的脾功能亢进和食管胃底静脉曲张。

由于肝癌易侵犯周围脏器如胆囊、横结肠、胃、膈肌等，其中最常见的是胆囊和膈肌。联合手术的适应证：①肝癌可得到相对根治性的切除，周围脏器有可切除的肿瘤侵犯，或远处转移灶如肺的孤立性转移结节；②肝癌无法行根治性切除，但周围脏器的侵犯易近期出现并发症，如胃潴留、结肠梗阻、梗阻性黄疸等；③患者全身情况良好，无重要脏器器质性病变，且可耐受多个脏器手术创伤者。联合手术后并发症的发生率会有所增加，如果术中精细操作，严防感染，术后加强监护管理，应可取得较好的疗效。

　　肝癌肝切除合并脾切除和食管胃底曲张静脉的处理是最多见的联合手术,目前应用较广。其适应证为:①肝癌可切除;②有脾大、脾功能亢进的依据;③患者有食管胃底曲张静脉破裂出血史,或胃镜检查发现有严重静脉曲张,呈红色征;④肝脏功能处于 Child B 级以上。施行肝癌的不规则性切除,尤其是对小肝癌者,联合手术的安全性更大,临床上也以肝硬化重、肝癌小、门静脉高压重为多见。

　　食管胃底静脉曲张的手术宜首选贲门周围血管离断术,因其止血效果可靠,操作相对简便,并发症少,同时增强了向肝血流而利于术后患者肝功能的恢复。

　　对有出血史或出血倾向者,也有作者主张在术前或术后做相应的处理,如术前曲张静脉的硬化剂注射、套扎,术前术后的胃底曲张静脉栓塞术,脾动脉栓塞术,以及经颈静脉的门体分流术等,这些方法的疗效须得到进一步证实,但目前至少存在 3 个方面的不足:①止血效果还不十分确切;②治疗后不良反应和并发症的发生率较高;③解决脾功能亢进的作用不足,脾功能亢进引起的白细胞减少、血小板减少对术后区域性或全身性抗复发综合治疗具有较大的负面影响。

七、肝癌的二期切除

　　术前经影像学检查或手术探查证实无法手术切除的肝癌,常见的原因是肿瘤巨大,且已浸润下腔静脉等大血管或肝门;肿瘤巨大,如肝切除量大,残余肝体积小难以使肝功能代偿;肿瘤的主灶虽能切除,但余肝有散在子灶,以及肝硬化较严重等。这些肝癌可先经综合治疗,使肿瘤体积缩小,肿瘤与重要解剖结构之间出现可行切除的间隙,或存在的子灶得到有效的治疗后再行肝切除。这一概念的引入和完善使不能切除的肝癌中一部分转化为可以切除。

　　我国学者在 20 世纪 80 年代初较早报道肝癌的二期切除。早期使大肝癌缩小的有效方法主要是肝动脉结扎或加术中化疗栓塞、术后结合放疗等。随着综合治疗水平的提高,目前比较明确能使肿瘤缩小的非外科方法主要为经导管动脉化疗栓塞(transcatheter-hepatic arterial chemoembolization,TACE),其他如导向治疗、放疗、射频消融(radio frequency ablation,RFA)、冷冻等方法也有报道。这些方法的合理综合、序贯应用,可使二期切除率达到 11%~20%,二期切除后 5 年生存率可达 50%~65%。需要特别指出的是,对不可切除的理解可受多种因素的影响,如术者的经验、外科技术条件等,尚缺乏统一明确的客观标准,从而使一些可能获得一期切除的肝癌,被误认为不能切除而行 TACE 等治疗,丧失了宝贵的手术机会。目前对肝癌二期切除的基本观点为:①二期切除仅适用于确实无法切除的肝癌,否则应首选一期切除,术后再视手术和病理状况选择抗复发措施;②TACE 后肿瘤缩小的病例应不失时机行手术切除,以免残留的癌细胞扩散和转移;③提高二期切除率的关键在于为不能切除的肝癌选择个体化的、有效的综合治疗措施。

八、肝癌复发的预防和治疗

　　肝癌切除术后的 5 年复发率在 60% 以上,这是影响肝癌肝切除术疗效的关键性问题。目前对肝癌复发转移的机制有较多研究,但尚未形成有针对性的预防方法。目前的预防措施主要是术后综合治疗,可能起到抑制术后早期复发作用的措施包括术中精细操作以免医源性扩散、术中化疗、术后 TACE、小剂量化疗结合免疫治疗等,但这些方法的确切价值尚待随机化、前瞻性的临床研究进一步证实。对肝癌个体而言,预测肝癌复发的危险性对术后抗复发治疗具有指导意义,目前的预测手段主要基于病理和影像学资料,如肿瘤包膜不完整、门静脉癌栓、肝内存在子灶或多发性肿瘤等,都是肝癌术后早期复发的高危因素。在血清中寻找预测肝癌复发、转移敏感指标的研究正在进行中,但尚不成熟。术后患者应每 3 个月 1 次定期复查,AFP 和 B 超是目前最有效、最经济的复查手段。对 AFP 阳性肝癌术后转阴后重新、持续性升高,应确立复发或转移的诊断。

早期发现的肝癌复发或转移,治疗方法较多。复发后再手术是延长无瘤生存的重要方法,我国学者在 20 世纪 60 年代中期即开始探索这一问题,目前肝脏的再手术已较为成熟。分子病理学研究表明,硬化肝脏内肝细胞不典型增生具有弥漫存在的特征,肝癌的复发既可由原发病灶的转移形成,也可能为多克隆起源的残余肝脏的再发病灶。随着肝癌早诊早治和外科综合治疗技术的发展,残留肝的再发癌在复发性肝癌中所占的比例会越来越高。鉴于此类再发癌本质上可以看作是在肝硬化基础上的新生癌,其生物学特性及临床自然病程与首次切除的肝癌相同,对其处理可视同初次发生的肿瘤。因此,目前认为对有手术条件的复发性肝癌,应首先积极选择再手术切除。海军军医大学附属东方肝胆外科医院 200 余例复发再手术的临床资料表明,再切除后 5 年生存率可达 46.6%,即使行 3 次切除后,5 年生存率仍可达 25.0%。复发再手术的术式视个体情况而定,一般多采用非规则性肝切除以保留更多的残留肝实质。因第一次手术造成的腹腔粘连,个别病例复发较早而肝脏手术区域尚存在水肿等,再次手术时更应注意操作的准确性,妥善止血,并避免粘连的其他脏器的损伤。近年来随着各种影像学技术和微创治疗的发展,对于微小孤立性复发灶,尤其是病灶在肝内的位置深在,伴有较严重肝硬化者,可行瘤内无水乙醇注射、RFA、微波等治疗,也可取得良好的疗效,多发性复发病灶则首选 TACE。

第三节 姑息性外科治疗

姑息性外科治疗主要包括姑息性肿瘤切除和非肿瘤切除性外科手术两个部分。既往在影像学技术和介入治疗相对落后或尚未开展的情况下,姑息性外科治疗是应用最早,也是最广泛的治疗方法。目前,其适应证已有相当大的限制。姑息性外科治疗常用于:①术前判断有肝切除术指征,但术中发现肿瘤无法完整切除的患者;②术前已判断肿瘤无法切除,但缺乏介入治疗的条件,患者肝脏代偿功能良好,无黄疸、腹腔积液、白/球蛋白比例倒置和远处转移;③出现危及生命的并发症如肝癌破裂出血,经保守治疗无法控制者。一般而言,目前姑息性外科治疗仅作为受病情、技术和条件限制的一种被动性,而非主动性肝癌治疗选择。

一、姑息性肿瘤切除

姑息性肿瘤切除指切除部分或大部分肿瘤组织,也称减体积性肝癌切除术。目前对术前判断为不能切除的肝癌,多不主张行此手术,有创伤较大、残余肿瘤生长更加活跃,以及导致肿瘤种植、转移之虞。但临床上此类手术的施行尚不少见,多数因为术前乃至术中判断肿瘤可完整切除,但在具体实施过程中,尤其是肝切除术接近肝内主要管道时,出于安全性考虑而做出的被动选择,少数是因为并发症的救治。

姑息性肿瘤切除的手术方法基本与肝切除术相似。但术中应注意:①因创面存在肿瘤组织,组织松软易溃破,难以止血,此类创面宜对拢缝合,或填入游离大网膜后再对拢缝合,较为安全;②手术视野应用消毒蒸馏水反复冲洗,减少腹腔内和切口的肿瘤种植转移。

术后应加强抗肿瘤治疗,包括残余肿瘤的超声介入如无水乙醇注射、放射介入治疗、腹腔内化疗药物灌注等,以尽可能延缓残余肿瘤的侵袭性生长扩散。

二、肝动脉结扎术

肝动脉结扎术指通过对肝动脉的永久性或暂时性阻断,达到使癌肿缺血、缺氧、进而坏死的目的。包括单纯肝动脉结扎、全肝去动脉和间歇性肝动脉阻断术。研究发现肝癌主要由动脉供血,肝动脉结扎后肿瘤的血供减少90%以上,而正常肝组织的血供大部分来自门静脉,肝动脉结扎后不致引起严重的肝功能损害。动脉血流阻断后,肿瘤不仅缺少氧和营养的供应,缺氧引起的氧自由基也可能导致肿瘤坏死。

1.禁忌证　①门静脉主干癌栓阻塞未经手术清除者;②肝功能失代偿者,已出现黄疸或腹腔积液;③肿瘤过大,已超过肝体积的70%;④其他主要脏器存在严重器质性疾病。

2.手术方法　肝动脉结扎术的手术方法有以下3种。

(1)单纯肝动脉结扎:显露第一肝门,通过小网膜孔探查肝十二指肠韧带内门静脉主干有无癌栓,明确门静脉畅通后,游离、结扎肝固有动脉,或分别结扎肝左、右动脉。游离动脉时应注意肝动脉的变异,可暂时阻断肝动脉分支或通过血管注入亚甲蓝等观察肝脏色泽变化来确定相关供血区域。

(2)全肝动脉血流阻断:又称永久性去肝动脉术,除结扎肝动脉外,还需离断所有肝周韧带,切断来自膈肌、腹壁和邻近器官的侧支动脉,应特别注意结扎左膈动脉和来自胃左动脉的分支。

(3)间歇性肝动脉阻断术:切断肝周所有侧支动脉同全肝去动脉术,但保留肝动脉,动脉内置入球囊导管等反复间断阻断肝动脉,既可阻断肿瘤血供,又防止侧支循环的建立,促进氧自由基生成,对肿瘤杀伤作用较大而对正常肝组织损害较小。

3.术后处理　肝动脉结扎术后的处理与肝切除术基本相同,但尤应注意:①持续吸氧,胃肠减压等提高门静脉血供和氧供;②术后高热多见,应注意对症处理,并及时发现肝脓肿等并发症;③定期疗效评价,多普勒超声检查肿瘤血供有无减少,肿瘤有无缩小或坏死;AFP是否下降或转阴。肝动脉结扎术后再配合超声介入等治疗可提高疗效,部分术后肿瘤缩小的患者应不失时机地选择二期手术切除。

三、肝动脉化疗栓塞

肝动脉化疗栓塞指术中肝动脉内置管,术后反复经导管进行化疗药物灌注和栓塞。肝动脉化疗栓塞的适应证和禁忌证基本同肝动脉结扎术,但最适宜者为:①肝内有散在性癌灶;②肿瘤姑息性切除的合并手术;③肿瘤根治性切除后的预防复发措施。对巨大不能切除者此法是目前报道获得二期切除机会较多的治疗方法。

肝动脉化疗栓塞的手术方法:可经多种途径动脉插管,包括经胃网膜右动脉途径,胃十二指肠动脉、肝固有动脉、左或右肝动脉途径,胃右动脉途径等。术中解剖肝十二指肠韧带,显露肝总动脉、肝固有动脉和胃十二指肠动脉,后在距幽门5cm处分离一段胃网膜右动脉,动脉远端结扎,导管由近端插入,直视下从胃十二指肠动脉插管至肝固有动脉或超选至患侧肝动脉。术中注意对导管的固定,并可暂时阻断肝总动脉以利导管的插入。术后定期行化疗药物灌注和栓塞,目前常用的化疗药物有多柔比星(阿霉素,ADM)、表柔比星(表柔比星,EADM)、裂霉素(MMC)、氟尿嘧啶(5-FU);常用的栓塞剂有碘油制剂、吸收性明胶海绵、不锈钢圈、聚乙烯醇海绵、药物微球和核素微球等,可选用吸收性明胶海绵配合超液化碘油,可同时阻塞动静脉瘘,效果良好。目前带有微泵的导管应用较广,微泵可埋于皮下利于药物灌注。术后首次化疗应在肝功能基本恢复后进行,多于术后1周至半个月开始,可采用2~3种化疗药物联合应用,连续化疗3~7天,化疗结束后根据透视下肿瘤大小、肝内碘油沉积量注入5~20mL碘油。需注意有无胃肠道血管内的碘油反流,避免胃肠道的大面积血管栓塞。1~2个月后可重复治疗,但应根据患者的全身状况、肝功能、白细胞水平、肿瘤情况及时调整化疗方案。

四、术中冷冻或热凝治疗

目前经皮穿刺后冷冻和热凝治疗发展较快,这些方法多数可在术中实施。应用最早的是液氮冷冻治疗,已取得一定疗效。对术中发现的不能切除的肿瘤,尤其是肿瘤并不巨大,但部位紧贴肝内主要管道者,此法较为适宜,也可作为姑息性切除的补充治疗。据报道235例肝癌行术中冷冻治疗,5年生存率可达39%。此法在减轻肿瘤负荷方面与姑息性切除相仿,但创伤更小,尤其冷冻或热处理后可能释放肿瘤抗原,对机体抗肿瘤免疫应答能力的提高可能有益,疗效明显优于姑息性切除。

手术方法:探查肿瘤的确不宜或不能切除后,用冷冻(液氮、氩氦刀)或热凝(射频、微波、激光)器械直接接触或穿刺肿瘤,释放相应能量。目前应用的氩氦刀冷冻,射频、微波、激光热凝等均有针形穿刺器械便于穿刺。操作要点是:①根据各种治疗的作用范围做重复治疗,多根穿刺器械可同时在不同方向,按肿瘤形态适形进行治疗,最大范围杀灭肝癌;②注意保护肝门等重要结构免受损伤,术中B超有助于选择安全的穿刺位置;③拔除针形器械后遗留的管孔内填入吸收性明胶海绵以妥善止血。

术中和术后可能出现的并发症有腹内早期或滞后性出血、胆道损伤、右胸腔积液和肺不张、肝脓肿、邻近器官损伤和肝功能不全等;个别患者会有DIC、肝肾衰竭和ARDS等严重并发症。

第七章　胆石症

第一节　胆石症的流行病学与危险因素

胆石分为胆固醇结石和胆色素结石两大类,其在发病机制、临床表现、治疗和预后等方面都有各自特点。胆固醇结石主要位于胆囊,经胆囊管移行,可形成继发性胆管结石,其形成与脂类代谢紊乱有关。胆色素结石包括原发性肝胆管结石和原发性胆总管结石,发病机制涉及胆道蛔虫病和胆道感染等因素。国际上,尤其是欧美国家,多数是胆囊胆固醇结石,胆色素结石集中在东南亚地区,其我国主要为南部和西南地区。国内胆石症类型从 20 世纪 80 年代后出现了较大变化(见后述)。由于世界胆石症类型分布的特点,胆固醇结石发病机制的研究进展较深入,胆石症危险因素的研究大多是关于胆固醇结石。

胆石症的流行病学研究有助于了解胆石症的发病现状和探索发病机制,是制订胆石症防治策略的基础。

一、部分国家和地区的胆石症发病率

较大样本胆石症人群发病率的调查研究显示,胆石症的发病率在不同时段、不同地区存在差异,以欧美国家发病率为高。世界上最高发病率的是美国女性印第安人,达64.1%。美国胆石症发病率,在白种人男性为 8.6%,女性为 16.6%,墨西哥裔美国人中,男性为 8.9%,女性为 26.7。欧洲的发病率为 11%~20%。亚洲的发病率较低,为 4%~15%。非洲苏丹的发病率低至 5.2%。

二、国内胆石类型的转变及一些地区的胆石症发病率

国内胆石症在相当长的时期内以胆色素结石为主。为探索中国人胆结石的特点,了解我国胆石症的实际类型和分布,中华医学会胆道外科学组于 20 世纪后期组织了两次全国胆石症住院患者的调查。第一次胆石症临床调查自 1983 年 7 月 1 日至 1985 年 6 月30 日,涉及全国 26 个省市自治区 146 所医院总计 11 342 例手术胆石症例。为期两年的结果显示,胆石症患者占普通外科住院总数的 10.05%,据此认为胆石症是一种常见病。胆石类型中,胆囊结石占 52.8%,胆囊和胆总管结石占 11.0%,而原发性肝内外胆管结石为36.2%,低于 20 世纪 60 年代的 50%。胆囊结石与胆管结石之比为 1.5:1,较 20 世纪70 年代的 0.9:1 有了显著增加,北京、上海和天津的比值更是达到了 3.4:1、3.2:1 和4.5:1。这项研究说明我国的胆石类型从 20 世纪 80 年代开始,已经由胆管结石转向胆囊结石,而且这一转变首先从大城市开始。第二次调查自 1992 年 1 月至 12 月,共 7 个省市 33 所医院总计 3911 例胆石手术病例。相隔十年后的胆石症收治率增加到 11.53%。胆石症的类型进一步向胆囊结石转变。胆囊与胆管结石之比上升至 7.36:1,胆固醇结

石与胆色素结石之比从 1.4∶1 上升至 3.4∶1。约 80% 的结石分布于胆囊内,以胆固醇结石为主,以胆色素结石为主的胆管结石仅占 10%。第二次调查结论有 7 点:①收治率增加,有随年龄增加趋势,女性与男性之比增加(从 2∶1 增至 2.57∶1);②胆囊结石与胆管结石之比增加(从 1.5∶1 增至 7.36∶1);③胆固醇与胆色素结石之比增加(从 1.4∶1 增至 3.4∶1);④结石类型与部位相关;⑤影响结石部位与类型的因素是年龄、性别、职业及饮食成分;⑥胆道蛔虫感染及胆道感染下降,与胆石部位及类型的改变相关;⑦胆石症死亡率占普通外科较大比例(5.33%),与胆石伴发胆囊癌及胆管结石并发症相关。除第 5 点及第 7 点部分强调要重视胆管结石的诊治外,其余都表示胆囊结石病例增加的特点。

三、胆石症发生的危险因素

认识胆石症的危险因素,可以帮助人们了解预防胆石症的途径和重点。胆石症的危险因素多指胆固醇结石,在 20 世纪主要见于欧美国家,因而在英语单词中,将胆石症与“F”相连。开始认为其危险因素具有“3F”特征,即 fat(肥胖)、female(女性)和 forty(40 岁),以后又增加 family(家族史)、fertile(多生育),成为“5F”。两个 F 涉及女性激素,表示女性高发。通常分析胆石发病的危险因素从年龄、性别、种族、遗传、地理、饮食、活动、肥胖和体重快速降低等因素展开。

从疾病总体而言,胆石症的危险因素包括环境因素和遗传因素。环境因素主要表现在饮食方面。高能量食物,即高碳水化合物、高脂肪、高蛋白、低食物纤维的食物导致肥胖等代谢综合征,明显地成为发生胆石症的危险因素。我国从 20 世纪 80 年代开始的胆石症类型转变及发病率的升高,与生活水平提高、高能量食物的摄入有很大关系(见后述胆固醇结石病与代谢综合征),饮食结构的改变起很大作用。环境因素还包括感染因素、胆色素结石的胆道蛔虫病和胆道华支睾吸虫感染,胆囊结石也涉及螺杆菌、伤寒杆菌等感染因素(见后文感染、炎症与免疫的作用,以及胆红素钙沉淀-溶解平衡学说、胆道寄生虫病的作用)。

胆石症的遗传性从 20 世纪早期就受到关注。5F 的 family(家族史)就是表示遗传。2002 年费健等报道胆石症 93 个家系共 563 人的研究,发病 304 人,患病率 54.0%。2005 年秦俭等报道 135 个家系的患病率为 53.2%。一个 4 代大家系 113 人,发病 33 人,患病率29.2%,二代与三代患病率为 52%,一级亲属遗传度为 86.38%±46.46%。研究显示,①双亲之一或两者均为胆石症的家系占 74.2%,表示父母双方均对子代的发病产生影响;②同胞患病率达 58.0%,即超过一半同胞发病,双生子都发病;③有多个同胞发病而亲代无胆石症,估计是由于环境因素,而外显不全所致。这些特点表示胆石症为多基因遗传病,常染色体显性遗传。若发病多在 35 岁以后,表示为延迟遗传。此外,胆石症还存在部分母系遗传特征,母亲患病的子女多数有胆石症,母亲传递胆石症的作用显著大于父亲,女性后代有较高的发病率,而男性后代不发病。通过 96 个胆石症家系线粒体 DNA 的分析,显示线粒体 DNA B4bl 单体型亚群是胆囊结石病的易感因素。Nakeeb 等对美国 358 个胆石症家系 1038 人的症状性胆石症危险因素关联研究显示,女性相对危险度(relative risk,RR)为 8.8,肥胖(体重指数>30)的 RR 为 3.7,50 岁以上的 RR 为 2.5,家族史

(一级亲属有胆囊切除术史)的 RR 为 2.2。其症状性胆石症的基因遗传度为 29%,年龄和性别变量可解释 9.3% 的表型变异。43 141 对瑞典双胎资料研究发现,同卵双生子发生胆囊结石的一致性为 15%~29%,异卵双生子为 10%~15%,遗传因素占胆囊结石发病的 25%。线粒体 DNA 研究、家系研究和双生子研究都支持胆石症的遗传因素。随着 20 世纪末分子生物学的发展和对人类基因组的研究,胆石症的相关基因研究在动物模型和胆石患者都得到了长足的发展,在胆固醇结石和胆色素结石都取得一定结果(见后文全基因扫描和重点相关基因)。

第二节 胆石的类型及其发病机制

一、胆囊胆固醇结石的发病机制

探索胆石症发病机制的核心思想是胆汁胆固醇的含量超过胆汁酸和磷脂的溶解能力,成为胆固醇过饱和胆汁。此后,通过一系列的胆汁成核实验,运用电镜观察到胆汁胆固醇单体从聚焦成单个小囊泡,聚集融合,成为多囊泡,不断增大,最后形成胆固醇结晶的全过程。胆汁胆固醇、磷脂、胆汁酸是主要的脂类成分,是影响胆固醇溶解的主要因素,因此,胆汁脂类分泌也成为胆石研究的重要组成。胆汁脂类分泌、胆汁成核及胆囊功能构成了胆石发病机制的主要研究方向。

1.肠肝轴胆固醇代谢异常　肝脏是形成胆汁的器官,胆囊储存胆汁并形成胆石症病灶的解剖部位,小肠吸收胆汁中胆固醇与胆汁酸。整个肠肝轴对胆固醇、胆汁酸的代谢过程及发生胆囊结石非常重要。通过肝脏胆固醇代谢相关基因研究显示,胆石症患者胆小管侧膜的胆固醇转运蛋白——腺苷三磷酸结合盒(ATP binding cassette, ABC)G5/G8 和高密度脂蛋白受体——B1 型清道夫受体(scavenger receptor B type 1, SRB1)的基因与蛋白表达增加,表示胆固醇在肝细胞的摄取与转出是导致胆汁胆固醇分泌增加的主要环节。此外,胆石患者小肠细胞顶端膜上尼曼匹克 C1 样蛋白 1(Niemann Pick C1 like 1 protein, NPC1L1)基因和乙酰辅酶 A:胆固醇转乙酰酶 2(acyl coenzyme A: cholesterol acyl transferase 2, ACAT2)基因表达增加,NPC1L1 负责小肠胆固醇的摄取,ACAT2 负责小肠细胞内胆固醇的酯化,两者都与胆固醇在小肠细胞内的转运有关。以上显示,胆石患者肠肝轴胆固醇的代谢变化涉及胆固醇在细胞内的转运。近期,Portincasa 等概括胆石形成的 5 个关键环节:①*LITH* 基因和遗传缺陷;②肝脏胆固醇高分泌,持续胆汁胆固醇非生理性过饱和;③小肠胆固醇吸收增加;④胆固醇相转变加速,即成核;⑤胆囊病理性改变,包括胆囊动力紊乱形成持续胆汁淤滞,胆囊免疫性炎症,胆囊黏蛋白分泌增加和胆囊腔内黏蛋白胶积聚。

2.胆囊功能异常　胆囊收缩功能异常是胆石形成的条件之一。胆囊舒张与收缩功能的紊乱,使胆固醇过饱和胆汁不易排出,提供胆固醇结晶形成及胆石生长的环境,成为促进胆石症发生的因素。胆囊舒张收缩功能减弱的相关因素有:①胆固醇沉淀在胆囊平滑肌,影响胆囊收缩素受体的信号传递;②胆囊 CCK 受体数减少,对 CCK 反应减弱;③胆囊炎症和纤维组织增生。餐后胆囊再充盈(即胆囊舒张)受纤维细胞生长因子19及G蛋白偶联胆汁酸受体的调节,可能在胆石症的发生中起一定作用。

正常胆囊黏膜摄取胆汁水分及胆固醇和胆汁酸等成分。肝脏每天分泌800~1000mL胆汁,而胆囊容积仅20~30mL,因此胆囊浓缩功能极其重要。胆囊黏膜摄取水分由水通道蛋白(aquaporin,Aqp)完成。小鼠胆石模型显示,成石胆囊浓缩功能减退与Aqp1和Aqp8蛋白表达降低相关。胆囊黏膜吸收胆固醇,在一定程度上调节胆汁胆固醇饱和度。胆石患者胆囊的胆固醇摄取蛋白及代谢相关蛋白的表达可能异常,直接参与了成石,如三磷酸腺苷结合盒(ATP binding cassette,ABC)G5/G8蛋白、尼曼匹克C1样蛋白1(Nieman Pick C1 like 1,NPC1L1)、ABCA1、ABCG1等。

3.胆固醇成核异常 胆固醇单水结晶形成即胆汁的成核过程,是胆固醇结石形成的初始阶段。它需要胆汁胆固醇过饱和与胆汁中成核因子活性异常两个条件。研究表明,胆固醇结石患者和对照组胆汁中都存在抗成核活性和促成核活性的两种蛋白,不同的是胆石症患者促成核活性大于抗成核活性,从而导致成核过程迅速发生。促成核的蛋白主要有黏蛋白、转铁蛋白、IgA、IgG、IgM中与刀豆球蛋白结合者、氨肽酶N和33.5kD的泡蛋白,还有钙离子和游离脂肪酸等成核物质。抗成核蛋白较少,代表性的是载脂蛋白A1和A2,以及74kD分泌型IgA、15kD和16kD的蛋白等。近期,成核研究关注骨桥蛋白,它是1979年研究恶性肿瘤转化时所发现,为非胶原性、磷酸化的骨基质糖蛋白。复旦大学附属华山医院的体外研究发现,骨桥蛋白延长成核时间,抑制钙离子的促成核作用;在豚鼠胆石模型的成石开始时,其在胆囊和肝脏表达增加,胆汁和血液的浓度也增加,在成石后期,其表达和浓度都降低。骨桥蛋白的抗成核作用可能与整联蛋白av和钙相关。日本Osaka的Kinki大学医学院研究组采用免疫组织化学的方法显示,从胆囊上皮或胆囊巨噬细胞来源的骨桥蛋白,可能作为胆囊色素石基质的蛋白,也成为胆固醇结石的核心蛋白质。总之,除钙离子以外的成核蛋白质对于胆石形成的成核,起到促成核与抗成核作用,以及参与形成胆石的核心与胆固醇沉积的支架。

4.感染、炎症与免疫异常 最初,学术界通常认为胆固醇结石的胆汁环境是无菌的,这些结石的病因与细菌无关。1978年Goodhart等从12例胆石患者的结石、胆汁和胆囊黏膜检测到丙酸杆菌,还以为是细菌污染,未引起重视。直到1995年,德国Swidsinski等采用巢式PCR技术检测出胆固醇结石中的细菌DNA,使人们重新考虑细菌是否参与胆固醇结石的形成。上海交通大学医学院附属瑞金医院也对胆固醇结石病进行了系列巢式PCR和测序分析的研究,证实了胆石患者的胆汁、胆石和胆囊黏膜存在细菌DNA。所发现的细菌除了痤疮丙酸杆菌、螺杆菌与弯曲杆菌外,还有假单胞菌、微球菌、葡萄球菌、类杆菌、克雷伯菌、芽孢杆菌、棒状杆菌、不动杆菌、布鲁菌、微杆菌等。卢云等从胆固醇结石中检测出厌氧菌。此外,Kawai还在21例纯胆固醇结石中12例检测出细菌DNA,且全部为革兰阳性球菌。

二、胆色素结石的发病机制

胆色素结石以胆红素钙为主要成分,胆固醇含量低于胆红素含量,胆红素占18%~

80%。与胆固醇结石不同，胆色素结石分布于肝内外胆管，胆囊占少部分。按临床特点，胆色素结石分为黑色素结石与棕色素结石两类。黑色素结石的胆汁为无菌，几乎无胆道感染，结石细小坚硬，色黑如煤渣，多见于胆囊。棕色素结石多有胆道感染病史，胆汁细菌培养阳性，结石松软，形状多样或呈泥沙样，外表和剖面见棕黄色，多见于肝内外胆管，且常常无胆囊结石，故称为原发性胆管结石或原发性肝内胆管结石。两类色素结石的临床特点不同，形成机制也不同，黑色素结石与胆道感染无关，以代谢因素为主，而棕色素结石形成的原因是胆道感染。

1.β-葡萄糖醛酸苷酶与胆红素钙沉淀　Maki 于 20 世纪 60 年代提出 β-葡萄糖醛酸苷酶学说。实验证明，大肠埃希菌的 β-葡萄糖醛酸苷酶使结合胆红素水解为葡萄糖醛酸和游离胆红素，后者的羧基与钙离子结合，生成中性或酸性胆红素钙而沉淀。由于感染胆汁中的糖蛋白含量增高，糖蛋白将胆红素钙沉淀物凝集，从而形成胆色素结石。β-葡萄糖醛酸苷酶学说作为胆色素结石形成的经典理论，沿用至今，但以后又得到了进一步的发展。

胆红素是四吡咯化合物，带有两个丙酸基，该分子特性与结石的形成及结石的溶解有很大关系。两个羧基都游离的称为游离胆红素，或未结合胆红素，1 个羧基与钙结合的为酸性胆红素钙，2 个羧基都与钙结合的为中性胆红素钙。4 个吡咯环的氮各自与氢形成亚氨基。胆红素的 2 个羧基和 4 个亚氨基都能与钙、镁、铁等多种金属离子配位。一个金属离子同时与亚氨基的氮原子和羧基的氧原子配位，则形成有金属离子参与的环状化合物，即难溶解的螯合物。这是胆红素具有形成螯合物的分子基础，成为胆色素结石的重要病理机制。

曾经认为棕色素结石中是中性或酸性胆红素钙，而黑色素结石中是游离胆红素钙。周孝思等用红外光谱和凝胶电泳研究二甲基甲酰胺-氯化锂等溶剂实验证实，无论棕色还是黑色结石，仅少部分是酸性或中性胆红素钙，大部分是胆红素与金属离子形成的高分子螯合物，占胆石干重的 50%。因此，胆石螯合物是胆色素结石的重要理化特性。

2.胆红素钙沉淀-溶解平衡学说　周孝思等提出"胆红素钙沉淀-溶解平衡学说"（简称平衡学说），是对 β-葡萄糖醛酸苷酶学说的进步，用以解释胆色素结石中 β-葡萄糖醛酸苷酶学说不能解释的许多现象。平衡学说中关于胆色素结石形成机制的现象贯穿于胆红素钙溶解的动态平衡、胆汁成分的影响及病理的影响。

胆红素钙沉淀与溶解的动态平衡——条件溶度积常数：中性、酸性及游离胆红素与钙形成螯合物都存在条件溶度积常数，且是一个动态平衡。当沉淀与溶解过程达到平衡时，游离胆红素的负离子浓度与钙离子浓度的乘积（离子浓度积）即为条件溶度积常数。当离子浓度积超过后者时，便出现胆红素钙的沉淀，低于后者时出现胆红素钙的溶解，直至新的平衡。胆红素钙溶解的条件溶度积常数随 pH、离子、胆汁酸、自由基等反应条件的变化而不同，缺乏一个通用的常数；并且游离胆红素可进入胆汁中胆汁酸微胶粒的疏水中心，或与胆汁酸的表面极性相结合，使得游离胆红素浓度大于其离子浓度。这两个特性使得难以用条件溶度积常数来衡量胆汁是否为胆红素钙过饱和。

3.胆汁成分的影响　胆汁成分中影响胆红素钙沉淀与溶解平衡的因素有 6 个：①游

离胆红素负离子浓度与钙离子浓度;②β-葡萄糖醛酸苷酶活性;③胆汁 pH;④胆汁酸;⑤糖蛋白;⑥自由基。离子浓度增加,酶活性增强,pH 升高时都使平衡朝向沉淀,起促进成石作用;糖蛋白和自由基也使平衡向沉淀方向,这些都成为胆色素结石的病理因素。相反,胆汁酸通过降低游离胆红素离子和钙离子浓度使平衡向溶解方向,是唯一起保护作用的因素。

4.病理因素的影响　胆管狭窄导致胆道梗阻是胆色素结石形成的重要病理基础。北京大学第三医院进行了一系列胆管狭窄的动物实验。结果显示,胆红素-二磷酸尿苷葡萄糖醛酸基转移酶(uridine diphosphate glucuronosyl transferase,UGT)活性下降导致游离胆红素增加,钙离子和总钙浓度升高,胆汁酸合成限速酶活性升高的幅度较低,糖蛋白和自由基却相应增加,成为胆管狭窄产生胆色素结石的病理机制。

胆道感染涉及一系列病理变化,包括 β-葡萄糖醛酸苷酶活性,钙、自由基与糖蛋白的增加,以及感染细菌产生使胆汁磷脂与胆汁酸水解的酶。肝硬化和胆道寄生虫的作用见后述。

囊性纤维化、Gilbert 综合征与胆石之间存在联系。Gilbert 综合征患者的胆色素结石发病率增加。UGT1A1 的通用启动子突变可能是胆色素结石形成的危险因子。最近对胆固醇结石和胆色素结石的大样本队列研究通过针对胆红素定位的基因组分析,显示编码结合胆红素的 UGT1A1 基因和编码肝细胞膜基底侧的多种外源性和内源性化合物转运器的 SLO1B1 基因变异,导致了血清胆红素增加、胆石胆红素增加及形成胆石的危险性。Gilbert 综合征的 UGT1A1 等位基因增加,遗传性和外源性胆红素增高成为囊性纤维化患者的致石因素,是三者之间关系的基础。

5.胆道寄生虫病的作用　包括胆道蛔虫病和胆道华支睾吸虫病等,与胆色素结石发病的关系,在我国 20 世纪就有认识。

胆道蛔虫病是蛔虫从十二指肠乳头进入胆总管、肝内胆管和胆囊所引起。蛔虫残体如不排出胆道,可成为核心而形成胆石。蛔虫进入胆道后,常带入细菌和虫卵,也是造成胆石的原因。残体和虫卵形成胆石的机制主要是异物的作用,带入细菌的作用可能涉及 β-葡萄糖醛酸苷酶。所形成的胆石多为胆色素结石,主要位于胆总管,继而可在肝内胆管和胆囊内。在国内曾报道的 141 例胆道蛔虫病中,14 例合并胆石,占 9.93%,其中死蛔虫与胆石并存 8 例,活蛔虫与胆石并存 6 例。分析 84 例胆石标本,73 例为胆总管结石,其中 51 例胆石核心见蛔虫残体,占 69.9%。1973 年报道 413 例胆石的解剖,见以蛔虫为核心的占 70.7%～84.0%。可见胆道蛔虫病对胆色素结石的作用。1989 年报道 139 例胆道蛔虫患者,经 B 超排除胆石,经 8～34 个月的随访,117 例胆总管蛔虫中 11 例形成胆石;9 例左肝管蛔虫中 4 例并发胆石;2 例右肝管蛔虫中,1 例并发肝脓肿,1 例部分胆总管结石。国内胆石症类型出现转变,胆囊结石增多,原发性胆管结石降低,不能否定与胆道蛔虫病的减少有一定的关系,从另一方面证明了胆色素结石与胆道蛔虫病的关系。

同胆道蛔虫病一样,胆道华支睾吸虫也是原发性胆总管结石和原发性肝内胆管结石的发病原因。英国曾报道胆石核心见华支睾吸虫残体,我国香港地区报道华支睾吸虫引起的小胆管性肝炎中 50% 合并胆管结石。广州市第一人民医院的 101 例原发性胆管结石中，华支睾吸虫感染占13.6%。1964年的16例胆石核心中1例见华支睾吸虫的虫卵。华支睾吸虫与胆色素结石的关系，与蛔虫一样，包括虫体、虫卵及所产生的大肠埃希菌、厌氧性链球菌等感染，脱落的上皮细胞、分泌的黏液及糖蛋白等成为结石的基质或核心。

近期广东番禺地区报道胆道华支睾吸虫病成为胆囊胆色素结石形成的病因。检测179例胆囊结石患者不同标本的虫卵，其虫卵阳性率分别为粪便30.7%、胆汁44.7%和胆囊结石69.8%，不但说明华支睾吸虫是该地区常见感染的寄生虫，而且表示胆囊结石与华支睾吸虫的关系，成为胆道华支睾吸虫病的一种表现。进一步采用扫描电镜、实时荧光PCR及显微镜检测的方法，在183例胆囊结石患者中发现华支睾吸虫卵122例，其中胆色素结石、胆固醇结石和混合结石分别有97例（79.5%）、4例（3.3%）和21例（17.2%），说明华支睾吸虫感染与胆囊胆色素结石的相关性。华支睾吸虫导致结石形成的机制可能同蛔虫一样，是以虫卵作为异物，起结石的核心作用。

三、黑色素结石及其形成机制

黑色素结石是一类比较特殊的胆石。大多发生于胆囊，与胆道感染无关，这是与棕色素结石主要的区别。由于细菌性和组织源性β-葡萄糖醛酸苷酶活性均不高，因此β-葡萄糖醛酸苷酶学说不支持其发生机制。临床多见于溶血性贫血（如镰状细胞贫血、遗传性球形红细胞增多症、Gilbert综合征等）、肝硬化和慢性乙醇中毒患者。胆汁中胆固醇往往不高，其胆汁酸浓度降低可能是重要原因。肝硬化时胆汁的胆红素钙增加，胆汁酸减少，是胆色素结石尤其胆囊黑色素结石形成的病理基础。

第三节　胆石症、胆囊慢性炎症和胆囊癌变的相关机制

目前，腹腔镜胆囊切除术已经成为治疗胆石症的标准方法。这是由于胆石症本身并不是治疗的核心目标，切除含有结石的胆囊，其根本目的是处理胆囊慢性炎症及预防因反复炎症而可能演变形成的胆囊癌变。

现有的研究已经证实，胆囊黏膜慢性炎症和胆石症、胆囊癌的发生均有密切关系。胆石症患者的胆囊标本中，可见由反复炎症引起的胆囊壁的增厚和硬化，最终可引起胆囊的萎缩和癌变。在萎缩性胆囊炎标本中可检测到Ki-67、iNOS和COX-2等基因的显著表达，分别与细胞增生、自由基和氧化应激反应及炎症反应相关，也有力证明了上述理论。

2008年，巴西的一项现况调查提示，在15~40岁、41~60岁及61~85岁的胆囊结石合并慢性胆囊炎的患者中，胆囊黏膜上皮中肠上皮化生的发生率分别为85.71%、79.41%和56.00%，而肠上皮化生属于典型的癌前病变。2018年，同样作为胆囊癌的高发地区，来自巴基斯坦最新的病例对照研究则发现，在胆石症患者中，随着胆囊黏膜慢性炎症的加重，当黏膜厚度>3mm时，不典型增生、化生和异性增生等癌前病变的发生率可增加4倍。

在病因学上，细菌感染是引起胆囊黏膜慢性炎症和胆石形成的重要原因。从小鼠模型中发现，感染胆螺杆菌、肝螺杆菌及鼠螺杆菌能明显促进胆囊结石的形成，但幽门螺杆

菌无致石作用。Maurer 的另一个小鼠实验显示 T 细胞是小鼠胆固醇结石形成的关键。胆固醇结晶以 T 细胞依赖的方式促进促炎细胞因子的表达。胆固醇结石的发病机制不仅是胆石形成导致获得性免疫和炎症反应,而且获得性免疫和炎症是胆石发病机制中的关键因素。Crawford 等研究墨西哥 103 例胆石患者,其伤寒杆菌携带率为 5%,并从小鼠模型证实伤寒杆菌的致石作用。上述研究表明,当前胆固醇结石发病机制不仅是胆汁脂质和胆囊细胞的关系,免疫与脂质成分和胆囊黏膜的相互作用可能更为重要。朱雷鸣等通过对照研究探索了多发和单个胆固醇结石患者胆道细菌感染及与免疫球蛋白含量的相关性。结果提示,单个和多发胆石两组样本中,胆汁细菌、胆囊黏膜细菌、结石核心的细菌 DNA 阳性率均无显著性差异。两组间胆汁和黏膜 IgA、IgG、IgM 含量差异也可无显著性,菌落数与免疫球蛋白含量不相关。值得注意的是,多发胆石组黏膜细菌 DNA 阳性者的胆囊黏膜中,IgA、IgG 含量高于阴性者。而单个和多发胆石组、各组内胆汁细菌阳性与阴性者的胆汁胆固醇饱和指数也可无显著性差异。多发和单个胆固醇结石患者胆囊细菌感染率相似,由此说明细菌感染不是多发胆固醇结石患者胆囊炎症严重的原因。多发胆固醇结石患者胆囊黏膜细菌与 IgA、IgG 含量增高有关,可能间接参与胆固醇结石的形成过程。

在病理生理学上,有学者研究了自由基和胆囊炎严重程度之间的关系。胆囊炎的程度主要通过观察浸润淋巴细胞的数量和黏膜上皮变化来确定。通过测量化学发光强度,丙二醛(MDA)和胆汁的浓度来确定自由基反应产物。随着胆囊炎的加重,胆汁中 MDA 和二烯等自由基反应产物的含量略有下降。结石的大小与炎症的严重程度成反比。化学发光光强度与胆红素浓度呈显著相关。在 $501mol/L$ 范围内胆红素显示出比在较低浓度范围内和在较高浓度范围内更高的化学发光强度。在该胆红素浓度范围内,二烯浓度与化学发光光强度成反比,而 MDA 浓度随胆红素浓度升高。胆汁在 $501\sim1300mol/L$ 胆红素浓度范围的高化学发光强度意味着此浓度是胆红素参与自由基反应中最佳反应浓度。这些结果表明,自由基反应和胆结石形成与胆囊炎严重程度之间存在相关性。

在细胞学和生物化学方面,胆囊黏膜受胆结石刺激并伴有胆汁成分异常,是胆道疾病的起源,可引起化生、单纯性增生、不典型增生,甚至原位癌和胆囊黏膜浸润性癌。为确定胆结石是否可引起胆囊黏膜细胞增生与凋亡平衡紊乱,Feng 等随机抽取 88 例胆结石标本切除胆囊,其中各种增生 54 例,胆囊癌 27 例、正常胆囊 7 例。通过原位杂交,免疫组化和 Western blot 检测关键细胞周期因子的表达。结果显示,随着胆囊黏膜的增生,CDK4 和 Cyclin D1 的表达增加,并且在胆囊癌中表现出最高的表达。相反,p16 降至最低水平。由此说明结石引起的胆囊黏膜黏液上皮增生与 p16/Cyclin D1/CDK4 通路相关。这些信号通路的变化可打破胆囊上皮细胞增生和凋亡的平衡,甚至可以诱导胆囊癌。进一步揭示胆囊黏膜慢性炎症和结石形成机制中的相关性和相互作用对于预防和治疗胆石症和胆囊癌均有十分重大的意义。

从病理学角度看,胆囊的癌前病变与胆囊结石和慢性炎症也息息相关。黄色肉芽肿性胆囊炎(xanthogranulomatous cholecystitis,XGC),是胆囊癌前病变的类型之一,约 10% 的 XGC 可发展为胆囊腺癌。在病理学上,以在胆囊壁内形成黄色斑块或蜡样质性的肉芽肿为本病特征。XGC的胆囊通常萎缩,同时伴有质硬的纤维性胆囊壁增厚,在胆囊内或胆囊管中长有胆固醇结石和(或)混合性结石,甚至嵌顿,胆囊黏膜有清晰可见的溃疡。当胆石阻塞合并感染发生组织坏死时,胆汁浸润到组织间质 Rokitansky–Aschoff 窦(RAS),引起其破裂,其内的胆汁和黏蛋白释放并浸润胆囊壁及周围组织,同时胆汁中的胆固醇和脂质诱发组织细胞增生并吞噬胆固醇形成特有的泡沫细胞。因此,XGC的形成是在胆石的作用下,由间质组织对胆汁外渗反应而逐渐形成的。胆囊腺肌症(gallbladder adenomyomatosis,GBA)是另一种胆囊癌前病变,其病理特征为胆囊腺体、肌层慢性增生,同时伴有黏膜上皮陷入肌层从而形成 RAS。一般认为,胆囊结石及其伴随的胆囊慢性炎症长期刺激致使胆囊肌层形成 RAS,窦内的结石或细菌可反过来引发炎症,刺激窦上皮的增生和周边平滑肌纤维的异常增生,形成局限型、弥漫型或节段型病变。据报道,高达60%的 GBA 患者合并胆囊结石。

第四节　肝胆管结石的规范化治疗

肝胆管结石病也称原发性肝内胆管结石,是我国的常见病之一,其病情复杂,常伴有不同程度的肝内胆管系统和肝细胞的损伤,治疗困难、复发率高。对肝胆管结石的治疗需要借鉴最新的临床研究成果和各地的诊治经验,制订规范化的治疗方案。

一、肝胆管结石的概念和定义

肝胆管结石病是指位于肝管汇合部以上的肝内胆管结石,不包括原发于胆囊的、排出至肝总管然后上移至肝内胆管系统的结石,也不包括继发于损伤性胆管狭窄、胆管囊肿、胆管解剖变异等其他胆道疾病所致胆汁淤滞和胆道炎症后形成的肝胆管结石。但肝胆管结石可以合并胆管囊性扩张、炎症性胆管狭窄和解剖变异。

二、肝胆管结石的病因和基本病理改变

1.病因　目前还没有完全明确,结石的形成与胆道慢性炎症、细菌感染、胆道蛔虫、胆汁淤滞、营养不良、Oddi 括约肌功能异常、内分泌改变等因素有关。胆管内慢性炎症是导致结石形成的重要因素,胆汁淤滞是形成结石的必要条件。肝左外叶、右后叶由于解剖原因,容易引起胆流缓慢,故肝胆管结石最多见部位是左外叶和右后叶。

2.基本病理变化　胆道梗阻、胆道感染、肝细胞损伤和肝实质破坏是肝胆管结石的基本病理改变。受累区域的肝胆管扩张、胆管呈环形和节段性狭窄,管壁增厚、胆管壁及周围纤维组织增生并慢性炎症细胞浸润,汇管区大量炎症细胞浸润和纤维细胞增生,伴有肝实质损害,严重者形成肝段或肝叶的纤维化萎缩和功能丧失。

3.临床病理特点

(1)结石沿肝内病变胆管树呈区域性或节段性分布。

(2)结石多合并存在不同程度的肝胆管狭窄,胆管狭窄是引起结石形成和复发的重要因素。肝胆管结石合并一级分支以上肝管的狭窄时易导致受累肝段或亚肝段萎缩;合并双侧肝门部肝管狭窄的,晚期常发生胆汁性肝硬化及继发门静脉高压症。

（3）由于长期反复发作的胆道梗阻和(或)感染可导致肝胆管结石病变区域内胆管树、伴行血管及肝实质弥漫而不可逆损害,包括胆管壁结构破坏、多发性胆管狭窄和不规则胆管扩张、胆管积脓、门静脉和肝动脉小分支狭窄、肝实质纤维化和萎缩、慢性肝脓肿、继发性肝内胆管癌等病变。这类病变只有手术切除病灶才能得到有效的治疗。

（4）在肝胆管结石病的病变范围内,肝组织发生萎缩,而正常肝组织增生肥大,两种情况同时出现形成肝脏萎缩-增生复合征。这一病理特征对于正确判断肝胆管结石的病变部位和选择合理治疗方法具有重要意义。

（5）胆管不完全或完全性梗阻可引发胆管细菌性炎症,炎症导致胆管内压力增高,可造成胆源性脓毒症、肝脓肿、胆道出血。如边缘胆管破溃或脓肿穿破可导致弥漫性腹膜炎、膈下脓肿;穿破粘连的膈肌可形成脓胸、胆管支气管瘘等一系列严重的并发症。2.0%~9.0%的肝胆管结石患者在病程发展过程中并发肝胆管癌。

三、肝胆管结石的临床表现及分型

肝胆管结石病的病程长,可出现多种严重并发症,临床表现复杂多变,严重程度主要取决于肝胆管结石对肝内和肝外的胆管梗阻是否完全、合并胆道感染的严重程度、肝脏受累的范围、肝功能损害的程度及并发症的类型等。

1.根据基本临床表现可分为三大临床类型

（1）静止型:患者无明显症状或症状轻微,仅有上腹隐痛不适,常在体检时被发现。

（2）梗阻型:表现为间歇性黄疸、肝区和胸腹部持续性疼痛不适、消化功能减退等胆道梗阻症状。双侧肝胆管结石伴有肝胆管狭窄时可呈持续性黄疸。

（3）胆管炎型:表现为反复发作的急性化脓性胆管炎。急性发作时出现上腹部阵发性绞痛或持续性胀痛、畏寒或寒战、发热、黄疸。检查可有右上腹压痛、肝区叩击痛、肝大并有触痛等,严重者可伴脓毒症表现。实验室检查外周血白细胞和中性粒细胞显著升高,血清丙氨酸氨基转移酶(ALT)、门冬氨酸氨基转移酶(AST)急剧升高,血清胆红素、碱性磷酸酶(AIP)、谷氨酰转肽酶(GGT)升高。一侧肝叶或肝段胆管结石阻塞合并急性肝胆管炎时,可无黄疸或黄疸较轻,血清胆红素处于正常水平或轻度升高,发作间歇期无症状或呈不完全梗阻表现。

2.根据结石的分布分为三种解剖类型

（1）区域型（Ⅰ型）:结石沿肝内胆管局限性分布于一个或几个肝段内,常合并病变区段肝管的狭窄及受累肝段的萎缩。临床表现可为静止型、梗阻型或胆管炎型。

（2）弥漫型（Ⅱ型）:结石遍布双侧肝叶胆管内。根据肝实质病变情况,又分为3种亚型。

Ⅱa型:弥漫型不伴有明显的肝实质纤维化和萎缩。

Ⅱb型:弥漫型伴有区域性肝实质纤维化和萎缩,通常合并萎缩肝段主肝管的狭窄。

Ⅱc型:弥漫型伴有肝实质广泛性纤维化而形成继发性胆汁性肝硬化和门静脉高压症,通常伴有左右肝管或汇合部以下胆管的严重狭窄。

（3）附加型（E型）:指合并肝外胆管结石。根据Oddi括约肌的功能状态,又分为3

种亚型。

Ea 型:Oddi 括约肌正常。

Eb 型:Oddi 括约肌松弛。

Ec 型:Oddi 括约肌狭窄。

2012 年发表在 *Intractable&RareDiseases Research*(*IRDR*)的文章,作者进一步将以上分型中的 Ⅰ 型分为 Ⅰa 型(单叶型,即结石位于一侧肝叶)和 Ⅰb 型(双叶型,即结石位于两侧肝叶)。

肝胆管结石是逐渐形成的,重要的特征是沿病变胆管树呈节段性分布。随着结石的增多、增大和胆汁的流通,结石可以向更近端、邻近肝段甚至对侧移动,Ⅰ型可逐渐发展为Ⅱ型、E型。

四、诊断和评估

肝胆管结石的诊断主要依靠病史、临床表现、实验室和影像学检查。对肝胆管结石的诊断除了肯定结石的存在以外,还需要进一步诊断结石的部位、分布范围、肝脏受损的程度、有无胆道并存疾病和并发症等。需行手术治疗的患者还应评估其肝脏功能受损情况、肝功能的代偿状态、全身营养状况和全身其他器官情况,才能决定手术方法。

1.病史和临床表现　肝胆管结石除了静止型外,其他均有不同程度的胆管阻塞和胆管炎发作病史。间歇发作胆管炎是此病的特征之一,详细了解病史和细致检查患者是重要的诊断手段。

2.影像学检查　常用的包括 B 超、计算机断层扫描(CT)、磁共振成像(MRI)、内镜逆行胰胆管造影(ERCP)、经皮肝穿刺胆管造影(PTC)、术后胆道引流管造影、胆道镜等。单一的检查方法常不能获得全面的诊断,往往需要一种以上的影像学检查相互印证才能达到正确的诊断。因此,应熟悉各种检查方法的性能和局限性,提高对影像学资料的解读和分析能力,结合患者具体病变状况,选择最佳的检查方法,做出正确的诊断。

(1)B 超:一般作为首选和筛选性检查,B 超能较准确诊断肝胆管结石。典型表现是与门静脉并行的强回声伴有声影、近端小胆管扩张。B 超定位准确,但不能提供胆管树的整体影像,与其他胆管的相对位置难以直观确定,容易受肠气干扰,故仍不能作为诊断的唯一影像学依据。在手术中作为进一步的判断进行术中 B 超检查,此时能较直接明确结石部位,引导取石和判断有无结石残留,对指导手术具有重要价值。B 超在引导 PTC 方面也有重要作用。

(2)磁共振成像(magnetic resonance imaging,MRI):为无创性胆道影像诊断方法,可准确判断肝内结石分布、胆管系统狭窄与扩张的部位和范围,以及肝实质病变。磁共振胆胰管成像(magnetic resonance cholangiopancreatography,MRCP)可以多方位显示肝内胆管树,可给手术医师提供直观影像学依据对肝胆管结石有重要诊断价值,可部分代替胆道直接造影方法。钆塞酸二钠作为特异性的对比剂,对发现肝胆管结石引起的肿瘤、Oddi括约肌功能检查都有更明显的优点。

(3)电子计算机断层扫描(computerized tomography,CT):可全面显示肝内胆管结石分布、胆管系统扩张和肝实质的病变,对肝胆管结石具有重要的诊断价值。但 CT 一般难以直接显示胆道狭窄部位,也无法发现不伴有明显胆管扩张的细小结石,以及密度与肝实质相似的结石。

(4)肝胆管直接影像学检查:内镜逆行胰胆管造影(endoscopic retrograde cholangiopancreatography,ERCP)经皮肝穿刺胆管造影(percutaneous transhepatic cholangiography,PTC)手术中或经手术后胆道引流管造影是诊断肝胆管结石的经典方法。由于是直接影像,比间接成像更能清晰显示结石在肝内外胆管的分布、胆管狭窄和扩张及胆管的变异等。对 CT 和 B 超易误诊的软组织密度结石、泥沙样结石,以及胆总管十二指肠段和胰腺段结石,采用上述方法可获准确诊断。此外,ERCP 及 PTC 尚能对引流不畅或阻塞的肝胆管进行内镜下鼻胆管引流(endoscopic nasobiliary drainage,ENBD)或经皮肝穿刺胆管引流(percutaneous transhepatic cholangial drainage,PTCD)治疗。但是,胆道直接显像仅能显示肝管内病变,而不能直接显示肝管壁及肝实质病变,需结合 CT 或 B 超检查才能全面评估病变范围和性质。ERCP 只能显示阻塞部位下游的胆管,PTC 只能显示阻塞部位上游的胆管(二级肝管分支不显示易被忽视而造成漏诊),需二者联合或做多点选择性 PTC 方可获得完整的胆管树图像。这些胆道直接造影方法均属侵入性诊断方法,有诱发急性胆管炎胰腺炎等并发症的可能性,更合适在邻近手术之前或术中进行。而对于近期有胆管炎发作的病例,术前应避免做此类造影检查。

(5)三维可视化技术:肝胆管结石三维可视化是指用于显示、描述和解释肝胆管结石三维解剖和形态特征的一种工具。其借助 CT 和(或)MRI 图像数据,利用计算机图像处理技术对数据进行分析、融合、计算、分割、渲染等,将肝脏、胆道、血管、结石等目标的形态、空间分布等进行描述和解释,并可直观、准确、快捷地将目标从视觉上分离出来,为术前准确诊断、手术方案个体化规划和手术入路选择提供决策依据。

3.肝功能的评估 除常规肝功能和凝血功能检查外,要注意结合患者的黄疸程度、出血倾向、腹腔积液、双下肢水肿腹壁静脉曲张等表现,必要时行胃镜检查以明确有无食管胃底静脉曲张,以判断肝功能代偿状态,以及是否合并肝硬化和门静脉高压症。对需要肝切除治疗肝胆管结石的患者,应遵循精准肝切除的原则,检测肝脏储备功能,如 Child 改良评分(Child Turcotte-Pugh,CTP)、吲哚菁绿滞留率试验(indocyanine green retention rate test,ICG),以及利用图像软件计算肝脏的标准体积(standard liver volume,SLV)和切除病变肝脏后的剩余肝体积(residual liver volume,RLV),以确保手术的安全。

4.全身状况的评估 包括重要器官功能及营养状况的系统检查和评估,特别需要注意检查有无合并糖尿病、心血管、呼吸道及肾脏疾病等。

五、治疗

有明显临床症状的肝胆管结石需要治疗。对于无症状的肝胆管结石,除非有证据显示其导致了肝脏萎缩或出现了恶性肿瘤,否则只需行定期影像学检查即可。如合并其他肝胆管病变,如囊性扩张等则应积极治疗。

肝胆管结石的治疗原则是去除病灶,取尽结石,矫正狭窄、通畅引流,防止复发,以手术治疗为主要方式。针对复杂的肝内外胆道及肝脏病变,有多种手术和非手术治疗方法选择。应根据肝内胆管结石数量及分布范围、肝管狭窄的部位和程度、肝脏的病理改变、肝脏功能状态及患者的全身状况,制订个体化治疗方案。

1.非手术治疗

(1)中药排石:肝外胆管结石患者口服中药"排石汤"有排石作用。但是"排石汤"的作用机制的局限性导致对治疗肝内胆管结石效果不佳,仅能在肝胆管结石合并感染时对症状缓解有帮助。有研究表明,熊去氧胆酸有益于治疗 Caroli 综合征所致的肝胆管结石病。

(2)胆道镜取石术:胆道镜是处理术后肝内外残留结石的有效方法,常与开腹手术配合使用。进行开腹手术时应为术后胆道镜检查治疗预留通道。近年来由于内镜技术的发展,也有采用经皮胆道镜取出肝内结石(清除率达 80%~85%),但复发率较高(22%~50%)。

2.手术治疗　肝胆管结石的手术方法主要有 4 种:①胆管切开取石术;②肝部分切除术;③肝门部胆管狭窄修复重建术;④肝移植术。

(1)胆管切开取石术:胆管切开取石是治疗肝胆管结石的基本方法。单纯胆道取石引流手术多用于急症和重症病例,旨在暂时通畅胆流、控制胆道感染、改善肝功能以挽救患者生命,或为二期确定性手术做准备。对于结石数量较少且受累的肝管及肝脏病变轻微、取尽结石后肝内外无残留、胆管无狭窄的病例,单独肝胆管切开取石可作为确定性手术方式。

通过联合切开肝门部胆管和肝胆管及经肝实质切开肝内胆管,直视下探查结合术中胆道造影、术中 B 超、术中胆道镜检查可全面了解胆道结石的部位、数量、胆管狭窄梗阻及胆管下端的通畅情况。

经肝外胆管途径盲目的器械取石是肝胆管结石手术后高残留率的重要原因。充分切开肝门部狭窄胆管,必要时切开二级肝管直视下去除主要肝管的结石,术中 B 超检查及胆道镜直视下取石,才能有效地清除肝胆管内结石,降低结石残留率。

(2)肝部分切除术:治疗肝胆管结石的原则中,核心是去除病灶。切除病变肝段以最大限度地清除含有结石、狭窄及扩张胆管,是治疗肝胆管结石的最有效手段。

手术适应证包括 I 型及 IIb 型肝胆管结石。对于区域型结石,切除含结石的肝段或肝叶;对于弥漫型结石,切除局限于肝段或肝叶的区域性毁损病灶。需切除的区域性毁损病变主要包括:①肝叶或肝段萎缩;②难以取净的多发性结石;③难以纠正的肝管狭窄或囊性扩张;④合并慢性肝脓肿;⑤合并肝内胆管癌。

肝胆管结石的肝切除范围主要取决于结石分布及毁损性病变范围。肝胆管结石的病变范围是沿病变胆管树呈节段性分布的。因此其肝切除要求以肝段、肝叶为单位做规则性切除,以完整切除病变胆管树及所引流的肝脏区域,这是取得优良疗效的关键。无论是针对区域型肝内胆管结石时病变肝段或弥漫型肝内胆管结石时毁损性病灶,肝脏切除范围不够,遗留病变,是术后并发症及症状复发的根源。

对于左肝管系统的广泛结石,应选择规则性左半肝切除,不应将只切除肝左外叶而联合胆管空肠吻合术作为首选术式。如果只施行肝左外叶切除,必然遗留了左内叶肝管结石、病变肝组织和左肝管狭窄。通过肝外胆管及肝断面上左肝管残端途径取石,不可能全部清除散布于左内叶第二和三级肝管内的结石,术后症状易复发。对于只局限于左外叶且合并左肝管主干内的结石,只要左肝管没有狭窄和囊性扩张病变,在切除病变肝段、取净其下游肝管内结石后即可达到有效治疗目的,不一定做左半肝切除。

针对右肝内胆管结石的规则性右肝切除常有较大的技术困难。肝右叶结石时,右肝萎缩,而左肝代偿增大,使第一肝门及肝段或叶间裂以下腔静脉为中轴向右后上方旋转移位;肝右叶与膈肌、腹后壁、邻近组织及肝后下腔静脉之间常形成紧密粘连,给游离肝右叶特别是分离右后叶与下腔静脉之间的粘连、显露肝门区及正确判断肝段切除平面造成困难。手术时需借助影像学方法准确判断肝胆管和肝脏病变区域及病肝切除范围。

对于分布在双侧肝叶的区域性结石伴引流肝段萎缩的病例,需特别注意有无胆管汇合的变异,在预留残肝功能体积足够的条件下,可同时做规则性双侧病变肝段切除。

(3)肝门部胆管狭窄修复重建术:肝门部胆管狭窄修复的先决条件是不存在上游肝管狭窄或上游肝管狭窄已去除,其具体手术方法主要有以下3类。

1)胆管狭窄成形、空肠 Roux-en-Y 吻合术:适用于肝内病灶已去除。在充分切开肝门部狭窄胆管并进行原位整形的基础上,将胆管切口与空肠祥以 Roux-en-Y 方式做端-侧或侧-侧吻合修复胆管缺损。不切断肝总管的侧-侧吻合,由于远端胆管还存在,容易引起结石的积聚;积聚的结石可能影响吻合口的通畅。当有结石残留或复发可能时,可将空肠祥残端顺位埋置于皮下并做好标记,作为术后取石的通路。但胆肠吻合术废除了 Oddi 括约肌对胆系的控制功能,在上游肝管狭窄未纠正和肝内结石未取净的情况下,行不恰当的胆肠内引流可引发或加重胆道感染等并发症。目前尚无确实的证据表明在胆管空肠吻合口或空肠祥上附加抗反流措施或无限延长引流肠祥能有效防止肠液向胆管的反流,因此不建议做此类附加手术。但已有报告显示,不切断空肠、维持肠道的解剖连续性、只做结扎阻断肠腔的改良祥式吻合能维持肠道的神经分布,保持肠道的正向蠕动来防止反流。

2)胆管狭窄成形、游离空肠段吻合术:适用于肝内病灶已去除,尚有结石残留或有结石复发可能而胆管下端通畅的病例。充分切开肝门部胆管狭窄并进行原位整形,截取长度适当的游离空肠段,用其输出端与胆管切口进行端-侧吻合,修复胆管壁的缺损。将其输入端关闭并顺位埋置于皮下,作为日后胆道镜清除残留或复发结石的通路。尚可用胆囊代替空肠段来完成本手术。

3)胆管狭窄成形、组织补片修复术:适用于肝内病灶已去除,结石已取尽且无复发可能,而只存在肝门部胆管轻度狭窄的病例。充分切开狭窄段及其两端的胆管,切除瘢痕化的胆管组织,缝合肝胆管瓣形成胆管的后壁,胆管前壁的缺损用带血运的肝圆韧带瓣、胆囊瓣、胃瓣、空肠瓣或其他自体组织补片修复。

(4)肝移植术:肝移植的适应证包括广泛肝内胆管结石、伴反复发作的胆管炎、用常规治疗效果不佳者;严重的多处胆管狭窄导致胆管梗阻、黄疸,用其他治疗手段难以纠正者;伴有严重失代偿期胆汁性肝硬化者。

(5)肝胆管结石病的腹腔镜治疗

1)腹腔镜外科治疗的手术方式:①腹腔镜肝切除术;②腹腔镜胆管切开+胆道镜探查和(或)取石术;③腹腔镜胆管整形和(或)胆肠吻合术。以上3种手术方式可在全腹腔镜下、手助腹腔镜下或达芬奇机器人手术系统辅助腹腔镜下完成。

2)腹腔镜手术的适应证:①患者全身情况良好,无重要脏器器质性病变,符合开腹手术指征;②肝功能 Child-Pugh B 级以上,肝脏储备功能良好,需大范围肝切除者 ICGR15≤15%,剩余肝脏体积与标准肝脏体积之比≥40%;③Ⅰ型(区域型)肝胆管结石病,可合并或不合并肝外胆管结石,可出现病变区域的肝管狭窄、扩张、受累肝段萎缩、纤维化、慢性脓肿等;④结石数量较少且受累的肝管及肝脏病变轻微、取尽结石后肝内外无残留病灶、胆管无狭窄的Ⅱa型肝胆管结石病;⑤无预留肝叶(段)胆管及肝外胆管严重狭窄,无须行复杂胆管整形者;⑥年龄为10~70岁者;⑦有既往胆道手术及上腹部手术史不作为绝对排除标准。

达芬奇机器人手术系统较传统腹腔镜具有三维手术视野、操控灵活度高等优势,可用于肝胆管结石的治疗。

(6)合并肝外病变的处理

1)肝外胆管结石:术中同时去除结石,应注意清除容易残留的胆管下端结石。经十二指肠镜 Oddi 括约肌切开后取石只适用于单纯肝外胆管结石;对于肝胆管结石及狭窄,Oddi 括约肌切开后失去了其功能,易发生反流性胆管炎,应视为禁忌。

2)Oddi 括约肌松弛:合并肝外胆管结石和肝外胆管扩张者多伴有胆管下端 Oddi 括约肌松弛。若 Oddi 括约肌重度松弛、曾做 Oddi 括约肌成形术或胆管十二指肠吻合术,造成反流性胆管炎,可考虑胆总管横断和胆管空肠 Roux-en-Y 吻合术。

3)Oddi 括约肌狭窄:此种情况少见,应采用胆道镜检查排除胆管下端结石梗阻。确认为胆管下端狭窄者可行胆管空肠 Roux-en-Y 吻合术。

(7)术中辅助措施的应用价值:术中 B 超、胆道造影、胆道镜和各种物理碎石术的应用,对提高肝胆管结石的手术效果有重要作用。

1)术中 B 超:能清晰判断结石在肝内的分布,引导取石,明显降低残石率。同时还能确定病灶范围,显示出入肝脏的重要血管与病灶的关系,减少手术误伤和术中出血。

2)术中胆道造影:对了解胆道系统有无变异、避免发生胆管损伤和防治胆管内结石残留有重要作用。

3)术中胆道镜:是当前治疗肝胆管结石的重要方法之一,能直接观察胆管内病理状况,辨别胆管结石、肿瘤和异物,观察胆管黏膜病变。对可疑病变可取活体组织或脱落细胞做病理检查。在镜下用取石网篮、碎石器械和气囊导管取石克服了常规器械取石的盲区,可提高取石效率,降低结石残留率。应用胆道镜术中检查胆总管远端和 Oddi 括约肌,可避免用胆道探条盲目探查造成损伤、取石钳盲目取石易遗漏的缺点。

4)物理碎石术:对于难以直接取出的大结石或嵌顿结石,可采用液电或激光碎石术将其击碎后取出。

（8）术后残留病变处理及复发病变的防治:肝胆管结石常需要多次手术治疗,原因是术后残留结石的发生率高。即使术中应用胆道镜检查,仍有5%的残留结石发生。因此,对于结石残留的病例,可在手术后经T管窦道、胆道瘘管或胆管空肠吻合的皮下埋置盲祥,用胆道镜进入胆管清除肝胆管内残余结石;对于复发结石也可通过皮下盲祥取石。经皮肝穿刺内镜取石,也是治疗复发结石的有效方法。术后定期复查、服用利胆排石药物,早期发现和处理复发结石,能明显改善远期疗效。

术后残留或复发病变约有37.14%仍需要再次手术处理。由于原来手术遗留的瘢痕粘连、再次手术需做更大范围处理,因此再次手术对技术上有较高的要求。胆道再次手术属于复杂和高危的手术,必须掌握好手术时机和适应证,手术方案应积极而稳妥。

（9）选择手术方法应遵循的原则(图7-1)

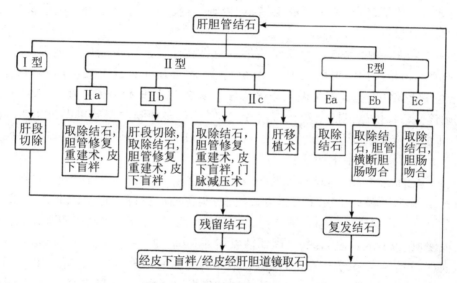

图7-1　肝胆管结石病诊断治疗流程

1)肝胆管结石病的外科治疗应以根治性清除病灶为主要目标。

2)对于Ⅰ型肝胆管结石,应首选病变肝段规则性切除以达到治愈的目的。对于肝脏和胆道病变广泛的Ⅱa型和Ⅱb型结石常需联合多种术式和辅助方法进行治疗,其中Ⅱb型结石需充分切除区段性病灶。对于合并胆汁性肝硬化但肝功能仍处于代偿状态的Ⅱc型结石,应根据胆道病变的复杂程度、肝硬化及门脉高压症严重程度等,选择同期或分期胆道手术与治疗门脉高压症的手术。对于肝功能处于失代偿的Ⅱc型结石,肝移植术是唯一有效的治疗方法。

3)主要肝胆管的狭窄必须修复矫正。胆管空肠Roux-en-Y吻合术和胆管-游离空肠段吻合术的适应证应严格掌握。对于肝内病变已经去除,其下游胆管内结石已清除,肝门部肝管无狭窄,结石无复发危险的病例,应避免采用此类术式。

4)对于结石残留或有复发可能的病例,可在术中设置连通胆道的空肠皮下盲祥,作为术后胆道镜取石的通路。

（10）精准外科理念在肝胆管结石病中的应用：精准外科赖于以手术为中心的诊断、治疗及康复全过程的精准性，涵盖了病情评估、临床决策、手术规划、手术操作和围术期管理等各个层面。肝胆管结石病诊治过程的精准外科理念体现在术前肝功能的精准评估、术前和术中的精准导航、精准肝切除等方面。

3.肝胆管结石常见并发症的诊断及治疗

（1）重症急性胆管炎：急性梗阻性化脓性胆管炎或胆源性脓毒症，是肝胆管结石的常见并发症和主要致死原因。诊断依据是确认肝胆管结石合并胆道感染并伴有全身脓毒症表现。初期应予禁食、补液、抗生素等非手术治疗措施。经过短期的非手术治疗，若症状和体征未能缓解，宜及早采用非手术引流处理，如 ENBD 或 PTCD。在无非手术引流条件或经非手术引流仍然不能缓解时，要及时手术治疗。急症手术的主要目的是胆管引流和减压，如生命体征稳定，可一期取出结石；否则，应在病情稳定后再二次手术处理肝内胆管结石。

（2）胆源性肝脓肿：是肝内胆管结石继发急性化脓性胆管炎的后期表现。脓肿发生在病变肝管引流范围内。根据病史、急性胆管炎、脓毒症症状及上腹部疼痛等典型临床表现，结合 B 超和 CT 检查不难做出正确诊断。必要时在 B 超或 CT 引导下诊断性肝脓肿穿刺确诊。治疗措施包括全身支持治疗，选择针对多种肠源菌感染的抗生素，超声或 CT 引导下脓肿穿刺置管引流或手术治疗。对于局限于肝叶或肝段的多发性小脓肿，非手术治疗无效时宜尽早手术切除肝内病灶。

（3）胆道出血：由于结石梗阻继发胆道化脓性感染，受累区域胆管黏膜多发性溃疡侵蚀伴行肝动脉或门静脉支，可导致胆道大出血；胆源性肝脓肿也可溃入胆道及邻近的肝内血管分支而发生胆道大出血。胆道出血典型的临床表现为突然发作的胆绞痛，继之出现咯血或便血、黄疸或黄疸加深，呈周期性发作，间歇期为 5～14 天。其诊断依靠病史、典型临床表现，并结合影像学检查，需排除其他原因的上消化道出血。B 超和 CT 有助于出血的原发病灶定性和定位诊断。对估计为动脉出血时，经皮肝动脉选择性造影是胆道出血最有价值的诊断和定位方法。首选的治疗措施是经皮选择性肝动脉栓塞术，一般可达到止血的效果。手术治疗是针对非手术治疗未能有效控制胆道出血或原发病灶及合并的急性胆道感染需要急症手术处理的病例。

（4）肝胆管癌：肝胆管结石合并肝胆管癌是在迁延性胆管炎的基础上发生的。病变胆管上皮及管壁腺体的异型增生是胆管癌的癌前病变。患者常有长期反复发作的肝内胆管结石病史及多次胆道手术史，近期内肝胆管梗阻迅速加重，可表现为频繁发作的重症胆管炎或胆瘘。诊断依据临床表现、影像学征象、升高的 CEA 或 CA19-9 及病理学检查。治疗应早期手术，切除含病变肝胆管的肝叶。不能切除时，可采用消融、放疗、选择性动脉栓塞化疗、全身化疗及靶向药物治疗等姑息性疗法。

（5）胆汁性肝硬化及门静脉高压：由于胆管结石引起胆管长期梗阻和感染，造成肝实质弥漫性损害和纤维化，导致继发性胆汁性肝硬化和门静脉高压症。

1）典型的临床表现：①较长时间的胆道病史，表现为持续性的黄疸或频繁发作的胆管炎；②脾大、食管胃底静脉曲张；③肝功能损害、腹腔积液、低蛋白血症、贫血。

2)外科治疗方案的选择:①如果胆管狭窄及肝内病变处理比较简单、门静脉高压明显而肝脏代偿功能尚好者,可在一期手术同时处理胆道病变及治疗门静脉高压,如脾切除和贲门周围血管离断和(或)各种分流手术;②如果胆道及肝脏的病变复杂、门静脉高压症明显、肝功能损害严重,则以分期手术为宜;胆管梗阻严重及肝功能损害者,特别是合并感染时,应先行胆管引流,待肝功能改善后择期进行确定性胆道手术;若门静脉高压显著,肝十二指肠韧带曲张血管妨碍胆道手术,则先做治疗门静脉高压手术,待门静脉高压缓解后择期进行确定性胆道手术;③肝内广泛性结石伴终末期肝硬化而肝功能失代偿状态时,可行肝移植手术。

第八章　胆道肿瘤

第一节　肝门部胆管癌

肝门部胆管癌(hilar cholangiocarcinoma,HC)是指累及肝总管、左右肝管及其汇合部的胆管黏膜上皮癌,也称高位胆管癌、近端胆管癌或 Klatskin 肿瘤,约占全身恶性肿瘤的2%,占所有肝内外胆道肿瘤的60%。HC 早期临床表现隐匿,肿瘤多呈浸润性生长,常会累及神经束膜、淋巴结并侵犯邻近的血管及肝脏组织,一经发现往往多为中晚期,预后不甚理想。近半个世纪以来,随着诊断水平的提高及对该病认识的不断深化,外科治疗方法不断发展。

一、历史回顾

1957 年,美国辛辛那提大学医院详尽报道了 3 例肝管硬化性癌,患者反复出现胆管炎症的表现,经姑息治疗控制胆道感染后获得了较长生存期,此现象引起众多学者的注意。Klastskin 于 1965 年详细地描述了其收集起源于肝门分叉部的 HC 病例的临床特征:该肿瘤分化良好,生物学行为趋于良性和较少远处转移、发展缓慢,但最后由于胆管梗阻未能解除使患者死于化脓性胆管炎和肝衰竭。由于患者极少死于肿瘤的肝脏侵犯和远处转移,因而姑息性手术可以有效地缓解症状和延长生命。HC 由此作为一个特殊解剖部位的特殊临床病理类型受到关注,Klastskin 瘤因此得名。

过去 50 年来,HC 的外科治疗基本可以分为 3 个阶段。第一阶段是在 20 世纪 80 年代以前,标准的治疗方法是姑息性胆道引流,外科手术切除尚处探索阶段,多为肝外胆管局部切除,手术切除率较低且预后差。国内 40 多家医院报道的 482 例高位胆管癌病例手术切除率仅 10.4%,法国学者报道 1960—1985 年 178 例患者的手术切除率也仅为 10%。第二阶段是 20 世纪 80—90 年代,随着现代影像诊断学的发展和介入技术的进步,英国及日本的学者尝试施行联合肝叶切除和扩大根治性切除治疗 HC,手术切除率得以提高而手术病死率持续降低。国内几家医院报道手术切除率达 58.3% ~ 77%,国外更是报道了92% 的手术切除率。同时,对 HC 的生物学行为研究进一步深入,发现一些患者肿瘤进展迅速,早期便向胆管外浸润,侵犯邻近的脉管、结缔组织和肝脏,也可常在胆管树内呈跳跃式转移等。第三阶段是近十几年来,主要是对手术方法和结果进行评价、重视手术方式的合理选择,腹腔镜和机器人微创技术有限地开展、原位肝移植治疗 HC 也进行了初步探索,治疗效果尚需进一步观察评价。

现在认为 HC 存在生物学多样性,只有少数病例如 Altemeier 和 Klastskin 所描述的生长缓慢、表现为良性,而大多数具有相当的恶性行为。肿瘤能否获得根治性切除、肿瘤切除以后的发展与预后,不但与肿瘤的临床分型(肿瘤分布范围、周围脏器受累程度等)有关,而且与肿瘤的病理组织学类型关系密切。

　　为了更好地评估 HC 病变程度、选择合理的治疗方法和评价治疗结果,就必须对病期早晚不同、生物学特性多样的 HC 进行临床分期和病理组织学分型,以期指导外科治疗。

二、肝门部胆管癌的分期与分型

(一)临床分期与分型

　　目前,HC 的临床分型与分期常用的方法有 3 种。

　　1.Bismuth-Corlette 分型　由 Bismuth 于 1975 年提出,分型是基于肿瘤在胆管树内的解剖位置,1988 年做出修改并在随后的临床实践中由多位学者进一步加以明确,是目前临床最常用的分型方法。Ⅰ型肿瘤位于左肝管与右肝管汇合部以下,左右肝管之间相通;Ⅱ型肿瘤占据左右肝管汇合部,两者之间无通道;Ⅲ型肿瘤侵犯肝内一侧二级胆管,即累及右前、右后肝管分叉处者为Ⅲa型,累及 S4 段胆管支与左肝管汇合部者为Ⅲb型;Ⅳ型肿瘤侵犯两侧二级胆管(图 8-1)。

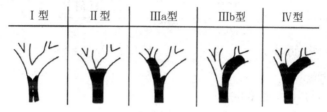

| Ⅰ型 | Ⅱ型 | Ⅲa型 | Ⅲb型 | Ⅳ型 |

图 8-1　肝门部胆管癌 Bismuth-Corlette 分型

　　Bismuth-Corlette 分型能很好地反映癌肿的解剖部位,为临床选择手术方式提供重要的初步参考,但由于 HC 的肿瘤病灶存在黏膜表面和黏膜下扩展、跳跃式转移的临床特点,根据术前影像学检查的 Bismuth-Corlette 分型与术中探查结果及手术后分型差异较大,常需对 Bismuth-Corlette 分型进行术后调整。另外此分型只考虑胆管受累单一因素,对胆道变异未作考虑,对肝动脉、门静脉是否侵犯、有无肝脏萎缩也未作考虑,不能评价肿块与周围其他结构的关系,对预测可否切除及制订治疗方案的作用存在一定局限性。

　　国内有学者在原 Bismuth-Corlette 分型的基础上,将源于肝内胆管向外侵犯肝门的胆管癌定为Ⅴ型,肿瘤自右肝管向肝外浸润生长者为Ⅴa型,源于左肝管的为Ⅴb型,其中以Ⅴb型较为多见。从病理学角度来讲,实为肝内型大胆管癌在深入广泛地侵入一侧肝内胆管的同时,也侵及肝门胆管分叉部和肝十二指肠韧带淋巴脂肪组织,初步的观察认为Ⅴ型与外周型胆管细胞型肝癌的临床病理学特征有显著区别,手术根治率相对高、预后相对好。名古屋大学的研究也认为这种类型的肝内胆管癌可以归为 HC 一并进行临床处理和分析。当然也有不同意见,有学者认为这类发生于外周胆管但侵犯肝门部胆管的病例,虽然从临床症状和体征看与原发于肝门部胆管的病变难于区别,但在生物学行为、转归等方面都有很大的区别,尤其在预后方面较肝门部胆管癌更差,因此应归于新一类肿瘤分别制订分级与分期方案。这种类型的胆管癌需要进一步深入的研究。

　　2.美国癌症联合会(AJCC)分期(表 8-1)　根据肿瘤、淋巴结、转移情况分期。AJCC

分期基于病理学检查,对于患者预后的评估有一定的价值,但对于术前分级应用价值不大,因为肿瘤的浸润和转移范围往往需在手术探查与切除标本的病理学诊断后方可确定。

表 8-1　肝门胆管癌 TNM 分期(2017 年 AJCC 第八版)

分期	T	N	M
0	Tis	N_0	N_0
I 期	T_1	N_0	N_0
II 期	T_{2a}、T_{2b}	N_0	N_0
IIIa 期	T_3	N_0	N_0
IIIb 期	T_4	N_0	N_0
IIIc 期	任何 T	N_1	N_0
IVa 期	任何 T	N_2	N_0
IVb 期	任何 T	任何 N	M_1

原发肿瘤(T)

T_x:原发肿瘤无法评估

T_0:无原发肿瘤

Tis:原位癌/重度不典型增生

T_1:肿瘤局限于胆管,可到达肌层或纤维组织

T_{2a}:肿瘤超出胆管壁达周围脂肪组织

T_{2b}:肿瘤侵犯邻近肝实质

T_3:肿瘤侵犯门静脉或肝动脉一侧分支

T_4:肿瘤侵犯门静脉主干或双侧分支,或肝总动脉,或一侧的二级胆管和对侧的门静脉或肝动脉

区域淋巴结(N)

N_x:淋巴结转移无法评估

N_0:无区域淋巴结转移

N_1:1~3 枚区域淋巴结(区域淋巴结定义为沿肝门、胆囊管、胆总管、肝动脉、门静脉及胰头十二指肠后方分布的淋巴结)转移

N_2:≥4 枚区域淋巴结转移

远处转移(M)

M_0:无远处转移

M_1:有远处转移

3.MSKCC T 分期(表 8-2)

表 8-2　MSKCC 改良 T 分期系统

分期	标准
T_2	肿瘤侵犯胆管汇合部±单侧 2 级胆管根部
T_2	肿瘤侵犯胆管汇合部±单侧 2 级胆管根部同时肿瘤侵犯同侧门静脉±同侧肝叶萎缩
T_3	肿瘤侵犯胆管汇合部±双侧 2 级胆管根部或者肿瘤侵犯单侧 2 级胆管根部与对侧门静脉

理想的分级系统应能准确预测可切除性、切除范围、预后，这样有助于医师制订治疗方案，帮助患者理解治疗措施并了解治疗结果。Blumgart 等根据术前影像，综合考虑胆管分布、血管侵犯和肝叶萎缩情况提出了 T 分期系统，Jarnagin 等将 Blumgart T 分期中 T_2/T_3 期合并，修改后 T 分期分为 T_2 期、T_2 期、T_3 期，并提出门静脉受侵与否是决定能否切除肿瘤的独立预测因子，而肝叶萎缩、肝管病变范围是决定是否需要同时行肝叶切除的独立预测因子。国外的资料显示 T 分期不仅与可切除性及切缘阴性率相关，而且还与术中是否合并肝叶、门静脉切除有关。然而 Zervos 等却持不同意见，他们的资料显示 AJCC 分期、Bismuth-Corlette 分型和 T 分期与术后生存时间均无显著相关，与切缘阴性与否无关，认为目前的分期标准并未起到预测术后生存时间的效果，也不能为判断肿瘤能否完全切除提供参考。

4.国际胆管癌协作组分型　由于 HC 病情具有多样性，且病变部位、范围及周围结构受累还与诸多胆道及血管变异密切相关，目前尚无一种分类或分型方法能够全面准确地予以表述。针对这一现状，国际胆管癌协作组于 2011 年提出了一种新的 HC 分期系统，可从胆管病变部位，门静脉、肝动脉受累情况，肿瘤大小、形态，预留肝脏体积、并存肝脏基础疾病，淋巴结及远处转移等方面对 HC 的可切除性、手术方式选择及预后进行较为全面准确的评估和判断，其中对门静脉、肝动脉的受累情况参考了胆管受累的分型。

（二）病理学分型

HC 的病程和预后常与该肿瘤的大体病理类型特点有关。

1.息肉样或乳头状癌　约占 10%，肿瘤表现为息肉样向管腔内突出，胆管腔可因而扩大，胆管阻塞常不完全。肿瘤的特点是一般不向胆管周围组织浸润，但在附近的黏膜表面可有多数的息肉样病变并向上、下游扩展。若能早期手术切除，预后良好。

2.结节型癌　约占 20%，呈结节状向管腔内突起，瘤体一般较小，基底宽，肿瘤可直接侵犯其周围的组织及肝实质，但其程度较硬化型为轻。此类肿瘤的手术切除率较高，预后也可较好。

3.硬化型癌　约占 70%，是 HC 中最常见的类型，癌细胞在胆管壁上浸润扩展，使管壁增厚并管腔狭窄。同时，硬化型癌有明显的向胆管周围组织、神经淋巴间隙、血管和肝实质浸润的趋势，故当肿瘤阻塞胆管管腔时，常已侵犯周围组织和肝组织，手术切除常需联合肝叶切除。硬化型癌与正常胆管壁的分界多较清楚，但癌组织也可在黏膜下扩展。

乳头状癌和结节状癌易出现黏膜层的扩展，甚至超过肿瘤前缘 2cm。将胆管癌从病理组织学上分为侵袭性（侵犯固有层，深部扩展）和非侵袭性（仅在黏膜层，表浅扩展）两种类型,非侵袭性癌的癌旁黏膜具有相当于原位癌或重度不典型增生的特征。

(三)组织学分型

肝门胆管癌的组织病理类型以腺癌居多,占90%以上,少见类型有透明细胞癌、印戒细胞癌、鳞癌、腺鳞癌、未分化癌等。将胆管癌的组织学特点归纳为:①细胞及间质中存在游离的黏液物质;②正常胆管腺泡结构与肿瘤混杂;③肿瘤细胞直接浸润肝细胞索间,或沿胆管壁及胆管周围组织浸润,侵犯血管、神经和周围淋巴间隙;④癌细胞可以在完整的胆管黏膜上皮下扩展。根据癌组织生长的形态和分化程度,分为乳头状腺癌、高分化腺癌、低分化腺癌和单纯癌、黏液癌等。

三、肝门部胆管癌的外科治疗现状

经过不断努力,HC 手术切除远期疗效已经取得了长足的进步。总结 1990 年以前的文献,581 例胆管癌患者手术病死率 13%,平均生存时间 21 个月,1 年、3 年、5 年生存率分别为 67%、22%、11%。而总结 2000 年以后的文献报道发现手术切除的 529 例患者的 5 年生存率可达 28%~40%。手术切除仍然是 HC 患者有望获得长期生存的唯一手段,故 HC 一经诊断就应抱积极态度对患者的全身状况及肿瘤的局部进展进行评估以确定最佳的治疗方案。

(一)手术治疗

1.根治性肿瘤切除 肝门部胆管癌具有早期出现尾状叶侵犯、淋巴结转移、血行转移、跳跃式转移、神经浸润、沿胆管黏膜下浸润、向胆管周围放射状扩散、侵犯肝动脉及门静脉等特点,根治性切除仍然是目前治愈肝门部胆管癌或改善患者预后的唯一途径。目前肝门部胆管癌的根治性切除率普遍介于 20%~60%,虽然日本有报道根治性切除率达到了 80%。HC 的手术根治切除方法已基本成形:①整块肝外胆道切除及肝十二指肠韧带的"骨骼化";②联合肝实质切除需要切除尾状叶及肝门区胆管周围 1.5cm 的肝实质,必要时可以联合大范围的肝切除;③肝门区血管如果受累应尽可能进行切除重建;④注重围术期的处理,尤其是伴有大范围肝切除时。

(1)腹腔探查:腹腔内进行全面、系统探查以确定病变范围,对肿瘤分型、分期再次评估。若已有远处转移、广泛浸润或不适合复杂的根治性手术者,则考虑姑息胆道引流。胆管癌病例常伴有一定比例的术前无法预知的腹腔转移,所以也有作者先使用腹腔镜探查,排除转移后再行剖腹手术。

(2)肝门区清扫:淋巴结转移在肝门部胆管癌中较为常见,其在可切除的患者中高达 31%~58%,是影响预后的最重要因素之一,其中胆总管旁淋巴结最常受累(27.1%~42.7%),其次为门静脉周围淋巴结(30.9%~35.7%)、肝总动脉旁淋巴结(27.3%~31.3%)、腹主动脉旁淋巴结(17.3%)、胰十二指肠后方淋巴结(14.5%~50%)和腹腔干周围淋巴结(6.4%~14.3%)。手术时先清扫胰头后方的淋巴结,然后在胰腺上缘切断胆总管,下切缘送冷冻病理检查。若切缘阳性,患者又不适合同时行胰十二指肠切除术,则行姑息治疗。若切缘阴性,则由下至上行肝十二指肠韧带骨骼化,分离解剖出门静脉、肝动脉,分离至近端正常胆管处切断。根治性切除时淋巴结的清扫范围尚无一致意见,AJCC第8版肝门部胆管癌TNM分期建议清扫淋巴结数目最少5枚,并对淋巴结转移分期进行了更改,即N_1为1~3枚淋巴结转移,N_2为≥4枚淋巴结转移。目前多数学者的清扫范围是胰头后、肝总动脉旁及肝十二指肠韧带内的淋巴结,研究发现主动脉旁淋巴结清扫并不能提高患者的远期疗效,是否行腹腔动脉旁淋巴结清扫还存在争议。

(3)肝动脉的处理:右肝动脉通常走行于瘤体与门静脉之间,故门静脉右支受侵往往合并右肝动脉受累;国外学者报道了50例联合门静脉和肝动脉切除重建患者的并发症发生率为54%,1年、3年和5年生存率分别为78.9%、36.3%和30.3%,并且提出联合门静脉和肝动脉重建可提高R0切除率;虽然对于肝门部胆管癌患者肝动脉切除后是否重建仍有争议,但目前肝动脉切除重建仍是主流方式,动脉重建应在显微镜下操作以保证血流通畅。

(4)门静脉的处理:HC累及门静脉已经不是根治术的禁忌证,门静脉切除重建的临床价值已经得到确立,并且在大的肝胆外科中心已经成为常规。门静脉切除重建可提高R0切除率,且与患者的病死率无关。有人总结80例HC患者随访资料显示,联合门静脉切除重建患者的5年生存率可达65%。门静脉受累大多情况下可于术前的CTA检查中发现。术中如确定门静脉主干或门静脉左支或右支受累,常常需行节段切除再端-端吻合重建。

目前对于门静脉切除重建较一致的指征为术中静脉壁与瘤灶粘连且无法游离。如果肿瘤侵犯门静脉的范围较小或侵犯门静脉壁的范围不足周径的1/3时,为了避免切除重建后导致门静脉过度狭窄或门静脉高压的出现,可行局部切除加修补术;若门静脉受累而行门静脉切除长度小于4cm时,可行端-端吻合重建术;若门静脉切除长度大于4cm时,需用人造血管或自体血管(如大隐静脉)来替代。

(5)联合肝脏区段切除:由于肝门部胆管癌有沿胆管周围组织放射状扩散,以及容易经血管、神经等途径侵犯肝实质的特点,采用局部肝切除难以达到治愈的效果,因而通常需要联合半肝切除甚至扩大半肝切除来治疗,尤其是Bismuth-Corlette Ⅲ型、Ⅳ型,需要联合半肝或三区域切除术。肝门切除术式的出现,使部分需左三叶或右三叶切除但切除后残肝体积不足的Bismuth-Corlette Ⅳ型肝门部胆管癌患者有了根治切除的机会。随着肝胆外科技术的日臻成熟,联合大范围肝切除现已经成为HC的标准内容,术后并发症发生率已大大降低。日本一些医疗中心的联合肝叶切除率为60%~90%,相应的根治性切除率达50%~80%,而手术病死率降至3%以下,5年生存率达30%~50%。为了在追求根治性的同时确保手术的安全性,日本学者普遍采用术前胆道引流(BD)减黄、选择性门静脉支栓塞(PVE)等技术,在世界范围内已逐渐得到推广。

(6)联合肝尾状叶切除:肝门部胆管癌可直接侵犯肝尾状叶,也可经胆管上皮浸润至尾状叶胆管,还可沿胆管周围的神经和(或)淋巴组织侵犯至尾状叶,Bismuth-Corlette Ⅱ型、Ⅲ型、Ⅳ型肝门部胆管癌侵犯尾状叶的概率高达48%~96%。有学者对因高位胆管癌切除的尾状叶标本进行了详细的病理检查,结果显示46例中的44例(95.7%)尾状叶的胆管病理阳性,证实HC同时行肝尾状叶切除是必要的。Sugiura等首先介绍了尾状叶切除的临床效果。在他们的回顾性研究中,伴有尾状叶切除患者的 5 年生存率为 46%,而未伴有尾状叶切除患者的 5 年生存率为 12%,还有人报道了尾状叶切除的肝门部胆管癌患者中位生存时间为64.0个月,而没有行尾状叶切除者的中位生存时间为 34.6 个月,提示是否合并尾状叶切除是影响 HC 患者长期生存的主要相关因素之一。考虑到尾状叶极易受累,且全尾状叶切除技术上难度不大,故不少学者主张常规行全尾状叶切除以增加手术根治性,尽管此观点尚未获得普遍赞同。

(7)胆道重建:HC 切除后,断面上可能有大小不等的多个肝内胆管开口。此时可将相邻的肝管开口对合整形成一个较大的开口,做肝肠吻合。如拼合困难,也可拼成 2~3个开口再分别做胆肠吻合。也有作者做肝门空肠侧壁吻合,同时放置支撑引流管,以期减少胆道并发症,但此做法的疗效尚有待观察。

胆管-空肠吻合的基本原则是胆管-空肠全周黏膜对黏膜吻合,从而恢复黏膜上皮的连续性和完整性,其技术要点包括:①肝管整形融合;②微创化手术处理;③胆管空肠黏膜对合;④非缺血性吻合;⑤吻合口无张力。

(8)扩大半肝切除及肝胰十二指肠切除(HPD):HPD 的主要适应证为肿瘤侵犯十二指肠,肿瘤由肝门向胆管下游弥漫性生长侵犯胰头,需同时清扫十二指肠后方和胰腺上缘的淋巴结,实施 HPD 估计可以达到根治者。此种手术方式需慎重对待,往往有较高的手术病死率,术后生存时间短。国外报道 20 世纪 80 年代、90 年代及 2000 年以后行 HPD患者的手术病死率为 31%、18% 和 14%。对肠系膜上动脉旁淋巴结已有转移或腹主动脉旁淋巴结有转移者,HPD 不能提高患者的生存期和生存质量。因此 HPD 应严格掌握指征,谨慎应用。

2.姑息性肿瘤切除　对于无法根治的肿瘤一般不做手术切除。姑息性切除手术一般发生在原拟行根治性切除,但术中病理显示标本边缘或胆管切端阳性(R1 切除)、患者的情况不宜行广泛的肝叶切除及联合脏器切除时。姑息性肿瘤切除虽未达到根治,如获得充分胆道引流,也可提高患者生活质量。

3.姑息性胆道引流手术　对于丧失根治性手术机会的患者,可选择姑息性胆道引流术来暂时解除胆管梗阻,在一定程度上改善由梗阻性黄疸引起的肝脏功能紊乱,提高患者的生存质量。

(1)左侧肝内胆管空肠吻合术:经典的手术方法是 Longmire 术式,手术创伤较大,引流效果欠佳,不宜用于 IIC 的治疗。目前常用的方法是圆韧带径路左外叶下段胆管(Ⅲ段胆管)空肠 Roux-en-Y 吻合术。

(2)右侧肝内胆管空肠吻合术:肝门部胆管肿瘤偏向左肝管生长,或因肝右叶的体积较大,故而常需引流右侧肝内胆管系统。最常用的方法是经胆囊床底部肝实质切开显露Ⅴ段肝管与空肠做纵向胆肠吻合,有报道胆瘘发生率28%,病死率21.4%,与Ⅲ段胆管胆肠吻合相比,远期胆肠引流失败机会也较大。

(3)记忆合金支架引流:剖腹经胆总管向肝内胆管置放记忆合金支架引流,取得了良好的疗效。合金支架经胆管穿过肿瘤上、下端,使梗阻的胆汁经支架流入肝管下段而进入十二指肠。此手术方法可获得较好的早期效果,患者的生活质量也较好。缺点是易堵塞血管和胆管炎多发等。

（4）置管支撑胆道内外引流管：可选用 T 管或 U 形管。U 形管支撑引流，引流管一头经肝表面经腹腔引出，另一头经胆总管引出体外，U 形的中部支撑在梗阻部位。T 管支撑引流，T 管的一侧短臂置于远端胆管，另一侧短臂可通过梗阻部位置入近端胆管。这两种引流方法，既可将胆汁引出体外，又可将胆汁经支撑管侧孔引入远端胆管。缺点有导管脱落、堵塞、胆管炎等。

（二）非手术姑息性治疗

英国肝脏研究协会（BASI）在胆管癌治疗指南中强调生活质量应作为第一目标，生存期作为第二目标。所以对于无法手术切除的 HC，进行姑息疗法的目的应是减除胆黄、减轻瘙痒、镇痛、控制胆管炎，改善生活质量从而延长生命。理想治疗方法应是简单、长期有效缓解症状，低并发症率、低病死率。

HC 主要姑息治疗方法有胆道引流和辅助治疗。胆道引流方法有内镜支架放置、经皮胆道支架和手术转流；而辅助治疗包括放射治疗、化疗、光动力治疗（PDT）等。

1.内镜支架放置经十二指肠镜（ERCP）　胆道引流可以作为术前评估无法切除的肿瘤的治疗选择。有些中心甚至对于术中探查肿瘤无法切除的病例在术中不做任何处理而采用术后内镜下置入胆道支架引流。塑料支架技术上方便置入，价格低廉，但通常持续时间短。生存时间估计超过 6 个月者宜采用金属支架，而生存时间估计小于 6 个月者则可采用塑料支架。此外，金属支架的开放网孔设计，使二级胆管得以从支架侧壁引流，不会造成小支胆管的梗阻。

近来，随着操作技术改进，感染并发症减少、操作安全增加且治疗效果提高。内镜引流的范围尚存争论，是引流一叶还是两叶肝脏，有报道证实引流 25% 体积肝脏组织足以改善症状，且选择性单侧引流比双侧引流置管成功率高、并发症低、生存时间类似或延长。

2.经皮经肝穿刺胆道引流（PTBD）　肿瘤生长导致孤立肝段感染或缺乏内镜操作专家时，可以采用 PTBD。PTBD 可以分为外引流和内引流。在超声引导下置管于梗阻胆管系统，可向体外引流梗阻近端胆管；也可向肝门梗阻部位放置胆管支架通过胆管狭窄段，向内引流梗阻胆管。PTBD 常作为内镜操作失败的补救措施，穿刺置管的创伤小；但后期的并发症率较高，如导管脱落、导管堵塞、感染、胆管炎、肝脓肿形成等。

3.放疗或化疗　对于不能切除的肝门部胆管癌患者可选择放疗、化疗等姑息疗法。目前放疗方式主要包括单纯外照射、外照射联合腔内照射等，随着科学技术的不断发展，一些新方法及精准放疗技术也不断研发并应用，如伽马刀、X 刀、立体定向放射治疗（SBRT）、质子刀等。放疗主要运用于姑息性手术后、胆道引流后及肿瘤切除后再复发的肝门部胆管癌患者。但有研究表明，肝门部胆管癌对放疗不敏感，因此，其临床价值还需进一步研究。

四、肝门部胆管癌外科治疗选择

HC 外科治疗方式的选择应以注重手术安全实施为前提，正确临床判断，尽量实现根治性切除。同时,合理有效的姑息治疗也有其现实意义。

1.根治手术的选择 根治手术的目标在于阴性切缘,同时需考虑患者的耐受性。手术方式的选择首先取决于肿瘤的位置和范围。Bismuth-Corlette 分型能很好地反映癌肿的解剖部位,为临床选择手术方式提供重要参考。若肿瘤位于肝总管(Bismuth Ⅰ 型)、无血管侵犯,多数学者选择肝外胆管切除,同时行区域淋巴结及神经组织的清扫;对于 Bismuth Ⅱ 型,为获得阴性切缘,需将邻近的尾状叶切除或部分方叶切除,Ⅱ 型 HC 肿瘤切除后,肝门横沟处常可见多支二级胆管及尾状叶胆管,通常采用整形拼合,再行高位肝管空肠 Roux-en-Y 吻合;术前评估肿瘤侵犯左右肝管(Bismuth Ⅲa 型,Ⅲb 型)应考虑联合左半肝或右半肝切除;Bismuth Ⅳ 型常需要联合左三区或右三区切除。确定肝切除的术式后,进一步判断预留肝脏的脉管是否受累,是否需要切除重建;同时需要评估预留肝脏体积是否足够,是否需要进行相应的术前预处理。此外,还要根据淋巴结转移、肝内转移的范围并结合患者的全身状态以最终确定手术的方式。

2.姑息性胆道引流方式的选择 姑息性手术引流的优点是能获得较长期引流通畅,其中自扩张金属支架(SEMS)操作相关并发症、病死率低,远期通畅满意,患者可获得较好的生存和生活质量。但手术引流的早期并发症发生率高达 66%,病死率 7%~15%,从而使其使用受到限制。

姑息性非手术胆道引流应作为无法手术的 HC 治疗的首选,引流方式可采用经内镜或经皮途径,经皮途径胆道引流通常是在内镜置管失败后的次选。

3.异体肝移植治疗 HC 肝移植采用整块切除肝脏和肿瘤,能获得最佳的肝内胆管切缘,治疗 HC 有以下理论优势:①可用于常规手术无法根治切除的 HC 患者,为此类患者提供了根治性切除的机会;②可用于存在肝脏基础疾病、肝功能受损及手术耐受性差的患者;③术前无须减黄及 PVE 等预处理;④减少或避免常规手术可能导致的肿瘤种植转移。早期肝移植治疗肝门部胆管癌的患者预后较差,大部分医学中心的报道显示其 5 年生存率为 0~35%,复发率超过 50%,主要原因是肿瘤分期较晚、血管侵犯和淋巴结转移。近年来,多个中心探索新的治疗方案以减少肝移植术后肿瘤复发,延长生存期,初步经验显示新辅助放、化疗能提高肝移植治疗 HC 的疗效,患者术后 1 年、3 年、5 年生存率分别达 90%、80% 和 71%。但新辅助治疗在肝移植治疗 HC 中的积极作用还有待更多研究加以论证。

五、展望

肝门部胆管癌是一种恶性程度较高、手术风险大、术后并发症较多及远期预后较差的胆管恶性肿瘤,早期诊断是提高其远期疗效的关键,目前根治性 R0 切除是延长肝门部胆管癌患者生存时间的最关键因素。然而由于 HC 处于复杂的解剖位置、有着特殊的肿瘤生物学特性,导致肿瘤浸润范围的判断还有很大的不确定性,难以实现精准的外科治疗。相信随着现代影像技术的进步、功能分子影像方法的完善,以及多种影像技术联合应用,术前影像信息将会更正确、更完善。结合其他术前检查、肿瘤分子标记检测,兼顾解剖学信息和生物学信息,制定出更合理的分型应用于临床,指导治疗策略的制订。

近年来 HC 根治性手术有扩大切除范围以增加手术彻底性的趋势,血管外科技术的应用业已普遍,扩大肝叶切除、HC 切除联合肝胰十二指肠切除术、原位肝移植及肝移植联合胰十二指肠切除的胆管癌超根治手术方式也屡见报道。但总体例数不多,其安全性和有效性需通过临床多中心、大宗病例的前瞻性研究给出循证依据,正确把握手术安全性和适应证,严格规范手术操作。

第二节　肝内胆管癌

一、定义及流行病学

肝内胆管细胞癌(ICC)是一种起源于肝内胆管上皮细胞的侵袭性恶性肿瘤,占所有胆管细胞癌的 20%~25%。肝内胆管细胞癌的全球发病率在过去 20 年中一直上升。根据国家癌症中心数据,我国肝内胆管细胞癌占肝癌发病率的 14.27%,占肝癌病死率的 16.02%,是仅次于肝细胞癌的肝脏恶性肿瘤。肝内胆管细胞癌的发病率随着年龄的增长而增加,大多数患者年龄在 55~75 岁,很少有患者诊断时小于 40 岁。男性的发病率略高于女性,农村地区发病率高于城市。肝内胆管细胞癌比肝细胞肝癌更具侵袭性。整体的 3 年和 5 年生存率分别是 30%和 18%。过去几十年来,肝内胆管细胞癌的病死率有所上升。来自世界卫生组织的数据表明,自 20 世纪 70 年代以来,肝内胆管细胞癌的全球病死率实际上仍在上升。在美国,肝内胆管细胞癌的年龄调整病死率从 1973 年的 0.7/100 万增加到 1997 年的 6.9/100 万。

二、危险因素

既往研究结果提示 ICC 的发生主要与肝吸虫、原发性硬化性胆管炎、肝内胆管结石相关,与乙型肝炎病毒(HBV)、丙型肝炎病毒(HCV)慢性感染无关,但近期研究结果显示,HBV、HCV 感染也是 ICC 发生的高危因素。在我国,ICC 发生的主要危险因素包括肝内胆管结石、HBV 感染(包括隐源性 HBV 感染),以及各种原因特别是 HBV 所致的肝硬化等,对这些高危人群进行监测将有助于 ICC 的检出,提高其早期诊断率。

1.肝内胆管结石　是肝内胆管细胞癌的重要危险因素。肝内胆管结石通常是由胆红素钙盐组成的棕色色素结石。由结石引起的胆汁淤滞会使患者容易发生复发性细菌感染和慢性炎症,从而诱发肝内胆管细胞恶变。肝内胆管结石病导致的肝内胆管细胞癌在西方较为罕见,但在东亚的许多地区比较常见。其病因尚未完全清楚,饮食、先天性胆管异常、细菌或寄生虫慢性感染都可能与之相关。

2.原发性硬化性胆管炎　原发性硬化性胆管炎(PSC)与肝内胆管细胞癌之间的关联已被证实。PSC 患者肝内胆管细胞癌的年发病率为 0.6%~1.5%。PSC 患者的肝内胆管细胞癌发病年龄(30~50 岁)显著低于没有 PSC 的肝内胆管细胞癌患者。超过 1/3 的肝内胆管细胞癌病例是在发现 PSC 后两年内被诊断的,且发病风险似乎与 PSC 的持续时间无关。乙醇摄入被认为是 PSC 患者发生肝内胆管细胞癌的危险因素。某些遗传多态性,如自然杀伤细胞受体 G2D(NKG2D),已被认为是 PSC 患者发生肝内胆管细胞癌的高危因素。

3.先天性胆管畸形　先天性胆管异常(Caroli 综合征、先天性肝纤维化、胆总管囊肿)在成年后恶变的风险约为 15%,诊断时的平均年龄为 34 岁。未治疗胆总管囊肿患者发生肝内胆管细胞癌的风险高达 28%,经过适当治疗后,发病率可低至 3% 左右。

4.寄生虫感染　在亚洲的一些地区,感染肝脏华支睾吸虫与肝内胆管细胞癌有关。患者通过食用未煮熟的鱼后感染寄生虫成虫,在胆道系统中定居及产卵,在近端胆管树中诱导慢性炎症,并可能导致上皮的恶性转化。

5.毒性物质或职业暴露　证据证明,接触放射造影剂 Thorotrast 和肝内胆管细胞癌发病相关,通常在暴露后 30~35 年发病。肝内胆管细胞癌的发病与职业暴露的关联性较小。

6.慢性肝病和肝硬化　HBV 和 HCV,以及肝硬化都被证明是肝内胆管细胞癌的潜在危险因素。1991 年有研究首次报道了 HCV 感染与肝内胆管细胞癌之间的关系,随后几项研究表明肝内胆管细胞癌患者中 HCV 相关性肝硬化的发生率很高。16 项病例对照研究的荟萃分析发现,HCV 感染患者发生肝内胆管细胞癌风险显著增加。还有报道 HBV 感染与肝内胆管细胞癌之间的关系,尽管证据强度相对弱于 HCV。非病毒性慢性肝病也会导致肝内胆管细胞癌风险增加,如非酒精性脂肪性肝病(NAFID)。肝硬化是肝内胆管细胞癌的强烈致病因素,包括非特异性肝硬化和酒精性肝病。一项针对 11 605 名患有不同原因导致肝硬化患者的队列研究发现,这些患者在随访 6 年以上后肝内胆管细胞癌的风险增加了 10 倍。

7.代谢异常和生活习惯　肝内胆管细胞癌与 HCC 有一些共同的危险因素,包括 2 型糖尿病和肥胖,还有吸烟和饮酒等生活习惯。一项纳入 11 项病例对照研究的荟萃分析显示肥胖、2 型糖尿病、吸烟和饮酒是肝内胆管细胞癌的危险因素。另一项基于 SEER 数据库的研究证实了肝内胆管细胞癌与代谢综合征之间的关联。其他代谢病症,如甲状腺毒症和慢性胰腺炎,也被发现与肝内胆管细胞癌有关。

三、分期

1.临床分期　肝内胆管细胞癌(intrahepatic cholangiocarcinoma,IHCCA/ICC)是一种高度致死性肿瘤,发病率低,病因存在种族与地域差异。直到 2002 年第 6 版 AJCC 分期中仍未分出专门章节阐述,仅将 ICC 并入肝细胞癌章节,与肝细胞癌使用相同的 TNM 分期方法。截至 2010 年,国际上还没有统一的 TNM 分期。ICC 作为第二常见的肝脏原发性肿瘤,其病因、发病机制和侵袭转移方式与肝细胞癌显著不同。因此,2010 年出版的 AJCC 第 7 版 TNM 分期中,胆管癌首次依据其发生部位被分为肝内胆管细胞癌、肝门部胆管癌和远端胆管癌,并分别设置章节进行有针对性的 TNM 分期。随后日本肝癌研究会组(Liver Cancer Study Group of Japan,LCSGJ)制定出了自己的独立分期系统。而欧洲肝脏研究协会则采用了 AJCC 的 TNM 分期,颁布了 2014 年版"肝内胆管癌诊疗指南"。然而,第 7 版的 ICC 分期中存在不足,比如区域淋巴结的清扫是否必要,如何评价 T_4 分期,M_1 期的适用范围模糊等。2016 年底 AJCC 发布了第 8 版 TNM 分期,并依据惯例出版了第 8 版《AJCC 肿瘤分期手册》。新版的 TNM 分期延续了第 7 版对 ICC 单独分期,并进行了内容更新。目前认为 AJCC-TNM 分期对预测接受 IHCCA 切除术患者的预后是准确和有益的。

（1）肝内胆管细胞癌分期（AJCC 分期第 8 版）（表 8-3）：适用于肝内胆管细胞癌、混合肝细胞-肝内胆管细胞癌、肝原发神经内分泌肿瘤（不包括肝细胞癌、肝门部胆管细胞癌、肉瘤、胆囊癌）。

T——原发肿瘤

T_x：原发肿瘤无法评估

T_0：无原发肿瘤的证据

Tis：原位癌

T_1

T_{1a}：孤立的肿瘤最大径≤5cm，无血管侵犯

T_{1b}：孤立的肿瘤最大径>5cm，无血管侵犯

T_2：孤立的肿瘤，有血管侵犯；或者多发的肿瘤，有/无血管侵犯

T_3：肿瘤穿透脏腹膜

T_4：直接侵犯局部肝外结构

N——区域淋巴结

N_x：区域淋巴结不能评价

N_0：无区域淋巴结转移

N_1：区域淋巴结转移

M——远处转移

M_0：无远处转移

M_1：有远处转移

表 8-3　肝内胆管细胞癌 AJCC 第 8 版分期

分期	T	N	M
0	Tis	M_0	M_0
ⅠA 期	T_{1a}	M_0	M_0
ⅠB 期	T_{1b}	M_0	M_0
Ⅱ 期	T_2	M_0	M_0
ⅢA 期	T_3	M_0	M_0
ⅢB 期	T_4	M_0	M_0
ⅢB 期	任何 T	N_1	M_0
Ⅳ 期	任何 T	任何 N	M_1

（2）肝内胆管癌分期（LCSGJ 分期）：适用于肿瘤数量单发；肿瘤最大直径≤2cm；血管或主要胆道侵犯 vp0，va0，b0~b2。

肿瘤分类

T_1：所有三个条件均满足

T_2:3 个中只有 2 个满足

T_3:3 个中只有 1 个满足

T_4:所有条件均不满足

分期

Ⅰ:$T_1N_0M_0$

Ⅱ:$T_2N_0M_0$

Ⅲ:$T_3N_0M_0$

Ⅳa:$T_4N_0M_0$

$T_1 \sim T_3N_1M_0$

Ⅳb:$T_4N_1M_0$

AnyTN$_0$,N_1M_1

备注:va0,无动脉侵犯;vp0,无门静脉侵犯。

b0~b2,胆管二级分支内无胆道侵犯或轻微胆道侵犯。

M:转移状态;N:淋巴结状态

2.病理分型 ICC 的生长方式不尽相同,日本肝癌研究会组(Liver Cancer Study Group of Japan,LCSGJ)依据肿瘤大体形态分为 3 型:肿块型(mass-forming,MF)、管周浸润(periductal infiltrating,PI)和导管内生长型(intraductal growth,IG)。肿块型表现为肝实质结节性病变或肿块,癌体呈灰白色至灰白色,坚实。PI 型表现为癌细胞沿门静脉扩张,病变胆管狭窄,周围胆管扩张。IG 型表现为胆管管腔内的息肉样或乳头状肿瘤,其代表了胆管内乳头状肿瘤(intra ductal papillary neoplasm of the bile duct,IPNB)的恶性进展。出现在肝内小胆管或胆管的 ICC 通常为 MF 型,而出现在肝内大胆管(肝门周围 ICC)的 ICC 可为 PI 型、MF 型或 IG 型。涉及肝门的 ICC 通常肝内胆管有胆汁淤积、胆汁纤维化和胆管炎。MF 型 ICC 体积可以很大,常见中央坏死或瘢痕,在切割表面可见黏蛋白。这三种类型 ICC 可以在病变中混合出现。在病变晚期,ICC 由大小不等的结节组成。

WHO 则依据大体形态将其分为肿块型、管周浸润型和管内生长型及相互叠加的混合型。肿块型较常见,表现为边界清楚的肿块,约占 ICC 的 60%;而管周浸润型通常沿着大胆管的长轴生长,边界不清楚并可伴有远端胆管扩张,约占 20%;另外还有约 20% 为两者的混合型。管内生长型与胆管导管内乳头状肿瘤(IPNB)伴浸润性癌成分高度相关,且发病率很低。这在 AJCC 第 7 版和第 8 版 AJCC 分期中均没有详细谈及。ICC 不同的大体分型可能反映了肿瘤的不同发病机制和生物学行为,应当被加以重视。

四、手术治疗

1.肝切除术

(1)适应证选择:肝内胆管癌的手术适应证,原则上是肿瘤局限于半肝(或肝叶)内,并且无肝外转移、无淋巴结转移,肝脏代偿功能良好(图 8-2)。

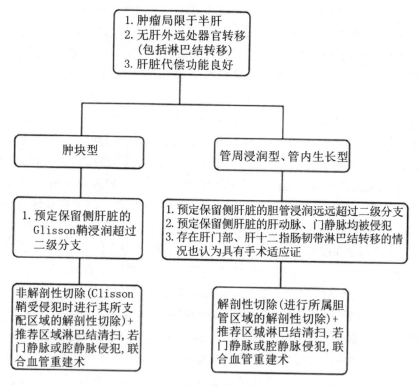

图 8-2　肝内胆管癌的肝切除手术适应证及术式

1)对于肿块型,主要是肿瘤个数问题,即使肿瘤巨大,但若为单发性肿瘤(或者只限于肿瘤主灶周边的肝内转移)也适于手术治疗。下腔静脉侵犯或门静脉侵犯时,可联合切除并进行相应重建,但是肿瘤若侵及预定保留侧肝脏的 Glisson 鞘二级分支以上,则不适合手术。对于有淋巴结转移的病例,因为即使切除也无法达到良好的预后,鉴于无有效的术后辅助化疗,此类病例也不适合手术。

2)管周浸润型、管内生长型,以及两者的混合型 ICC,与肝门部胆管癌的情况相同,预定保留侧肝脏的胆管浸润超过二级分支,以及肿瘤虽局限于一级分支,但肝动脉及门静脉两者均被侵犯时,均不能手术。对于有淋巴结转移的病例,因为无法鉴别肝内胆管癌的胆管浸润和肝门部胆管癌的肝脏浸润,所以只要没有远处淋巴结转移,如主动脉旁淋巴结转移,此类病例也可纳为手术适应证。

总的来说,肝内胆管癌主要适应证是肝脏肿瘤可完整切除、无肝外转移、肝脏代偿功能良好患者。所以肝内胆管癌肝切除术前需要准确评估手术切除安全性和可切除性两个方面。

(2)术前评估

1)评估 ICC 切除术的安全性:R0 切除,即完整切除术前和术中可发现的肿瘤组织,切缘阴性,完整清扫区域淋巴结,且无远处转移的证据,才可能是一个规范有效的手术。为达到 R0 切除,就必须考虑手术的安全性,主要是术后肝功能能否有效代偿。除了经典的 Child-Pugh 分级、急性或慢性活动性肝炎病史、HBV-DNA 滴度和吲哚菁绿排泄试验外,肝切除后剩余肝脏体积(future liver remnant,FLR)和质量与术后发生肝衰竭的风险密切相关。为了保证外科治疗效果,常需扩大肝切除范围,术后发生肝衰竭的风险也随之提高。在肝切除术后并发症中,20%的术后肝衰竭和13%的围术期死亡与 FLR 不足相关。通常,对于无基础肝病的患者,FLR>20%可维持术后正常肝功能,但当肝功能受损时,则需要保留更多肝实质,以降低术后肝衰竭的风险,对于脂肪肝者 FLR 需要>30%,肝硬化者 FLR 则需要>40%。FLR 不足或临界的患者,可通过门静脉栓塞实现对侧肝脏代偿性增生,从而获得手术机会。近年来,对联合肝脏分隔和门静脉结扎的二步肝切除术的并发症发生率和远期生存获益尚有较大争议,但该技术对 FLR 不足的患者也可是一种治疗选择。ICC 术前应对能否实现 R0 切除有较准确的预测。除了肝外转移(包括远处淋巴结转移)、肝内散在多发及弥漫性病灶等明显不适合手术的患者,多个、巨大的 ICC 是否适合肝切除,尚无证据证实。国际多个中心研究结果表明,ICC≥7cm 或病灶≥2 个的患者可安全耐受手术切除,术后并发症发生率及病死率并未增加,术后 5 年总体生存率和无瘤生存率分别为 18.7%和 8.2%。临床上,ICC 常沿着胆管侵犯,甚至接近或侵犯至肝门,需要半肝乃至三叶切除,此时应当权衡利弊,以安全性为首要考虑因素。

2)评估 ICC 切除术的有效性:在对 ICC 患者的评估中,既往有提倡腹腔镜分期检查,对肿瘤分期,发现腹膜转移,远处淋巴结转移及判断肿瘤可切除性方面具备一定优势,或可避免部分不必要的开腹手术。研究结果表明,29%~36%的 ICC 患者在腹腔镜检查中发现肝内、腹膜或其他隐匿性转移。此外,腹腔镜联合超声可更准确地评估血管侵犯及肝内转移。但目前影像学技术已经可以在术前较准确地评估 ICC 的侵袭性和可切除性,因此腹腔镜分期检查已较少应用。近年来,PETCT 已较广泛地应用于术前评估,其对 ICC 的侵袭程度检测具有较高的灵敏度,也由此导致部分患者因 PET 检查结果显示有远处转移而失去手术机会。目前认为如术前发现有远处如腹主动脉旁淋巴结等的转移,则建议放弃一期手术,给予放疗等处理,如 PET 检查等显示淋巴结已控制良好,仍可考虑行肝切除术,由于 ICC 缺乏其他有效治疗手段,认为对 ICC 患者应趋向于较为积极地选择肝切除术。

(3)肝内胆管癌的切除术式:肝内胆管癌的进展形式与肝细胞癌不同,缺乏肿瘤经门静脉转移的证据。

因此对于肿块型的肝内胆管癌的切除方式,一定程度上,只要肝部分切除术能确保肿瘤距切缘有足够距离即可。

管周浸润型、管内生长型及两者的混合型,为了切除浸润的胆管,有必要进行解剖性切除,与肝门部胆管癌相同,当合并肝门部胆管浸润时,若要保证切缘于浸润距离超过5mm,需进行半肝切除+尾状叶切除(扩大半肝切除)+肝外胆管切除。对于管内生长型,应对含有肿瘤的胆管进行可切除性的评估,尽可能行整块切除,若切除范围超过最大肝可切除量,可尝试行最大可切除范围的肝切除+胆管内肿瘤剜除术,再确保胆管断端为阴性后施行胆管切除术,但会增加腹膜播散复发的风险,这对术者和设备提出了更高的要求。

（4）开腹和腹腔镜肝切除术：目前尚缺乏腹腔镜与开腹肝切除对 ICC 疗效的比较研究，经典的开腹肝切除术仍是 ICC 最常采用的手术方式，部分研究者认为，对具有肿瘤转移高危风险的患者，如癌结节巨大，呈侵袭性生长特征如无包膜、边界不清、多发性结节等，肝切除术前可先行腹腔镜诊断，证实有无相对完整切除肿瘤的可能。专家认为其优点是可避免不必要的开腹手术。然而，对于有根治性切除可能的患者，考虑腹腔其他器官、淋巴结探查在 ICC 手术中的重要性，传统的开腹手术可能使术中诊断更为精确，多数学者认为 ICC 需淋巴结清扫，开腹手术更有利于手术切除的根治性。也有文献报道腹腔镜对识别远处转移具有较高的假阴性率，故尚不建议腹腔镜肝切除术常规应用于 ICC。腹腔镜肝切除术在 ICC 外科治疗中地位的确立，还需依赖于 ICC 诊断和淋巴结探查技术及观点的进步。

（5）R0 切除和肝切缘：目前研究者多已认识到 R0 切除对部分 ICC 患者远期生存的重要性。但 R0 切除受到肿瘤诊断较晚、侵袭转移能力强及手术经验和技术水平等因素的影响，目前国际上各中心报道的 R0 切除率区别较大，为 50%～96%。此外，也与 R0 切除尚缺乏明确定义有关，通常 R0 切除被认为完整切除大体可见肿瘤及切缘阴性。然而，对于切缘距离的要求、同时完整切除淋巴结和肝外直接侵犯等是否属于 R 切除等问题，需要进行更准确的定义。国内沈锋团队认为，完整切除可探及的肿瘤、切缘病理学证实为阴性、肝外直接侵犯合并切除后切缘也为阴性、排除远处转移和大血管侵犯时，可认为是对原发肿瘤的 R0 切除，淋巴结的阳性或阴性可另做描述，原因是淋巴结状态是否是定义 R0 切除的因素尚缺乏临床研究，这与 ICC 的疾病特点和医疗中心对该病是否行常规淋巴结探查和清扫等手术方式的不一致相关。目前有研究者认为，对于 N_1 病例，如果淋巴结完整切除且切缘为阴性，则应认为是 R0 切除，反之则为 R1 切除或为姑息性切除。一项多中心研究发现在淋巴结转移的患者中，R1 切除与预后较差无相关性，但在无淋巴结转移的患者中，R1 切除与预后较差相关，说明切缘阴性和切缘宽度仅与无淋巴结转移患者预后相关。

对于切缘问题，有研究证实在 R0 切除的患者中，增加切缘距离可能有利于远期生存，保留 0.5～1cm 的切缘距离有利于提高远期生存。然而，对于肝硬化明显或紧贴肝内重要解剖结构的肿瘤，只能沿肿瘤包膜外切除肿瘤；对于无包膜的肿瘤，应尽量完整切除肿瘤；大血管或胆管等与肿瘤接触或被侵及的部位，若无法合并切除，可用氩气喷射或连续电凝烧灼，术后辅以放疗等治疗，也是可行的选择。

（6）淋巴结清扫：关于淋巴结清扫，仍有争议。有研究结果表明，淋巴结清扫可能降低局部复发风险，但尚未获得提高远期生存率的证据。以前有学者认为肿块型 ICC 暂无淋巴结清扫适应证。对于淋巴结转移阴性病例，仅有一项研究推测，即使术中探查淋巴结正常而未做切除（N_x），术后仍有 13% 的患者可能存在淋巴结转移。此外对于淋巴结转移阳性病例也没有淋巴结清扫可以改善预后的证据。但是，对于管周浸润型、管内生长型还有两者混合型的情况，因为难以与肝门部胆管癌的肝浸润等相鉴别，所以无论局部淋巴结是否转移，均进行伴肝门部淋巴结清扫的肝切除术。而且，病理学检查结果可提供可靠的 N 分期，因此，目前的指南和共识均推荐术中常规行区域性淋巴结清扫。国内的研究结果显示，部分 ICC 复发再切除患者中，在首次行淋巴结切除的部位并未发现复发病灶，提示淋巴结清扫至少在部分患者可以达到局部根治性。

目前研究认为应尽量切除肝十二指肠韧带的淋巴结，同时推荐进行骨骼化处理。区域性淋巴结清扫时，应根据肿瘤位置对其相应的淋巴结清扫，如肝左叶淋巴引流通常经小网膜至胃小弯和贲门附近淋巴结，右叶引流至肝十二指肠韧带、门腔间隙和胰腺后淋巴结。而更大范围的淋巴结清扫是否对生存有益，尚需审慎评估。

由于术前和术中 ICC 常被误诊为肝细胞癌或其他肝脏肿瘤，所以目前在术中探查未发现淋巴结异常的情况下，参照肝细胞癌手术方式，许多外科医师不再考虑做淋巴结切除。因此，临床需积极推荐做常规淋巴结清扫，重视并合理实施术中肿瘤和淋巴结的冷冻病理学检查，提高对 ICC 淋巴结处理重要性的认识。

（7）肝切除合并血管切除：ICC 的血管侵犯极为常见。数据表明为达到 R0 切除，9%～14% 的患者需行血管切除后重建。约 12% 的 ICC 手术患者需行大血管切除术（包括门静脉或腔静脉），且未观察到围术期死亡风险的变化。对 1087 例 ICC 的多中心研究表明，约 12% 的患者需行肝切除联合门静脉或腔静脉切除重建，数据表明联合手术并不增加围术期病死率，与无血管侵犯的患者相比，联合术后远期生存无差异。以上结果均表明，大血管侵犯并非 ICC 手术的绝对禁忌证，针对充分评估的患者，可考虑行肝切除联合血管切除和重建以达到 R0 切除，提升远期生存率。

2.肝移植　以往大多数学者并不提倡 ICC 进行肝移植治疗，因为复发率高、远期生存差且费用高昂等。但近几年国际上许多中心对 ICC 的肝移植治疗进行了积极的探索，发现肝移植对于分化良好、单发的 ICC 似乎可以获得较为理想的预后。有小样本的研究结果显示，符合米兰标准（单个肿瘤直径 ≤5cm；多发肿瘤少于 3 个，最大直径 ≤3cm）的肝移植患者术后 5 年复发率 10%，5 年生存率为 78%。另有研究表明，中度分化的 ICC 患者肝移植后 3 年复发率较分化良好的患者高出 78%。还有些通过积极放化疗联合肝移植的晚期患者五年中位 OS 可达到 40%，明显高于未接受辅助治疗患者的 20%。许多报道也证实了辅助治疗或新辅助治疗联合肝移植可显著降低复发率，提高远期生存率，尤其是新辅助治疗，可能由于术前放化疗降低了肿瘤的体积和活性，减少了术中种植转移的概率；而新辅助治疗对肝脏本身的毒性和损害随着新的供体的植入而被清除。

肝移植因为指征的局限性和预后的争议，所以并未被纳入 ICC 的常规治疗模式中。梅奥中心最早开展了新辅助治疗联合肝移植治疗肝门部胆管癌的模式，取得了显著的效果，但对于 ICC 而言是否可以借鉴和应用，仍缺乏多中心的大样本量研究。不管怎样，通过严格筛选后（符合米兰标准、分化较好）的 ICC 患者经辅助治疗或新辅助治疗联合肝移植初步取得了良好的结果，提高了肝移植在治疗 ICC 的地位，可能为今后 ICC 的治疗开创了新的方向。

五、辅助治疗

ICC 术后复发风险高,远期生存差,术后辅助治疗在现阶段备受关注,但其有效性目前尚无定论。有研究结果表明,辅助性化疗或放化疗可改善预后,而单纯放疗对预后无显著影响。在淋巴结转移或接受 R1 切除的患者中,术后辅助治疗的受益较大。

1.全身化疗　目前单独针对 ICC 进行的临床药物试验非常缺乏。胆管细胞癌的全身化疗一般参考晚期胰腺癌的方案,包括吉西他滨单药,吉西他滨与卡培他滨联合应用,以及吉西他滨与铂类似物(顺铂、奥沙利铂和卡铂)联合应用等。较为经典的晚期胆道肿瘤研究(ABC-02)结果表明,吉西他滨和顺铂联合应用后的患者生存率优于吉西他滨单药。另一项临床试验表明,吉西他滨和氟尿嘧啶为基础的化疗方案在胆管癌中能取得一定疗效,与顺铂联合应用可能增加患者获益。

胆管细胞癌的二线化疗方案包括吉西他滨与卡培他滨、氟尿嘧啶与奥沙利铂(FOL-FOX 方案)和氟尿嘧啶与伊立替康(FOLFIRI 方案)等,治疗后晚期胆管癌患者平均无进展生存时间为 3 个月。

对 T_2 期、T_3 期、T_4 期和 N_1 期及周围神经血管侵犯、切缘阳性等高复发风险的患者,虽然目前尚无统一的术后辅助化疗的纳入和排除标准,但是根据 Schweitzer 等的研究结果,应考虑行术后辅助化疗。

2.放疗　放疗主要包括:①外照射放疗,包括三维适形放疗、调强放疗、立体定向放疗;②近距离放疗;③质子疗法。

目前尚缺乏前瞻性随机对照评估放疗或术中放疗是否为根治性切除术后的标准治疗方案。研究显示全身放疗可延长 ICC 患者的中位数生存时间并改善其预后,此外,外照射放疗还能够完全或部分缓解 ICC 患者的癌性疼痛及梗阻性黄疸症状。由于 ICC 癌细胞缺乏血管,总体来说对放疗不是特别敏感,但研究显示患者术后加放疗仍比单独手术切除患者的预后情况要好,如外科切除术联合立体定向放疗有利于提高发生局部淋巴结转移的 ICC 患者的生存率。

此外,对 ICC 患者尤其是切缘阳性或区域淋巴结转移的 ICC 患者而言,一项基于大数据的回顾性研究显示辅助性的放疗能够延长患者生存时间,因此专家建议术后通过行辅助性放疗来杀死切缘阳性的肿瘤细胞,从而降低复发率。

3.局部治疗　对于无手术指征的 ICC 患者,局部治疗的目的主要是减轻肿瘤负荷,提高患者生存率。主要包括肝动脉灌注(hepatic arterial infusion,HAI)、TACE、药物洗脱珠 TACE 和放射性钇栓塞等方法。有荟萃分析结果表明,在不能手术切除的 ICC 患者中,行 HAI 患者中位生存时间为 22.8 个月(9.8~35.8 个月),行放射性钇栓塞患者为 13.9 个月(9.5~18.3 个月),行 TACE 患者为 12.4 个月(10.9~13.9 个月)。此外,肝切除术后辅助性 TACE 可能改善复发高危患者的生存情况。

4.靶向治疗　目前,尚未发现在 ICC 中有可用于靶向治疗效果评估及整体预后预测的特异分子亚类。当前靶向治疗的靶点主要包括血管内皮生长因子、表皮生长因子受体、Rsf 激酶及 Her2/neu。血管内皮生长因子抑制剂包括舒尼替尼、索拉非尼、贝伐珠单抗,其应用效果并不理想,临床有效率低而毒性高。表皮生长因子受体抑制剂包括西妥昔单抗、埃罗替尼、拉帕替尼和吉非替尼。一项30例小样本Ⅱ期临床试验发现西妥昔单抗联合吉西他滨和奥沙利铂方案治疗胆道肿瘤的应答率可达63%,其中9例患者获得了可能根治手术的机会。另一项Ⅲ期临床试验则表明吉西他滨联合奥沙利铂方案加用埃罗替尼后仅能略延长胆道肿瘤患者的无进展生存期,而并不会延长总生存期。目前胆道肿瘤的分子靶向治疗效果尚不理想,仍需进一步研究。

近年来肿瘤免疫治疗进展迅速,主要包括PD-1/PD-L1免疫检查点抑制剂及嵌合抗原受体T细胞免疫疗法(chimeric antigen receptor T-cell immunotherapy,CAR-T)的免疫靶向治疗。研究提示PD-L1在有高密度肿瘤浸润淋巴细胞的ICC中表达上调,因此PD-1/PD-L1抑制剂有望成为ICC患者免疫靶向治疗药物。此外,CAR-T肿瘤免疫疗法是一种极具潜力的抗肿瘤活性疗法,是目前研究的热点。术后复发是影响ICC患者死亡的重要因素,在治疗ICC的临床试验中发现,CD3特异性CAR-T细胞表现出了良好的抗复发性,其免疫治疗在控制ICC术后复发上具有潜在的应用前景。目前该领域的研究处于探索和临床试验阶段,尚无确定疗效的结论供参考。

六、新辅助治疗

目前缺乏前瞻性研究证据证实新辅助化疗对ICC预后有益。回顾性研究结果显示,新辅助化疗可控制ICC隐匿性转移,降低复发风险。但有研究表明,新辅助化疗与仅手术切除相比,有延长生存时间的趋势,但差异无统计学意义。在肝内胆管细胞癌的研究中,新辅助治疗或许对部分有复发转移高危因素的患者有效,但仍需进一步研究。

七、抗病毒辅助治疗

国外多项研究显示,肝硬化特别是HBV、HCV感染后肝硬化使ICC的患病风险也明显提高,一项来自日本的回顾性研究显示,在平均随访7.2年、600例丙肝后肝硬化患者中,有14例(2.3%)发生ICC。来自意大利的一项病例对照研究也可显示,ICC与HBV、HCV感染密切相关。而一项来自美国的研究发现,11例ICC患者手术切除时的肿瘤组织样本中有3例(27%)提取到HBV的DNA存在。来自我国的一项研究也显示,在35%(8/23)的ICC病例的肿瘤组织中检测到了HBV中DNA存在。一项来自日本的队列研究结果也可显示,慢性HBV感染是ICC的危险因素。

而最近关于乙型肝炎相关性ICC的研究显示,与无合并慢性HBV感染的患者相比,其肿瘤组织低分化程度比例及肝周淋巴结转移率均较低,而完整的肿瘤包膜形成率高阳。从这些生物学特性可推测乙型肝炎相关性ICC应该有较好的预后。但乙型肝炎相关性ICC肝硬化比例高,肝储备功能差,而这必将影响其治疗而产生不良预后。

同时,在ICC中,HBV感染与手术预后显著相关。有研究发现,约9.5%有HBV感染的ICC患者,肝切除术后发生病毒再激活,且与肿瘤高复发率及低生存率相关。对这类患者进行术前核苷类药物抗病毒治疗,可降低病毒再激活的发生率,而手术前后行抗病毒治疗可降低总体和肿瘤特异性病死率。而且,抗病毒治疗胆小管型ICC的效果最明显。

八、肝内胆管癌术后复发治疗

ICC 的术后生存差,5 年生存率仅为 30%~35%,ICC 高复发风险是患者术后生存差的最重要原因,中位 RFS 15.6 个月,5 年复发率可高达 70% 以上。以往报道中肿瘤大小、有无淋巴结转移是影响 ICC 术后生存的最重要因素,近年发现血管侵犯可能也是预后不良的因素之一,但还需要更多研究结果的支持。

目前很少有研究讨论 ICC 患者复发的治疗方案选择,各大指南中也未对此部分进行具体说明。复发患者中,约有 60% 患者复发灶限于肝内,一般认为,对于这部分患者手术切除联合或不联合射频消融治疗仍是首选方案。然而,因肿瘤侵袭性强、转移率高、剩余肝体积不足等情况的影响,在复发患者中仅 9% 可进行再次手术,且疗效并不理想。有多中心研究结果显示相比较于 TACE 和化疗,手术再切除(联合或不联合射频消融)ICC 复发患者的再治疗后中位生存期约 26.1 个月(单纯射频消融 25.5 个月,TACE 9.6 个月,全身化疗 16.8 个月),但超过一半的再切除患者在二次手术后 1 年内复发。术后辅以积极的综合治疗或可对患者生存获益,但目前并没有明确证据。无法手术时,TACE、放疗、化疗等也是可考虑的方案,但效果劣于手术。事实上,有一半左右的患者在复发时已失去积极治疗的机会,仅予对症支持处理,这部分患者复发后的中位生存期仅 8.8 个月。

第三节　胆囊癌

一、概述

胆囊的结构较其他空腔脏器特殊,缺乏黏膜下层,并且在脏面因靠胆囊床和肝脏相邻,故而脏面缺乏肌层和浆膜层,特殊的解剖结构也导致了胆囊癌特别容易侵犯肝脏。因而胆囊癌恶性程度很高,已有取代胰腺癌、肝癌成为癌中之王的趋势,其发病率虽在消化系统恶性肿瘤中排第六位,但却是胆道系统恶性肿瘤的首位。慢性胆囊炎、胆囊结石是胆囊癌常见的致病因素,随着生活水平的提高及人口的老龄化,胆囊炎、胆囊结石的发病率逐渐增高,因而胆囊癌的发病率近年来也逐年增加,成为威胁国民健康新的危险因素。胆囊癌有三大恶性特征:①可切除率低:根治性手术是目前有效治疗胆囊癌的唯一方法,但因其早期无特异性症状,并且该病极易侵犯肝脏和发生远处转移,因而大部分患者在明确诊断时已处于晚期,失去获得根治手术的机会,其切除率只有 15%~47%;②术后极易复发和转移:据统计,胆囊癌根治术后两年复发率高达 66%,其中 72% 发生肝、肺等远处转移;③对放化疗不敏感:目前常用的放化疗方案对胆囊癌患者的效果都很低,有效率不足 15%。鉴于此,胆囊癌 5 年生存率仅为 5%~10%,中位生存期 3~6 个月,即使行根治性切除术后,其 5 年生存率也只有约 16.5%,预后极差。

二、胆囊癌的相关分期和外科治疗决策的抉择

胆囊癌的手术范围和分期密切相关,主要依据 T 分期制订。目前胆囊癌的分期和指

南系统包括美国癌症联合会（AJCC）分期、国际抗癌协会（UICC）分期、日本的分期系统三大系统，Nevin分期因过于笼统，且近年无更新，应用开始减少。另外，还有参考价值的有美国国立综合癌症网络（NCCN）指南、我国胆道肿瘤专家制定的关于胆囊癌处理的共识等。

1.AJCC分期系统（第8版）（表8-4）　分期最大的修订是关于淋巴结的N分期，第7版及之前还是按照淋巴结位置为N分期依据，而这一版中以个数作为N分期依据（表8-5）。

表8-4　第八版 AJCC TNM 分期

	Tx		原发肿瘤无法评估
	T_0		无肿瘤证据
	Tis		原位癌
T 分期	T_1	T_{1a}	肿瘤侵犯黏膜层
		T_{1b}	肿瘤侵犯肌层
	T_2	T_{2a}	肿瘤（腹膜面）侵犯肌层周围组织，未侵犯浆膜层
		T_{2b}	肿瘤（肝脏面）侵犯肌层周围组织，未侵犯肝脏
	T_3		肿瘤穿透浆膜层、侵犯肝脏、侵犯一个邻近脏器或组织如胃、十二指肠、结肠、胰腺、大网膜及肝外胆管等
	T_4		肿瘤侵犯门静脉、肝动脉，或者2个及以上肝外的脏器或组织
	Nx		区域淋巴结无法评估
N 分期	N_0		没有区域淋巴结转移
	N_1		1~3个区域淋巴结转移
	M_2		4个及以上的区域淋巴结转移
M 分期	M_0		没有远处转移
	M_1		远处转移

表8-5　AJCC 依据 TNM 预后分期

0	Tis	N_0	M_0
Ⅰ 期	T_1	N_0	M_0
Ⅱ A 期	T_{2a}	N_0	M_0
Ⅱ B 期	T_{2b}	N_0	M_0
Ⅲ A 期	T_3	N_0	M_0
Ⅲ B 期	$T_{1~3}$	N_1	M_0
Ⅳ A 期	T_4	$N_{0~1}$	M_0
Ⅳ B 期	任何 T	N_2	M_0
	任何 T	任何 N	M_1

2.UICC 分期系统　第 8 版的 UICC 分期系统内容和第 8 版的 AJCC 分期类似。

3.日本分期(JSBS)系统(表 8-6、表 8-7)　和 AJCC、UICC 分期的最大不同,就是关于 N 分期,JSBS 分期中的 N 分期依然是以淋巴结位置为依据。

表 8-6　第 8 版的 UICC 分期

T 分期	T_1	肿瘤侵犯黏膜层或肌层
	T_2	肿瘤侵犯肌层周围组织,未侵犯浆膜层或肝脏
	T_3	肿瘤穿透浆膜层,或侵犯肝脏(范围<5mm),或侵犯肝外胆管的右侧,未达左侧
	T_4	肿瘤侵犯门静脉、肝动脉,或侵犯肝脏(范围>5mm),或侵犯肝外胆管的左侧
N 分期	N_0	没有区域淋巴结转移
	N_1	胆囊管、胆总管周围淋巴结转移
	N_2	肝十二指肠韧带淋巴结、胰头后上淋巴结、肝总动脉淋巴结转移
	N_3	胰头周围淋巴结、腹腔干、脾动脉、肠系膜上动脉、腹主动脉周围淋巴结转移
M 分期	M_0	无远处转移
	M_1	有远处转移

表 8-7　JSBS 分期

I	T_1	N_0	M_0
Ⅱ 期	T_1	N_1	M_0
	T_2	N_0	M_0
Ⅲ 期	T_1	N_2	M_0
	T_2	$N_{1\sim2}$	M_0
	T_3	$N_{0\sim1}$	M_0
ⅣA 期	$T_{1\sim2}$	N_3	M_0
	T_3	N_2	M_0
	T_4	$N_{0\sim1}$	M_0
ⅣB 期	T_3	N_3	M_0
	T_4	$N_{2\sim3}$	M_0
	任何 T	任何 N	M_1

三、胆囊癌的术前分期评估

超声检查依然是胆囊癌的首选,对于中晚期胆囊癌的诊断比较有价值,比如胆管、肝动脉、门静脉是否侵犯等。另外对肝门区、胰头周围及腹膜后的淋巴结显示较好,但对肠系膜根部的淋巴结显示不理想,并且对于早期胆囊癌的诊断价值较低。

　　高分辨率的薄层 CT 对胆囊癌肿块的大小、位置,肝脏或者邻近器官如胃、横结肠、十二指肠是否侵犯、淋巴结转移及肝动脉、门静脉是否有侵犯诊断价值很高,另外对于早期胆囊癌的判断也有一定价值。磁共振对胆管树的显示比较清晰,可以判断胆囊癌是否侵犯肝管或胆总管而引起相应的梗阻等。超声内镜检查因其有创性在临床应用较少,但对淋巴结转移、动脉或者门静脉的侵犯诊断准确率较 CT 高,并且可以进行活检检查。PRT/CT 可以应用于来源不明确及是否远处转移等的明确诊断,可协助判断区域淋巴结和远处转移,对术前 N 分期和 M 分期有帮助,但因为价格昂贵,不是常规手段。综合而言,目前高分辨率的 CT 和磁共振是胆囊癌术前预判分期的常用手段。

　　腹腔镜探查,对于胆囊癌的评估更为准确,对于上述检查高度怀疑转移、是否可切除性判断不明确、取活检明确病理类型等有诊断价值。并且避免不可切除的患者采取了开腹手术。

四、外科常用的手术方案及适用证

　　手术依然是目前治疗胆囊癌的首选方法。随着手术技术的提高和手术器械的更新,以及外科医师们更为积极的治疗态度,胆囊癌的手术治疗效果已取得了令人瞩目的进展,完全切除肿瘤对于晚期患者,也可以明显延长生存期。具体手术方案的选择则依赖于胆囊癌的临床分期。

　　1.意外胆囊癌　　胆囊良性疾病行胆囊切除术中或术后经病理学检查确诊为胆囊癌被定义为意外胆囊癌。当前,腹腔镜胆囊切除术已成为胆囊切除的"金标准",随之而来意外胆囊癌的发生率也逐年升高,它的治疗也成为胆道外科的一个热点之一。意外胆囊癌再次行根治性手术具有改善患者生存的作用,相较于不行根治性手术的患者 15% 左右的 5 年生存率,根治性手术患者 5 年生存率可达 41% 左右。目前临床工作中,是否行根治性手术还应根据胆囊癌的 T 分期决定,T_{1a} 期行单纯胆囊切除术的 5 年生存率可达 100%;T_{1b} 期是否行再次根治性手术还有争议,但目前的 NCCN 指南推荐对 T_{1b} 期胆囊癌常规行淋巴结清扫;对于 T_2 期患者,再次手术的范围建议胆囊床的楔形挖除或 4b 段和 5 段规则肝切除,联合肝十二指肠韧带淋巴结清扫,根据术中胆囊管切缘或者术中探查情况决定是否需联合胆总管切除,对于 T_{2a} 期患者是否要联合肝脏切除的争议还很大,目前还在研究中;T_3 期患者在 T_2 期切除范围基础上,根据术中情况决定是否行扩大根治术。

　　2.单纯胆囊切除术　　目前针对 T_{1a} 期胆囊癌,可以行单纯胆囊切除术;而对于 T_{1b} 期患者,尽管还有争议,但是主流意见还是建议行根治性胆囊切除术。

　　3.胆囊癌根治性手术　　切除范围为胆囊、胆囊床的楔形挖除或 4b 段和 5 段规则肝切除、联合肝十二指肠韧带淋巴结清扫,根据术中胆囊管切缘或者术中探查情况决定是否需联合胆总管切除。

　　4.胆囊癌扩大根治术　　对于尚未发生远处转移,术中探查后认为有望达到 R0 切除者,应积极进行胆囊癌扩大根治术。扩大根治性手术的范围应根据肿瘤浸润转移的具体情况而定,一般是在胆囊癌根治术的基础上加行肝外胆管(必要时左右 I 级肝管)切除重建术、扩大的右半肝切除术、右三叶切除、胰头十二指肠切除术和右半结肠切除术、门静脉切除重建等,外加肝十二指肠韧带、肝门部、胰头后方等部位的淋巴清扫术。胆囊癌不仅容易直接浸润肝脏,而且常有胃十二指肠侵犯和胰头后淋巴结转移,对这些进展期患者行治愈性切除,需做肝部分和胰头十二指肠切除(HPD)。

5.胆囊癌的淋巴结清扫范围　胆囊癌易发生淋巴结转移,即使是 T_{1a} 期的转移率也有 $0\sim2.5\%$,而到了 T_{1b} 期则有 $5\%\sim16\%$, T_2 期的转移率就增加到 $9\%\sim30\%$ 。因此对于胆囊癌患者,淋巴结清扫更显得尤为重要,其区域淋巴结定义为沿胆总管、肝动脉、门静脉和胆囊管周围的淋巴结。胆囊癌患者的淋巴结清扫除了区域淋巴结范围外,还要兼顾是否有 13a 组淋巴结转移,如果有则建议加做胰头周围和腹腔干周围淋巴结清扫,即扩大的淋巴结清扫。一般来说,腹主动脉旁、下腔静脉和肠系膜上动脉旁淋巴结视为远处转移,不建议清扫。

6.姑息性手术　适用于晚期已失去行根治性手术机会的患者。手术目的为切除主要病灶、胆道引流、消化道转流等。手术中切除病变的胆囊可防止急性胆囊炎发作。姑息性手术主要针对黄疸、胃流出道梗阻、疼痛、门静脉受压迫、侵犯或形成癌栓后产生的门静脉高压几种问题。相应的方式有以下几种。

(1)黄疸的姑息处理:可分为外引流术、内引流术、胆管植入内支架术 3 种姑息方法。

(2)消化道梗阻的处理:梗阻的部位大多发生于十二指肠的第一、第二段。可行胃空肠吻合术来解决梗阻问题。

(3)晚期顽固剧烈腹痛:可考虑使用内脏神经乙醇封闭。

(4)门静脉受癌肿侵犯形成门静脉高压:可以选择放置内支架于门静脉的狭窄部以缓解门静脉高压。对于肝脏受侵犯的患者还可做右门静脉的栓塞,部分患者甚至因此而获得根治性切除的手术机会。

五、放化疗进展

胆囊癌化疗效果较差,至今仍没有确实有效的且统一的放化疗方案。常用的化疗方案有吉西他滨+顺铂或奥沙利铂、氟尿嘧啶为基础或以吉西他滨为基础的其他化疗方案,其中吉西他滨+顺铂或奥沙利铂是比较受推荐的方案。而新一代氟尿嘧啶和卡培他滨可以作为口服化疗的使用药物。放疗方案中比较受肯定是 EBRT 同步氟尿嘧啶的治疗方式。

六、精准治疗的进展

关于胆囊癌的精准治疗研究目前较少,很多都是和胆道其他肿瘤一起研究。设计的治疗靶点主要有 ERBB、VEGF 和免疫检查点几个方向。

1.ERBB 靶点的治疗　ErbB-2 和 EGFR 是胆囊癌等胆道肿瘤中是比较常见的突变点。一项开放的多中心随机对照Ⅲ期临床试验针对 EGFR 的突变点进行了研究,纳入了 268 例胆道肿瘤患者,分为单纯化疗组(GEMOX 方案)和联合治疗组(GEMOX+厄洛替尼方案),结果显示联合组 VS 单纯组 PFS 5.8 个月 *vs.* 4.2 个月,差异无统计学意义,且联合组的不良事件增加。另外一些关于厄洛替尼、拉帕替尼在内的 EGFR 阻滞剂都未能为胆道肿瘤患者带来疗效。而另外针对 EGFR 的单克隆抗体药物如西妥昔单抗、帕尼单抗等,在单臂的Ⅱ期临床试验中显示了微弱的疗效,但在开放的随机对照研究中却未能为患者带来获益。

针对 ErbB-2 靶点的临床试验,有学者曾总结了 14 例晚期胆道肿瘤(9 例胆囊癌、5 例胆管癌,均存在 ErbB-2 基因突变、扩增或过表达)患者使用 ErbB-2 靶向抑制剂的效果,显示胆管癌无显著获益,但 9 例胆囊癌患者却显现了不同程度的疗效。

2.VEGF 靶点的治疗   VEGF 靶点是胆道肿瘤中另一个突变率较高的位点,高达 57.6%,常用的治疗药物有索拉非尼、瑞戈非尼和贝伐珠单抗等。索拉非尼在胆道恶性肿瘤的研究中,无论是单一疗法,还是联合 GEMOX 方案,都未能提高治疗的有效性,反而增加了毒性。贝伐单抗在现有研究中也未能显现出令人满意的效果,而针对 EGFR 和 VEGF 靶点的联合治疗,如贝伐单抗联合厄洛替尼治疗进展期胆道肿瘤患者的研究结果显示也未能获益。

3.派姆单抗   派姆单抗是针对 PD-1/PD-L1 通路的单克隆抗体,可以阻断 PD-1 与配体 PD-L1 的结合,从而促使 T 细胞攻击肿瘤细胞。NCCN 新版指南中,建议对胆囊癌增加微卫星不稳定性(MSI)检测和错配基因修复(MMR),对于 MSI-H 或者 dMMR 的肿瘤,可以使用派姆单抗进行治疗。

七、现在外科治疗还存在的争论点

1.早期胆囊癌切除范围   胆囊癌的切除范围主要依据 T 分期,但是如何在术前和术中确定 T 分期,特别是早期胆囊癌确认 T 分期比较困难,造成术中切除范围难以界定,推荐术中进行冷冻病理切片检查。另外争议多的是 T_{1b} 期胆囊癌是否要进行根治性手术、T_{2a} 期胆囊癌是否需要联合肝脏切除问题。西方主流观点是建议 T_{1b} 期行根治性手术及 T_{2a} 期联合肝脏楔形切除,在 2019 版的 NCCN 指南中已将 T_{1b} 期行根治性手术作为推荐方案,但亚洲地区国家对这个问题还有很多不同意见,特别是日本和韩国,因此还需要更多的临床研究给出循证医学依据。

2.腹腔镜和机器人系统辅助手术   胆囊癌曾经被认为是微创手术的禁忌证,主要原因是会有戳卡孔的种植,但是近年来东西方的研究都发现,微创手术戳卡孔的种植概率并不像之前报道的那么高,认为胆囊癌行腹腔镜根治术是安全可行的。但要严格把握适应证,要确定各个切缘阴性,同时淋巴的清扫数目和范围不能少于开放手术,并且要保证手术的安全性。另外需要指出的是,腹腔镜探查在晚期胆囊癌中是值得推荐的,可以避免不可切除的患者增加了创伤。

第九章　胰腺炎

第一节　胰腺的生理功能及应用解剖对手术的影响

胰腺是人体的重要器官,位于上腹部深面,周围血管、淋巴及神经网络丰富,与诸多重要器官与结构相邻。胰腺对蛋白质、脂肪和糖类的分解消化及血糖的调节发挥重要的功能。胰腺在胚胎期的发育如发生异常,可导致多种先天性疾病的发生。此外,胰腺的生理及解剖特点也是导致胰腺手术后并发症发生率高且凶险的主要原因之一。熟练掌握胰腺的生理功能和应用解剖,对胰腺疾病外科治疗决策的制订和胰腺外科手术后严重并发症的防治具有重要意义。本章从临床外科的角度,详细阐述胰腺的发生、解剖结构及生理功能,并就其对外科手术的影响进行探讨。

一、胰腺的发生

胰腺是由卵黄囊顶部的内胚层演化而来。人胚第 3~4 周,胚盘向腹侧卷曲,形成胚体,卵黄囊内胚层被包绕成弓形的圆管状,称原始消化管或原肠。其头端起自口咽膜,由外胚层和内胚层直接接触而形成的口凹所封闭,第 4 周破裂、消失;尾端止于泄殖腔膜,由外胚层和内胚层直接接触而形成的肛凹所封闭,第 8 周破裂、消失。所以,消化系统的上皮组织除口腔、肛管来自外胚层外,其余的消化管和消化腺都来自内胚层,而结缔组织和肌组织则来自原肠内胚层周围的脏壁中胚层。

原肠主要由腹腔动脉、肠系膜上动脉和肠系膜下动脉分段供应,并依次分为 3 段,分别称前肠、中肠和后肠。前肠将分化为部分口腔底、咽、呼吸系统、食管、胃、十二指肠球部及降部的近侧、肝、胆囊和胆管系统、胰腺及导管等器官。中肠将分化为十二指肠其余部分、空肠、回肠、盲肠、阑尾、升结肠和横结肠右侧半。后肠将分化为横结肠左侧半、降结肠、乙状结肠、直肠、肛管上段。

胚胎第 4 周时,从前肠末端的背腹两侧壁上,各突出一个内胚层芽,此两芽为胰腺的两个原基。背侧芽直接从十二指肠发出,称背胰芽;腹侧芽则从肝憩室基部的下方分出,称腹胰芽。背胰芽和腹胰芽的上皮细胞增生,形成细胞索。这些细胞索反复分支,其末端形成腺泡,与腺泡相连的各级分支形成各级导管。于是,背胰芽和腹胰芽分化成为背胰和腹胰,它们各有一条贯穿腺体全长的总导管,分别称背胰管和腹胰管,胚胎第 6~7 周时,由于十二指肠的旋转,使腹胰转向右侧,而背胰转向左侧。后因十二指肠壁生长速度不均等,腹胰的附着点移位于十二指肠的左侧,转至背胰的下方,胚胎第 7 周时,腹胰与背胰融合为一体(图9-1)。通常情况下,大部分背胰管通入腹胰管的近侧段形成主胰管,而背胰管近侧段常存留成为副胰管。由以上可知,胰头的上半部分、胰颈、胰体和胰尾来自背胰,而胰头的下半部分和钩突来自腹胰。

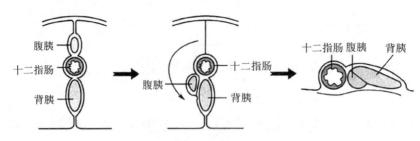

图9-1 胰腺的发育

胰芽的内胚层突入周围间充质,反复分支并中空形成原始胰管。原始胰管反复分支后形成各级导管。胎儿第9~10周时,原始胰管的二级或三级导管壁上,局部上皮细胞增生,向外突出并脱离导管系统,成为游离的管旁细胞团,即胰岛原基。胎儿12周时,胰腺出现被膜及疏松的小叶结构,其导管末端膨大,从而形成外分泌部腺泡。原始胰管上皮细胞是胰腺所有分泌细胞的干细胞。胎儿第8~10周,原始胰管上皮细胞分化产生分泌胰高血糖素的A细胞、分泌胰岛素的B细胞和分泌生长抑素的D细胞,而分泌胰多肽的PP细胞则出现稍晚。背胰产生大多数的A细胞,而腹胰产生大多数的PP细胞。B细胞在整个发育期间及新生儿期发生自导管上皮。胎儿第10~15周,部分原始导管上皮细胞分化成为腺泡细胞,其余的则最终分化成为导管细胞。

由于胰腺在发生过程中的一些异常,临床上可以遇到胰腺及胰管在解剖学上的变异,例如异位胰腺组织、环状胰腺、胰管与胆管和胰管间的汇合变异等。胰腺先天性发育异常种类较多,按照胰腺病理及功能异常分类,可分为先天性胰腺发育不全、先天性胰腺功能低下、先天性胰腺增生、先天性胰腺肥大。按照胰腺解剖和病理异常分类,可分为异位胰腺、环状胰腺、胰腺囊性纤维化、胰腺分裂、胰疝、胰胆管汇流异常、胰腺血管变异、先天性胰腺囊肿、马蹄胰等。

二、胰腺的结构

胰腺表面覆有薄层结缔组织被膜,结缔组织伸入腺内将实质分隔为许多小叶。胰腺实质由外分泌部和内分泌部(胰岛)组成。外分泌部构成腺的大部分,是重要的消化腺,它分泌的胰液经导管排入十二指肠,在食物消化中起重要作用。胰岛分泌的激素进入血液或淋巴,主要调节糖代谢。

1.外分泌部 胰腺的外分泌部为纯浆液性复管泡状腺。

(1)腺泡:每个腺泡含40~50个胰腺泡细胞,它们都具有典型的浆液细胞形态特点。胰腺泡细胞分泌多种消化酶,如胰蛋白酶原、胰糜蛋白酶原、胰淀粉酶、胰脂肪酶、核酸酶等,分别用于消化食物中的各种营养成分。胰蛋白酶原和胰糜蛋白酶原在进入小肠后,被肠激酶激活,成为有活性的胰蛋白酶和胰糜蛋白酶。胰腺泡细胞的分泌活动受小肠细胞分泌的缩胆囊素-促胰酶素的调节。

胰腺腺泡无肌上皮细胞。胰腺腺泡腔面还可见一些较小的扁平或立方形的泡心细胞,胞质染色淡,核圆或卵圆形。泡心细胞是延伸入腺泡腔内的闰管起始部上皮细胞。

(2)导管:胰腺的导管系统可分为闰管、小叶内导管、叶间导管、总排泄管(主胰管、副胰管)。

闰管是与腺泡直接相连的输出管道。其管径很细,另一端与小叶内导管相连。小叶内导管较闰管略粗,出小叶后在小叶间结缔组织内汇合成叶间导管,即胰管的一级属支。全部胰腺有 80~100 支小叶内导管,汇合成 15~30 支叶间导管后,以锐角或直角方式汇入主胰管、副胰管。胰管的一级属支可分为上、下头支,上、下体支和上、下尾支,但在胰头处可有一不对称的属支,称为钩突支。胰腺实质内的胰管属支分布较密集,头、颈和体、尾交界处较稀疏,可作为切断胰腺的平面。

主胰管(Wirsung 管)起自第 12 胸椎水平的胰尾部,其几乎总是在第 12 胸椎和第 2 腰椎之间横过脊柱。主胰管贯穿胰腺的全长,沿途接受来自胰腺各小叶的分支,其管径自左向右逐渐增大。在主胰管行至胰颈附近,转向下后方,在胰头内向右行进,抵达十二指肠降部,在此处与右侧的胆总管相遇,两者共同穿入十二指肠的后内侧壁,在肠壁内合并成一个梭形膨大,称肝胰壶腹。壶腹开口于十二指肠大乳头顶端,此处通常在第 2 胸椎平面,距幽门 8~9cm,距切牙 70~75cm。在壶腹周围有平滑肌环绕,称肝胰壶腹括约肌。在靠近壶腹的胆总管和主胰管的周围也有平滑肌环绕,分别称为胆总管括约肌和胰管括约肌,用以调控胆汁和胰液的排泄。

副胰管(Santorini 管)源自未消失的背胰管近段,出现率约 80%。副胰管短而细,位于胰头的上部,右端与主胰管相接,在十二指肠大乳头上方 2~2.5cm 处开口于十二指肠小乳头。

2.内分泌部　胰岛为胰腺的内分泌部,是呈小岛状散在分布于外分泌腺泡之间的内分泌细胞团,细胞间有丰富的毛细血管,有利于胰岛细胞分泌的激素进入循环血液。成年人胰腺有 $(1~2)×10^6$ 个胰岛,胰岛内分泌细胞按形态学特征及分泌的激素至少有 5 种:α(A)细胞分泌胰高血糖素(glucagon),约占胰岛细胞总数的 25%;β(B)细胞分泌胰岛素(insulin),占 60%~70%;δ(D)细胞分泌生长抑素(somatostatin,SS),约占 10%;分泌血管活性肠肽(vasoactive intestinal peptide,VIP)的 D1(H)细胞和分泌胰多肽(pancreatic polypeptide,PP)的 F(PP)细胞数则很少。

3.胰腺的大体结构　胰腺位于腹上区和左季肋区,横过第 1、第 2 腰椎前方,居网膜囊后面,形成胃床的大部分。除胰尾外均属腹膜外位。其右侧端较低,被十二指肠环绕;左侧端较高,靠近脾门。通常将胰分为头、颈、体、尾四部分,其间并无明显的界限。

(1)胰头:位于第 2 腰椎的右侧,是胰腺最宽大的部分,被十二指肠从上方、右侧和下方"C"形环绕。因其紧贴十二指肠壁,故胰头部肿瘤可压迫十二指肠引起梗阻。胰头下部向左突出而绕至肠系膜上动、静脉后方的部分称钩突。胰头的前面有横结肠系膜根越过,并与空肠相毗邻;后面有下腔静脉、右肾静脉及胆总管下行。

(2)胰颈:是胰头与胰体之间较狭窄的部分,宽 2.0~2.5cm。它位于胃幽门部的后下方,其后面有肠系膜上静脉通过,并与脾静脉在胰颈后汇合成肝门静脉。

(3)胰体:较长,位于第 1 腰椎平面,脊柱前方,并稍向前凸起。胰体的前面隔网膜与胃后壁为邻;后面有腹主动脉、左肾上腺、左肾及脾静。脉胰体后面借疏松结缔组织和脂肪附着于腹后壁,上缘与腹腔干和腹腔神经丛相邻,脾动脉沿此缘向左走行。

（4）胰尾：是胰腺左端的狭细部分，末端达脾门，故脾切除时应注意不要伤及胰尾，以免术后形成胰瘘。由于胰尾行经脾肾韧带的两层腹膜之间，故有一定的移动性。

三、胰腺的血管

1.胰腺的动脉供应　十二指肠和胰腺均由腹腔动脉和肠系膜上动脉的分支供血（图9-2）。十二指肠的大部分同胰头关系密切且与胰头分享动脉血供。独立于胰头之外的十二指肠上部则由单独的动脉供血。十二指肠上部动脉血供较少，动脉支也较小，发自肝固有动脉和胃十二指肠动脉的成束小支，也供应邻近的幽门管段，而且同幽门管的供应动脉在幽门管壁内有吻合。

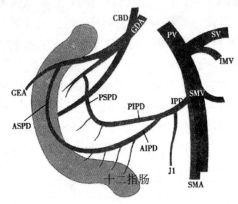

图9-2　胰头的动脉血供

注：CBD.胆总管；GDA.胃十二指肠动脉；CEA.胃网膜右动脉；SMA.肠系膜上动脉；IPD.胰十二指肠下动脉；ASPD.胰十二指肠上前动脉；PSPD.胰十二指肠上后动脉；PIPD.胰十二指肠下后动脉；AIPD.胰十二指肠下前动脉；PV.门静脉；SMV.肠系膜上静脉；SV.脾静脉；IMV.肠系膜下静脉；J1.第一空肠动脉。

向十二指肠供血的动脉有胃右动脉、胃十二指肠动脉、胃网膜右动脉和肠系膜上动脉分支。所有主要的动脉都经由十二指肠曲的凹侧到达十二指肠，故沿十二指肠凸侧切开腹膜，游离十二指肠和胰头是安全的。

（1）胰十二指肠上前动脉：一般来自胃十二指肠动脉，少数情况下与胰十二指肠后上动脉共干或与胰横动脉共干。胃十二指肠动脉由肝总动（60%）、肝动脉（肝总、肝固有或其右支或左支）（25%）或者胃右动脉（12%）。该动脉供应十二指肠球部。十二指肠上部近侧由胃网膜右动脉、胃十二指肠动脉供血。十二指肠上动脉一般行经胆总管前方，有升支至胆总管，此支可以是切开胆总管时引起出血的原因之一。

（2）十二指肠后动脉：是胃十二指肠动脉主干分为胃网膜右动脉和胰十二指肠上动脉之前分出的许多小支中的一些，供应十二指肠上部的后壁。此动脉也可起自胰十二指肠上（前）动脉或胃网膜右动脉。

（3）第一空肠动脉：是肠系膜上动脉向左侧发起的第一个分支。该动脉常分支供应十二指肠升部和十二指肠空肠曲。在十二指肠全切除术时，也可需切断第一空肠动脉，故应同时切除部分空肠(约5cm)。

(4)胰背动脉:也称胰上背动脉、胰颈动脉、胰峡动脉等。胰背动脉多数在胰颈上缘起于脾动脉,是脾动脉的第一个分支,还可起于腹腔动脉、肝动脉起始部、肠系膜上动脉,约4.48%的人可无胰背动脉。胰背动脉的管径很大,可达脾动脉的1/3。胰背动脉一般行经胰体和门静脉或脾静脉的背侧,进胰腺下缘处,分为左、右两支。右支较短小,供应钩突和邻近的胰头,其中穿至胰头前面而与胰十二指肠前动脉弓吻合的占93.3%。左支较大,在近胰腺下缘偏后向左穿胰体(在胰管所在的冠状面的后方)直至胰尾称为胰横动脉。5%的胰背动脉也可发出一支中结肠动脉或副中结肠动脉供应结肠。手术中,在胰腺和门静脉后方结扎胰背动脉主干比较困难,不如结扎其左、右支较为方便。

胰背动脉的临床意义:①胰背动脉的管径与肠系膜上动脉或腹腔动脉狭窄有关,当上述动脉狭窄时胰背动脉管径相当大,其右支还与胰十二指肠动脉形成胰前弓,该弓可以成为脾动脉与肠系膜上动脉或腹腔动脉间的侧支循环通路;②如果胰背动脉起于肠系膜上动脉或起点异常的肝动脉,则胰背动脉行径恰在 Whipple 手术切线上或与之交叉、是一个值得注意的血管障碍;③较多的报道提示,胰背动脉是胰腺的优势动脉,供应胰颈、体和尾,特别是对胰颈和胰尾,胰背动脉有时可能是胰腺的单一动脉(1%~2%)。

(5)胰腺体尾部的动脉:主要由脾动脉的分支供血(图9-3)。脾动脉的胰支包括胰背动脉、胰横动脉、胰大动脉、分界动脉和胰尾动脉。①胰背动脉:见上述;②胰横动脉:较粗,是脾的第二条大血管。大多数情况下起自胰背动脉左支,少数情况下还可起于胃十二指肠动脉、脾动脉中段、肠系膜上动脉、胰大动脉、胰十二指肠上前或下前动脉。它沿胰腺下缘,在胰体和胰尾背面上或陷于背面内向左行,故又称胰下动脉。胰横动脉常与脾动脉的分支吻合,也可发出 2~5 支进入横结肠系膜供应横结肠。结扎胰横动脉的起点很困难,尤其是起自肠系膜上动脉的胰横动脉主干极短,不如沿胰腺下缘按需要部位进行结扎比较方便;③胰大动脉:是脾动脉供应胰腺的较大血管,外径平均为 1.9mm。胰大动脉起自脾动脉第 2 段者约为 14%,起自脾动脉第 3 段者约为 28%,起自脾动脉第 4 段者约为 8%。胰大动脉进入胰腺的中 1/3 与尾侧 1/3 交界处,分为左、右两支:右支与胰背动脉吻合,左支与脾门处的动脉吻合。两支呈人字形者占 82%,呈丁字形者占 18%;当胰大动脉分布到整个胰尾时,则缺少胰尾动脉;④分界动脉:脾动脉的其他小分支起自胰体、胰尾交界处,称为分界动脉。其起始处恰属脾动脉绕过胰上缘处,出现率为 87%。分界动脉是供应胰尾的主要动脉,切脾时结扎脾动脉,最好在分界动脉起点的左侧进行,以免影响胰尾的血液供应。反之,由于分界动脉既短又粗,管径可达 3.4mm,而其胰外段仅 3~5mm,不利于分离和结扎,以致切除胰尾时不免要结扎脾动脉并切除脾;⑤胰尾动脉:可以是多支或缺如,发自脾动脉或脾门处脾动脉的分支,或发自胃网膜右动脉,进入胰腺内与胰大动脉的分支吻合。

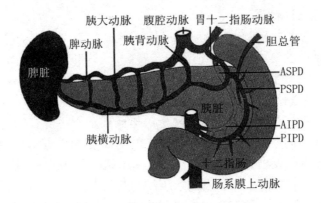

图9-3　胰腺的动脉血供(背面观)

注:AIPD.胰十二指肠下前动脉;ASPD.胰十二指肠上前动脉;PIPD.胰十二指肠下后动脉;PSPD.胰十二指肠上后动脉。

2.胰腺的静脉回流　十二指肠的静脉十二指肠较大的静脉均伴随着胰十二指肠前、后动脉弓的动脉,静脉较同名动脉走行更趋向于表浅。十二指肠的静脉最终汇入到肝门静脉和肠系膜上静脉(图9-4)。

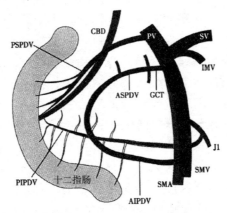

图9-4　胰头的静脉回流

注:SMA.肠系膜上动脉;SMV.肠系膜上静脉;IMV.肠系膜下静脉;SV.脾静脉;PV.门静脉;CBD.胆总管;J1.第1空肠静脉;PSPDV.胰十二指肠上后静脉;ASPDV.胰十二指肠上前静脉;PIPDV.胰十二指肠下后静脉;AIPDV.胰十二指肠下前静脉;GCT.胃结肠干。

(1)胰十二指肠上前静脉:大多数注入胃网膜右静脉和中结肠静脉或胃右静脉汇合形成的胃结肠干。而后在胰颈下缘直接注入肠系膜上静脉,也可以注入胃网膜右静脉。

1)胃结肠干:胃结肠干的解剖如图9-5所示。该部位大网膜与横结肠系膜之间有生理性粘连,显露解剖此处时,应避免撕裂门静脉属支而发生出血。

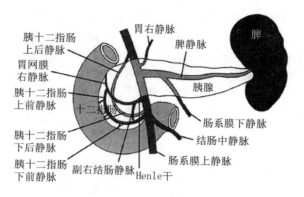

图 9-5　胰腺的静脉回流

德国医师 Henle 于 1868 年报道,胃结肠干是由结肠右上静脉(right superior colic vein,RSCV)和胃网膜右静脉(right gastroepiploic vein,RGEV)形成的共干,因此也称为 Henle 胃结肠干。实际上,这个共干的出现率只有 60%左右(图 9-6B)。

胰十二指肠上前静脉(ASPDV)也汇入此共干,因而形成了由 3 支血管组成的共干(图 9-6A)。

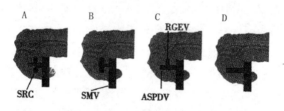

图 9-6　Henle 胃结肠干的变异

注:SRC.结肠右上静脉;SMV.肠系膜上静脉;ASPDV.胰十二指肠上前静脉;RGEV.胃网膜右静脉。

当此共干直接汇入肠系膜上静脉(SMV)时,其汇入口的附近就称为 Henle 静脉干区域,自此区域至回结肠静脉分叉部的这段肠系膜上静脉称为外科干(图 9-7)。在切除右半结肠时,必须掌握外科干的解剖。

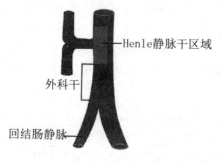

图 9-7　外科干和 Henle 静脉干区域

2)外科干:SMV 在十二指肠水平附近起始于回肠静脉,并有空肠静脉和回结肠静脉在此水平汇入。此处在 Henle 静脉干区域汇入 SMV 处的静脉段称为肠系膜上静脉外科干,简称外科干。外科干的平均长度为 3.67cm,是肠、腔静脉分流的手术部分(图 9-7)。

(2)胰十二指肠上后静脉:在胰头后面上行,在胆总管左侧注入门静脉。胰十二指肠上后静脉通常不和同名动脉一样经胆总管之前方,而是经胆总管后方,故在向左翻起十二指肠降部和胰头显露胆总管时(Kocher 法),需注意勿损伤胰十二指肠上后静脉。该静脉也是胰十二指肠切除术时最麻烦的出血来源。胰十二指肠上静脉,也称 Belcher 静脉,由胰十二指肠上前、上后静脉汇合而成。

(3)胰十二指肠下前、后静脉:该二静脉先合成总干或各自独立注入肠系膜上静脉,在肠系膜上静脉左缘注入。在此处常常是胰十二指肠下静脉通过空肠静脉注入肠系膜下静脉。在行胰十二指肠切除术时应注意结扎、切断胰十二指肠下后静脉。胰十二指肠下前、后静脉和胰十二指肠上前、上后静脉分别汇合成胰十二指肠前、后静脉弓。有时粗大的冠状静脉在脾静脉上方汇入门静脉,要注意缝扎。

行胰十二指肠切除术寻找肠系膜上静脉的途径:①游离并离断结扎胃十二指肠动脉,在其深部分离门静脉主干后,术者示指沿门静脉向下稍加分离就容易地分离出肠系膜上静脉前壁;②(视)扪及肠系膜上动脉搏动,在其前方切开胰腺下缘的后腹膜,向右扩大切口,在其深部寻找;③结肠中静脉恰在胰颈下方注入肠系膜下静脉,沿着结肠中静脉向深部寻觅。在腹腔镜胰十二指肠切除术中常用后两者。

(4)胰颈、胰体和胰尾的静脉:①脾静脉胰支:脾静脉在脾动脉下方,胰体后面的沟内从胰尾向右行,在胰颈后方与肠系膜上静脉汇合形成门静脉。脾静脉沿途收集 3~13 支胰支。在少数人,胰尾的胰支可注入胃网膜左静脉;②胰横(下)静脉:在胰实质内,伴同名动脉在胰体后下缘上方向右行,大多数注入肠系膜上或下静脉,但也可注入脾静脉或胃结肠静脉干;③胰颈静脉(胰峡静脉):胰颈静脉不常有,如果有则是一短而大的静脉,离开胰颈的下缘,注入肠系膜上静脉。如果有胰颈静脉的存在,则在切除胰十二指肠分离胰颈与肠系膜上静脉时必须十分小心,以防撕裂该静脉造成大出血。

四、胰腺的淋巴

胰腺的腺泡周围分布有丰富的毛细淋巴管,在小叶间合成较大的淋巴管,沿血管走行到胰腺表面。胰头、胰颈、胰体及胰尾各部发出的淋巴管,呈放射状向各个方向引流,汇入胰腺周围的胰十二指肠前上、后上、前下、后下淋巴结,以及胰上淋巴结、脾淋巴结、中结肠淋巴结及肠系膜上淋巴结,然后沿脾动脉及肝总动脉汇入腹腔淋巴结或肠系膜上淋巴结。部分淋巴管不沿动脉汇入上述淋巴结,而向下汇入腹主动脉周围淋巴结。

1.胰腺的淋巴引流

(1)胰头的淋巴引流:胰头前面上部的淋巴管注入位于十二指肠上曲与胰头前面之间的胰十二指肠前上淋巴结(1~5 个)。胰头后面上部的淋巴管注入位于胰头后面与十二指肠上曲之间的胰十二指肠后上淋巴结(1~3 个)。胰十二指肠前上及后上淋巴结的输出淋巴管注入幽门下淋巴结,或直接注入沿肝总动脉排列的肝总动脉干淋巴结(3~6 个),最后注入腹腔动脉周围淋巴结。胰头前面下部的淋巴管注入位于十二指肠下曲与胰头之间的胰十二指肠前下淋巴结(1~3个)。胰头后面下部的淋巴管注入位于胰头后面与十二指肠下曲之间的胰十二指肠后下淋巴结(1~4个)。胰十二指肠前下及后下淋巴结的输出淋巴管注入肠系膜上淋巴结或腹主动脉前淋巴结。

(2)胰颈的淋巴引流:胰颈的淋巴引流方向与胰头相同,即向上至肝总动脉干淋巴结,向下至肠系膜根部淋巴结。

(3)胰体的淋巴引流:胰体左侧2/3上部的淋巴管注入沿脾动脉走行的脾动脉干淋巴结(3~6个),其输出管多沿脾动脉走行,注入胰上淋巴结,也可向上注入位于胃左动脉起始部的胃左淋巴结,或向下注入主动脉外侧及主动脉前淋巴结。胰体左侧2/3下部的淋巴管向上注入中结肠淋巴结(1~5个),然后注入腹腔淋巴结。胰体右侧1/3上部发出的淋巴管向上注入沿肝总动脉排列的肝总动脉干淋巴结(3~6个),然后注入腹腔淋巴结。胰体右侧1/3下部发出的淋巴管,直接注入肠系膜上淋巴结。胰体后面的淋巴管注入腹主动脉周围淋巴结。

(4)胰尾的淋巴引流:胰尾的淋巴管注入位于脾门的脾淋巴结,或注入胰上淋巴结,然后沿脾动脉走行注入腹腔淋巴结。胰尾的淋巴管还可经横结肠系膜注入中结肠淋巴结,最后注入肠系膜上淋巴结。

2.胰腺癌手术淋巴结廓清的范围

(1)胰十二指肠切除术的淋巴结廓清范围:标准的胰十二指肠切除术切除范围包括钩突系膜,肠系膜上动脉右侧、后方和前方的淋巴脂肪组织,手术应达到胆管、胃(或十二指肠)、胰颈和后腹膜切缘阴性。标准的胰十二指肠切除术已成为治疗胰头部可切除胰腺癌的标准术式,国内外各指南均推荐对可切除的胰头区胰腺癌实施标准的胰十二指肠切除术。然而,由于胰腺癌高度恶性的生物学行为及复杂的毗邻解剖结构关系,就诊时影像学评价为可切除的胰腺癌患者不超过所有就诊患者的30%,其他患者若实施标准的胰十二指肠切除术无法达到R0切除。对于这部分患者,术者可根据自身手术技术水平与医院围术期管理水平对患者实施扩大的胰十二指肠切除术,为患者争取R0切除机会。中华医学会外科学分会胰腺学组胰腺癌诊治指南对扩大的胰十二指肠切除术定义为超过标准胰十二指肠切除范围的手术,一般包含3个层面的含义,即扩大淋巴结清扫、联合血管切除重建及联合其他脏器切除。

(2)胰体尾切除术的淋巴结廓清范围:扩大胰体尾切除术在理论上可以将淋巴结清扫得更为彻底,但目前没有循证医学证据支持胰体尾癌常规施行扩大的腹膜后淋巴结清扫的必要性,若患者年龄大、估计对并发症耐受能力差者不建议行扩大胰体尾切除术。虽然因胰体尾癌行胰体尾切除患者的长期生存率仍不满意,但手术对于患者的长期生存率及无病生存时间的改善优于其他任何治疗方案。因此只要患者无手术禁忌证且无远处转移者,并且耐受力较好者均建议手术治疗,并力求达到R0切除。想要从根本上改善临床预后,在目前条件下唯一能做到是早期诊断及早期手术治疗。

胰体、尾癌淋巴结廓清的组站:第一站,8a组、8p组、9组、10组、11组、18组淋巴结;第二站,7组、$12a_2$组、$12b_2$组、$12p_2$组、13a组、13b组、14a组、14b组、14c组、14d组、14c组、15组、$16a_2$组、$16b_1$组、17a组及17b组淋巴结;第三站,1~6组、$12a_1$、$12b_1$组、$12p_1$

组、12c 组、12h 组、16a₁组及 16b₂组淋巴结。

五、胰腺的神经

胰腺受交感神经和副交感神经双重支配，同时有内脏感觉神经分布。副交感神经来源于迷走神经，其副交感神经纤维起自延髓迷走神经背核，构成迷走神经的主要成分；其节前纤维伴随迷走神经，经腹腔丛及脾支等到达终末神经元，换元，节后神经元分布于胰腺，控制胰腺的内外分泌功能。

交感神经有内脏神经导入，其节前纤维经内脏大神经至腹腔神经节，换元；其节后纤维组成腹腔神经丛，呈辐射状分布于胰的血管。交感神经主要控制胰腺的动脉系统，扩张血管增加血流量，影响胰的外分泌。

腹腔神经节由交感神经纤维和副交感神经纤维混合而成，是人体内最大的自主神经节，同时也是与腹腔内脏器有关的自主神经系统的重要中继站。腹腔神经节位于胰腺后方，从左右两侧包裹腹腔干；左、右两侧神经节发出分支，相互吻合，在腹腔干和肠系膜上动脉根部形成腹腔神经丛；从腹腔神经丛或肠系膜上动脉神经丛发出的直接分布到胰头或钩突的神经束称为胰头神经丛（图 9-8）。胰头神经丛与血管或结缔组织形成了束带状结构，与沿肠系膜上动脉右缘走行的淋巴管形成分隔。胰十二指肠切除术中当胰头向左侧翻起后，胰头丛也随之转向左侧而被拉紧，既避开了腹后壁的大血管，又有利于胰头丛的分离切断。

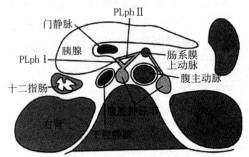

图 9-8 胰腺神经丛（横断面）

注：PLph.胰头周围神经丛。

腹腔神经丛位于胰腺的后上方，胰腺炎症或肿瘤时，常可刺激或压迫该神经丛而引起背部放射性疼痛。右腹腔神经节一般在左肾静脉入下腔静脉的上交角内，常被下腔静脉部分或全部覆盖。胰腺癌具有嗜神经侵犯的特点，因此在胰头癌根治术中必须清扫胰头神经丛。

六、胰腺外分泌功能

胰腺是兼有外分泌和内分泌功能的腺体。胰腺的内分泌功能主要与糖代谢调节有关。胰腺的外分泌物为胰液，是由胰腺的腺泡细胞和小导管管壁细胞所分泌的，具有很强的消化能力。

1.胰液的性质、成分和作用　胰液（pancreatic juice）是无色无臭的碱性液体，pH 为

7.8~8.4,渗透压与血浆大致相等。正常人每天分泌的胰液量为 1~2L。

胰液中含有无机物和有机物。在无机成分中,HCO_3^- 的含量很高,它是由胰腺内的小导管细胞分泌的。导管细胞内含有较高浓度的碳酸酐酶,在它的催化下,CO_2 可水化为 $H_2CO_3^-$,而后解离成 HCO_3^-。人胰液中的 HCO_3^- 浓度随分泌速度的增加而增加,最高可达 140mmol/L。HCO_3^- 的主要作用是中和进入十二指肠的胃酸,使肠黏膜免受强酸的侵蚀;同时也提供小肠内多种消化酶活动的最适 pH 环境(pH 7~8)。除 HCO_3^- 外,占第二位的负离子是 Cl^-。胰液中的 Cl^- 浓度随 HCO_3^- 浓度的变化而变化,当 HCO_3^- 浓度升高时,Cl^- 浓度下降。胰液中的正离子有 Na^+、K^+、Ca^{2+} 等,它们在胰液中的浓度与血浆中的浓度非常接近,不随分泌速度的改变而改变。

胰液中的有机物主要是蛋白质,含量为 0.1%~10%,随分泌速度的不同而有所不同。胰液中的蛋白质主要是多种消化酶,由腺泡细胞分泌。

胰液由于含有水解糖、脂肪和蛋白质 3 类营养物质的消化酶,因而是最重要的消化液。临床和实验均证明,当胰液分泌障碍时,即使其他消化液分泌都正常,食物中的脂肪和蛋白质仍不能完全消化和吸收,常可引起脂肪泻,但糖的消化和吸收一般不受影响。

2.胰液分泌的调节　在非消化期,胰液几乎不分泌或很少分泌。进食后,胰液便开始分泌。所以,食物是刺激胰液分泌的自然因素。进食时胰液分泌受神经和体液双重控制,但以体液调节为主。

(1)神经调节:食物的性状、气味及食物对口腔、食管、胃和小肠的刺激都可通过神经反射(包括条件反射和非条件反射)引起胰液分泌。反射的传出神经主要是迷走神经。切断迷走神经或注射阿托品阻断迷走神经的作用,均可显著减少胰液分泌。迷走神经可通过其末梢释放 ACh 直接作用于胰腺,也可通过引起促胃液素的释放,间接引起胰腺分泌。迷走神经主要作用于胰腺的腺泡细胞,对小导管细胞的作用较弱,因此,迷走神经兴奋引起胰液分泌的特点是水和碳酸氢盐含量很少,而酶的含量却很丰富。

内脏大神经(属交感神经)对胰液分泌的影响不很明显。一方面,内脏大神经中的胆碱能纤维可促进胰液分泌,另一方面,由于肾上腺素能纤维可促使胰腺血管收缩,导致胰液分泌的水源明显不足而影响胰液分泌。

(2)体液调节:调节胰液分泌的体液因素主要有促胰液素和缩胆囊素。

1)促胰液素:促胰液素是历史上第一个被发现的激素,当酸性食糜进入小肠后,可刺激小肠黏膜释放促胰液素。小肠上段黏膜含促胰液素较多,距幽门越远,含量越小。产生促胰液素的细胞为 S 细胞。生理学家王志均教授等曾在具有移植胰的狗身上观察引起促胰液素释放的因素,结果表明,盐酸是最强的刺激因素,其次为蛋白质分解产物和脂酸钠,糖类几乎没有刺激作用。引起小肠内促胰液素释放的 pH 在 4.5 以下。迷走神经兴奋不引起促胰液素释放;切除小肠的外来神经后,盐酸在小肠内仍能引起胰液分泌,说明促胰液素的释放不依赖于肠外来神经。

促胰液素主要作用于胰腺小导管上皮细胞,使其分泌大量的水和 HCO_3^-,因而使胰液的分泌量大为增加,而酶的含量却很低。

2)缩胆囊素:缩胆囊素的一个重要作用是促进胰液中各种酶的分泌,故也称促胰酶素（pancreozymin，PZ）；它的另一重要作用是促进胆囊强烈收缩，排出胆汁。缩胆囊素对胰腺组织还有营养作用，可促进胰组织蛋白质和核糖核酸的合成。引起缩胆囊素释放的因素按由强至弱的顺序为蛋白质分解产物、脂酸钠、盐酸、脂肪；糖类没有刺激作用。

影响胰液分泌的体液因素还有胃窦分泌的促胃液素、小肠分泌的血管活性肠肽等，它们在作用上分别与缩胆囊素和促胰液素相似。

近年来的资料表明，促胰液素和缩胆囊素对胰液分泌的作用是通过不同机制实现的，前者以环磷酸腺苷（cAMP）为第二信使，后者则是通过磷脂酰肌醇系统在 Ca^{2+} 介导下起作用。

促胰液素和缩胆囊素之间存在协同作用，即一个激素可加强另一个激素的作用。此外，迷走神经对促胰液素也有加强作用，在阻断迷走神经后，促胰液素引起的胰液分泌量将大大减少。激素之间及激素与神经之间的相互加强作用，对进餐时胰液的大量分泌具有重要意义。

第二节　重症急性胰腺炎

当代重症急性胰腺炎（severe acute pancreatitis，SAP）外科治疗的标志是 1963 年 Watts 报道以全胰切除治疗 1 例 SAP 获得成功。在我国，外科干预 SAP 于 1970 年后受到广泛重视，大致经历了早期手术引流、个体化治疗方案和针对特殊病情早期手术 3 个阶段。由于难以接受的高病死率和高并发症发生率，早期手术基本已遭到摒弃。1990 年前后提出的个体化治疗方案着重于胰腺组织坏死感染的手术治疗，该方案以感染和器官功能障碍为基本内容，以病情变化为依据来确定最佳手术时机。目前，随着早期重症监护、疾病初期及时干预、液体复苏和脏器功能保护理念的提出，多数 SAP 患者能够度过早期并发症，如全身炎症反应综合征（systemic inflammatory response syndrome，SIRS）及多器官功能障碍综合征（multiple organ dysfunction syndrome，MODS）等。但 SAP 总体病死率并无显著下降，其原因在于 40% ~ 70% 的患者可于疾病后期合并感染性胰腺坏死（infected pancreatic necrosis，IPN）、腹腔出血及消化道瘘等并发症，导致病情复杂且治疗棘手。随着 SAP 诊治理念的不断更新，现代 SAP 的治疗以多学科治疗（multidisciplinary treatment，MDT）为依托，以创伤递升式治疗理念为指导，治疗观念上强调以微创为先导的综合治疗模式。在 SAP 的早期阶段，外科干预虽不再是综合治疗中最主要的治疗方式，但仍不可或缺，尤其在 SAP 继发感染或出现并发症时，外科干预仍然是治疗的主要方式。

但外科干预存在诸多问题，特别是个体化治疗方案被提出和应用之后，相当一部分 SAP 患者仅经非手术治疗即得以痊愈，使得部分学者产生了重视非手术治疗而忽视手术干预的倾向，甚至质疑外科干预在 SAP 治疗中的作用，以至于一些具备手术指征的患者在犹豫中失去最佳手术时机，严重影响了 SAP 的预后效果。尽管 SAP 治疗的主流意见不断变迁，但始终应对外科干预的价值予以重视。实践证明，片面强调非手术治疗无益于 SAP 治疗效果的进一步提高，外科干预在 SAP 治疗中的地位仍不可动摇，关键是如何把握外科干预的时机与指征，选择正确的外科干预方式。近年来在国内较大胰腺中心

SAP的病死率已控制在20%以下,重要原因之一就是在非手术治疗的基础上适时有效地进行外科干预并选取恰当的干预方式。大量临床实践证明,科学合理地实施外科干预治疗SAP须遵循以下"三个不"原则。

一、是否采用外科干预——不可一概而论

SAP自然病程可分为三个时期,每个时期各具特点,其治疗常常有赖于多学科协作诊疗团队,针对患者所处的不同时期和疾病发展的不同阶段,各阶段的主要矛盾各不相同,需要不同的学科参与,协同诊治,不应一概而论。在SAP病程中,发病至2周为早期,也称急性期,以全身炎症反应综合征和器官衰竭(organ failure,OF)为特点,为SAP的第1个死亡高峰。此期多以重症医学科(ICU)为主导进行治疗。发病2~4周为中期,也称进展期,以急性胰周液体积聚(acute peripancreatic fluid collection,APFC)或急性坏死物积聚(acute necrotic collection,ANC)等无菌性坏死为主要特点,此期患者可能需营养科及内科等学科联合治疗。发病4周以后为后期,也称感染期,以感染性并发症为主,如脓毒血症、感染性胰周积液及感染性胰腺坏死等,此期病情凶险,为SAP的第2个死亡高峰。对于明确感染的患者应采取抗生素治疗及CT或超声引导下经皮穿刺置管引流(percutane-ouscatheter drainage,PCD),若病情进一步加重,则需采取外科手术治疗。故此时期需要内科、外科、超声科、影像科及介入科等联合治疗。SAP临床表现多样,病情进展较快,整个救治过程不能仅靠某一学科单打独斗,需要多学科医师通力合作、密切协作、有效互补,充分发挥多学科诊疗(MDT)的优势,最大限度地提高救治成功率。关于SAP患者的学科归属问题不应再去争议,SAP治疗的成功也不是某一学科的"独家产品",相关学科医师应认识到SAP收治归属的决定性因素已不是学科专业而是疾病自身需求,应建立以疾病为中心的共同平台。外科医师作为SAP治疗过程中的重要一环,应积极树立自身在MDT综合诊断与治疗的主导地位,正确把握外科干预的时机与指征,避免外科干预不足与干预过度。

手术时机的选择是SAP争论的主要问题之一,手术时机的掌握要比手术方式更为重要。普遍认为发病2周内应以维持内环境稳定和脏器功能支持为主,避免外科干预,但在非手术治疗过程中出现下列情况者予以外科干预仍属必要。①明确的胰周感染,中毒症状严重;②经短期支持治疗,症状无缓解,出现多器官功能障碍及腹腔间隔室综合征(abdominal compartment syndrome,ACS)等;③出现需要外科干预的急性并发症,如腹腔内出血等;④胆源性胰腺炎合并胆道梗阻非手术治疗不能缓解者;⑤后期干预指征主要包括病灶>6cm、有消化道压迫、消化道瘘、胰瘘及全身性反应症状的无菌性坏死和胰腺假性囊肿,以及择期胆囊切除术等。

上述外科干预适应证已普遍被外科医师接受,然而SAP发病凶险,病情千变万化,单纯以此指导治疗有时难以满足实际临床工作中的需要,现阶段外科手术适应证的细化和量化正成为胰腺炎临床研究中的重要课题。以下几个问题近来受到关注。

1.关于胰周感染　如何突破SAP后期合并IPN的第2个死亡高峰,一直以来都是SAP治疗的瓶颈与挑战。多数SAP患者经非手术治疗可痊愈,但出现IPN时,外科干预

依然是国际公认的最有效手段。明确的 SAP 并发感染的定义可参见胰腺炎相关诊治指南：SAP 病程中，胰腺实质、胰周脂肪组织坏死及胰周积液的继发性感染。临床确诊 SAP 并发感染可以高分辨率 CT 检查示气泡征为依据，金标准则是局部病变样本细菌培养阳性。临床工作中，气泡征往往提示明确的感染，此时患者多已表现出明显的感染性症状；而在任何有创干预之前，获取局部病变样本并开展细菌培养的方式仅有细针穿刺活检（fine needle aspiration，FNA），考虑到 FNA 较高的假阴性率，目前各大指南均不推荐常规行 FNA。因此，如何早期判断或筛选出感染及疑似或倾向于感染的患者是关键环节。在此问题上，应从以下 3 个方面综合考量：①准确读片，胰腺外科医师应具备对腹部 CT 准确读片的能力，尤其注重动态观察胰腺实质坏死及胰周积液的体积、分布及密度改变，以期早期发现感染迹象。②综合分析，判断 SAP 并发感染不应局限于影像学检查，还应包含其他阳性症状、体征及实验室检查结果的综合分析。SAP 并发感染者早期可有贫血、低蛋白及不规则性低热等非特异性症状与体征，降钙素原、C-反应蛋白及 D-二聚体等实验室检查指标在一定意义上也有助于 SAP 并发感染的判断。③考虑到其他系统感染的可能，在 SAP 进程中常合并或并发其他器官和组织的感染而出现感染性症状及体征，如肺炎及胸腔积液、胆系感染、静脉置管相关性感染及药物性发热等。因此，确诊 SAP 并发感染的前提应是考虑到其他器官及组织感染的可能。

2.延迟手术的把握　以往认为对于胰周感染和胆源性胰腺炎合并胆道梗阻应急诊或早期手术，但在实际工作中存在诸多问题。例如在 SAP 发病早期，胰腺坏死是一种弥漫性的固体和（或）半固态的炎性包块，与正常胰腺组织无明显界限。如进行手术切除将导致严重并发症及较高病死率，所以外科干预应以引流减压为主，此时手术常须做多部位引流，并且再次或多次手术率较高。若将手术推迟到发病 4 周以后，坏死灶液化完全，周围纤维囊壁形成，外科干预才能达到理想效果。依据 SAP 的进展过程，IPN 外科治疗的"3D（Delay、Drain、Debride）"原则应运而生。Delay：外科干预时机应延迟至 SAP 发病后 4 周左右，待感染性坏死充分液化并覆以外周完整包裹时；Drain：外科干预以引流减压为主；Debride：若引流效果不佳，则施行坏死组织清除术。胆源性胰腺炎（biliary pancreatitis，BP）约占急性胰腺炎患者的半数以上，是否手术需鉴别有无胆管梗阻。对于胆管的处理，国际上一致认为对于伴有胆管炎的 BP 患者应急诊行内镜逆行胰胆管造影术（endoscopic retrograde cholangiopancreatography，ERCP）（<24 小时），而不伴有胆管炎的 BP 患者可行磁共振胰胆管造影术（magnetic resonance cholangiopancreatography，MRCP）或内镜超声（endoscopic ultrasonography，EUS）检查以明确胆管情况。随着内镜技术的不断发展，行 ERCP 进行碎石、取石和内镜下括约肌切开术（endoscopic sphincterotomy，EST）的成功率大幅度提升，ERCP 和 EST 也成为解决 BP 患者胆管梗阻的首选方式。合并胆囊结石的 SAP 患者如不及时接受胆囊切除治疗会导致 BP 复发率明显升高。关于胆囊切除的时机，目前各大版本指南中均建议对于轻症 BP 患者在同次住院期间行胆囊切除术，其方式以腹腔镜胆囊切除术为首选。而重症 BP 患者手术应延迟至局部炎症消退或 6 周以后。

3.关于 ACS　SAP 早期，SIRS 可引发胰腺及周围器官水肿、肠麻痹及胰周积液，加之不恰当的液体复苏，可引起腹内压力升高，甚至腹腔间隔室综合征继而影响多个器官血液灌注,导致多器官衰竭(multiple organ failure,MOF)。当非手术治疗不能有效逆转腹内压力升高及 ACS 时,以减压为目的的有创干预势在必行,鉴于 SAP 早期外科干预的相关风险,在影像学引导下进行经皮腹腔穿刺引流宜为首选有创干预手段。然而,SAP 早期以减压为目的的外科干预的可行性及其方式、时机与指征,仍是争议话题。外科医师应在认真听取重症监护室医师建议的情况下,对多次微创干预均效果不佳、并发 ACS 或MOF 等经积极治疗无效的 SAP 早期患者果断出手,当腹内压(intra-abdominal pressure,IAP)>20mmHg 并出现新发的器官衰竭,则强烈建议行外科干预减压。至于外科干预方式,尚需兼顾损伤控制、分阶段创伤递升原则,尽可能选用微创化方式将手术相关性并发症发生率降至最低。还有学者建议根据 ACS 分型进行治疗:Ⅰ型(腹腔型)ACS 可先采用强化的 ICU 治疗,病情恶化者再开腹减压引流;对于Ⅱ型、Ⅲ型(腹膜后型和混合型)、迟发性 ACS 应放宽指征,尽早手术,否则会丧失最佳干预时机(图9-9)。

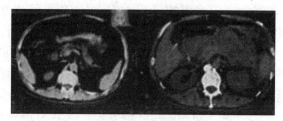

图9-9 腹腔型和腹膜后型 ACS

二、外科干预的方式——不应一个模式

SAP 的外科治疗涉及的内容很多,但核心始终围绕如何更为理想地进行病灶处理,清除含有炎症介质的积液和化脓感染灶。传统的方法包括规则胰腺切除、全胰腺切除及坏死组织清除,腹膜后、小网膜囊灌洗引流,蝶形开放引流术、腹膜后引流及有计划的再次剖腹手术等,同时结合胆囊切除并胆总管切开,T 管引流去除病因,手术方式多种多样,不一而足。现代 SAP 的外科干预以创伤递升式治疗理念为指导,与"3D"原则相辅相成,是目前主流方式,但不是全部。国内某中心于 2007 年在国内首次提出创伤递升式处理技术治疗 SAP,近年来已得到多项指南的认同并推广。创伤递升式治疗 SAP 可表现为不同的形式与组合:第一阶段可选择 PCD、内镜下经自然管腔引流或外科经胃透壁性引流,效果不佳则升级为第二阶段干预,包括小切口腹膜后入路清创、视频辅助下腹膜后入路清创、内镜下经自然管腔清创或经胃透壁性清创等,效果仍不佳则进一步升级为各型开放性清创(open pancreatic necrosectomy,OPN)。在干预方式逐层递升的同时,现代创伤递升式治疗 SAP 也可呈现出如下新特点与转变:①微创化甚至无创化:相对于传统早期开放性清创,现代 SAP 的外科干预多倾向于以 CT 或超声引导下的经皮穿刺置管引流术为首选的创伤递升式干预,其目的由彻底清创转向充分引流、控制感染;②阶段化:SAP 并发感染的部位、时间及程度各不相同,其治疗也难于一概而论。临床实际中,外科医师常须综合患者的病情演进及其对既有干预的反应制订有针对性的阶段化干预方案,循序渐进、创伤递升;③多学科化:SAP 常可累及多个重要器官及组织,故 SAP 治疗强调以 MDT

为依托的综合治疗,即出单一学科的单打独斗转向 MDT 模式下的协作共赢;④专业化:目前,SAP 的治疗推荐在高水平医疗机构,以 MDT 模式开展,要求各相关学科(外科、ICU、放射介入、内镜介入等)皆拥有两名以上专家。随着各大综合性医院专科化进程的推进,胰腺外科、胰腺重症监护室、腹部超声科应运而生,多学科团队的组建也随之更专业化,其职能也由多病种兼顾转向单一病种的精与专;⑤多元化:当代医学技术的高度发达与进步使 SAP 的治疗手段呈多元化发展趋势。从外科角度讲,SAP 的治疗主要包括减压引流及清创,其操作可在影像学引导下、消化内镜下、腹腔镜下或外科直视下进行,且切口及入路也有多重选择。因此,SAP 的治疗不再拘泥于单一模式,而是转向治疗手段及模式多元化背景下的个体化治疗。

1.PCD 作为创伤递升式治疗的第一步,使 25% ~ 55% 的 IPN 患者免于后续清创处理,是 SAP 合并胰周积液及胰周感染的重要治疗步骤。不同于相对明确的外科干预时机(发病后 4 周左右),PCD 的建立时间尚无统一标准,各中心的平均建立时间为 SAP 发病后 9 ~ 55 天不等。荷兰胰腺炎研究小组建议,若无技术性难点,应相对较早建立 PCD,以减低 SAP 后期并发症的发生率。过去 5 年间,笔者所在医院 PCD 建立的中位时间为发病后 12 天,较早应用 PCD 安全可行,其作为微创化的干预方式不会增加严重操作相关并发症发生,可防止局部炎性病灶蔓延,增强患者生理储备,进一步为外科清创寻找入路并利于将外科清创延迟至理想时段,甚至免于后续外科处理。PCD 后进一步行外科清创的时机十分重要,有研究认为,PCD 后 1 周内脓毒症逆转,PCD 时 APACHE-Ⅱ评分或发病后 1 周内出现 MODS 是预测外科清创必要性的早期独立因素;荷兰急性胰腺炎研究小组分析发现,男性、MODS、CT 见大面积胰腺坏死及坏死区呈混杂密度是需要由 PCD 转为外科清创的独立危险因素。

若 PCD 效果不佳则应升级为第二阶段干预,自穿刺点做较小切口,即沿 PCD 穿刺管逆行进入感染脓腔,行小切口微创入路胰腺坏死组织清除术。小切口腹膜后入路清创(minimal access retroperitoneal pancreatic necrosectomy,MARPN)适用于双侧结肠后腹膜后间隙感染坏死灶;微创小网膜囊胰腺坏死组织清除术适用于胰周间隙、小网膜囊感染坏死灶,尤其是网膜囊脓腔壁紧贴壁腹膜者。若连续两次 PCD 效果不佳或经超声科医师会诊无法行 PCD,伴有慢性消耗(贫血、间断发热、低蛋白)时,应考虑小切口微创入路。小切口微创入路的优势:①术前在彩超引导下行 PCD,术中"顺藤摸瓜"式进入脓腔清创,对坏死感染灶定位明确,并可设计距体表最短距离且避开重要血管及脏器的手术路径,术中直接进入双侧腹膜后或小网膜囊脓腔,针对性强、精确度高、路径短且创伤小;②直接进入脓腔,避免进腹对腹腔脏器的副损伤,可降低腹腔感染发生率,也避免对消化道压迫,降低消化道瘘的发生率;③术后可进行充分有效的冲洗引流,针对术后残余感染坏死灶可借助内镜对深在脓腔进行经窦道的内镜下清创。小切口微创入路胰腺坏死组织清除术以 PCD 管为引导,采用尽可能小的切口实现对胰周坏死组织的清创引流,是在常规开腹胰腺坏死组织清除术基础上的改进与提高。当小切口微创入路效果不佳时,也可及时中转为常规开腹胰腺坏死组织清除术,无须特殊器械和设备且实用性强。内镜下坏死组织清创术(endoscopic transluminal necrosectomy,ETN)、视频辅助下腹膜后入路清创

（video scopic assisted retroperitoneal debridement, VARD）、腹腔镜胰腺坏死组织清创术（laparoscopic pancreatic necrosectomy, LPN）及经皮肾镜胰腺坏死组织清除术是第二阶段外科干预的有效补充。ETN 经自然腔道内镜可视化清除，可在镇静状态下实施，无须全身麻醉，效率高、损伤小，但易致出血且不易控制，常需反复多次清创。VARD 可利用 PCD 治疗建立的通道，借助腹膜后入路，对腹部脏器干扰小，不会造成腹膜后积液与腹腔相通，使得感染不会波及腹腔。但对脓腔位置要求严格，并需多次清创，存在出血、肠瘘等严重并发症风险。LPN 是很有前景且安全的方法，具备微创手术的优势，而且降低了并发症发生率及病死率。腹腔镜术中探查范围广，可对整个腹腔、盆腔、小网膜囊及脓肿腔进行准确地探查和充分引流，同时还可针对病因选择适当的附加手术。但需建立气腹，可能造成 SAP 患者的循环不稳定并加重肺损害，操作中也可将感染灶播散至腹腔。肾镜治疗以术前 PCD 导管为基础逐级扩张窦道，或以腰肋部体表处及穿刺点为中心纵向或横向做小切口，逐层切开进入腹膜后间隙，在肾前及后腹膜找到脓腔，用手指或卵圆钳清除胰周坏死组织和脓液并进行反复冲洗，使成熟松动的坏死组织脱落，随后置入肾镜，在直视下进一步完成坏死组织清除术，并可放置引流管以备术后持续冲洗。其优点在于操作空间大、创伤小、不干扰腹腔等，局限性在于手术视野狭小，操作不便。此外，由于受肾镜视野角度和器械限制，一旦继发出血，处理往往非常困难。

2.当上述方式效果仍不佳时则升级为开放性清创（open pancreatic necrosectomy，OPN）。OPN 适用于坏死范围广泛，涉及胰周、网膜囊、肾周、腹膜后、结肠旁沟、盆腔等间隙，以及坏死液化不充分者。常规开放性清创仍具有重要作用，10%~20%的 SAP 继发感染患者最终仍需 OPN 治愈，在干预方式多元化的背景下，OPN 是其他干预无效后患者的唯一选择。既往 OPN 常与术后并发症多、术中及术后病死率高相提并论。不同于传统的早期开放性清创，创伤递升式治疗序列中的 OPN 是在合理的指征及时机下开展的，具有较高的安全性和有效性。外科干预在治疗 SAP 中的作用不容忽视，在明确掌握外科干预时机的前提下，将微创化与开放手术有机结合可有效改善患者预后。

3.事实上，不断涌现的治疗方法使外科医师有了更多的选择，但如何科学地合理使用这些技术又成为新的难题，其解决办法需要辩证思维的指导，体现在以下几下方面。

（1）正确对待传统手术方法和新兴微创手段：虽然 SAP 外科干预总体上呈现出"巨创向微创过渡，内外科手段交织"的趋势，在某些方面微创技术有着传统手术无法比拟的优越性，但临床上也要充分重视微创手术入路与整体损伤效果的比值，严格掌握其适应证，若一味强调微创化或非手术治疗，可能会错过最佳外科干预时机。对于多次微创化治疗效果不佳、腹腔或腹膜后残余感染致病情迁延或慢性消耗、甚至加重及病情复杂、病程前期未接受相对规范的创伤递升式治疗的基层转诊患者，应果断行开放性清创。

（2）治疗手段的多元化：SAP 并发感染的外科干预手段可有多种选择。干预方式，可有引流和清创；干预路径，可有经腹和经腹膜后；引导媒介，可有影像学检查、消化内镜、腹腔镜、可折叠式内镜（如胆道镜、肾镜）和外科直视；进针部位或切口选择，可有后腰背部、腹部正中和肋缘下。治疗手段的多元化须与具体选择的个体化相结合，重视各种治疗手段的适应证及局限性。临床治疗中也可要优先选择简便、损伤小的方式。若效果不佳则再进一步升级为相对复杂术式,这种阶梯治疗方案有助于控制治疗风险。

(3)重视循证医学证据:循证医学是理论与实践的辩证关系在医学中的具体运用,国际胰腺病学联合会关于急性胰腺炎外科处理的指导建议为 SAP 的治疗提供了坚实的理论依据。临床工作中还应注意循证医学证据在新领域的积累,对于争议性的重要问题最好能多中心联合,进行前瞻性的随机分析。

(4)重视干预方法的合理组合:目前,针对创伤递升式治疗 SAP 并发感染各阶段干预方式如何选择与串联的问题,尚无统一的指南可遵循,各中心多以自身医疗资源状况及偏好、特长为出发点,结合自身实践经验来选择。荷兰胰腺炎研究小组比较了内镜下创伤递升式干预与外科创伤递升式干预的优劣,结果显示主要并发症发生率及病死率方面两组间差异并无统计学意义,内镜下干预的优势体现在降低术后胰瘘发生率及缩短住院时间上。创伤递升式治疗 SAP 并不是一种单一或孤立的治疗方式,而是一种全局治疗理念,不应局限于某一种模式:干预入路的选择以尽量不干扰腹腔为主,既要通畅引流,又要为后续的清创及残余再清创考虑;干预方式既要考虑病变的位置及分布,又要考虑各单位自身的硬件条件及擅长;创伤递升式治疗 SAP 并发感染的底线应是尽可能避免术后出血及肠瘘发生。

三、外科干预的过程——不能一蹴而就

由于对 SAP 的发病机制和病理生理过程尚缺乏完全了解,外科医师一度试图在手术中"毕其功于一役",根治病变。但是诸如全胰腺切除术等巨创术式并未达到预期效果,反而增加了并发症率和病死率。极其不良的预后使学者们意识到通过外科干预治愈 SAP 不可一蹴而就,这也是急性胰腺炎现代治疗理念的重要进步之一。外科干预的曲折性主要体现在以下几个方面。

1.外科手术不能阻断 SAP 病理生理变化　SAP 是一种全身性而非局部性疾病,其发生发展涉及胰酶异常激活、乙醇中毒、高脂血症、全身炎症反应(SIRS)、白细胞过度激活并凋亡延迟,胰腺组织血液循环障碍、肠道菌群移位等一系列变化。外科手术虽然能够清除局部病灶、缓解症状,却并不能阻断 SAP 的病程。胰腺炎症、周围组织坏死及机体 SIRS 还会继续发展,到一定程度时可能需再次手术治疗。

2.器官功能障碍造成 SAP 病程复杂化　多器官功能衰竭是 SAP 患者早期死亡的主要原因,肺脏、心血管和肾脏是 SAP 患者最易受累的器官,也是治疗的重点与难点。SAP 对呼吸系统的影响体现为通气量下降、通气与血流平衡破坏,中性粒细胞在肺泡聚集,临床主要表现为低氧血症、呼吸困难及发绀,进而进展会引起肺水肿,出现急性呼吸窘迫综合征(acute respiratory distress syndrome,ARDS)。循环衰竭主要表现为心动过速、低血压或休克,病情严重的患者会出现心肌梗死、心室颤动,也可出现心包炎或心包积液。肾功能损害表现为一过性少尿,病情严重者出现无尿和血清肌酐升高等肾衰竭症状。此外,还可能发生肝功能异常、弥散性血管内凝血(disseminated intravascular coagulation,DIC)、胃肠功能衰竭和胰性脑病等。器官功能障碍往往会严重影响患者的手术耐受性,延误最佳手术干预时机,增加外科干预的并发症发生率和病死率。

3.坏死组织的清除困难与残余感染　腹膜后间隙位于腹后壁的壁腹膜和腹内筋膜之间,范围上至膈肌,下至盆腔,两侧与侧腹壁腹膜外脂肪层相延续,其间含有大量疏松结缔组织。胰腺为腹膜后位器官,发生炎症时可沿腹膜后间隙迅速蔓延至升、降结肠后方和肠系膜的深面及左右肾区后方,也可经腰大肌向下延伸至盆腔。SAP 患者较差的手术耐受性迫使外科医师尽量缩小手术范围,缩短手术时间,在如此大的区域内完全一次性清除坏死组织的难度可想而知,腹膜后持续闭合冲洗、蝶形开放引流术、计划性再次剖腹手术等方法针对上述情况而设定。SAP 再次手术应及时果断,术前可进行造影检查及CT 摄片,准确定位病灶;手术要简捷,以充分引流和尽量彻底清除坏死组织目的为准。初次外科干预后 1 个月以上若引流不断出现脓性分泌物或经反复冲洗未见改善者,则应考虑存在残余坏死灶或感染灶。针对残余感染灶,可在持续引流的同时,在 CT 或超声引导下经皮穿刺置管治疗残余感染。或可借助软质内镜,对胰头前方、脾门处、腹膜后等深在脓腔进行经窦道的内镜下清创。其优势在于可以直视下对残余坏死组织进行清除,效率较高,也是对微创术式的有益补充。

4.SAP 并发症使病情迁延不愈　腹腔出血、感染和消化道瘘是 SAP 后期三大并发症,治疗模式也可应遵循微创、创伤递升式处理原则。SAP 合并腹腔出血时,患者一般状况较差,其局部炎性渗出与周围组织粘连严重,胰周血管丰富且解剖复杂,盲目剖腹探查止血不仅难以明确出血部位并控制出血,且术后并发症多、病死率高。通常腹腔内出血可经 DSA 行经导管动脉栓塞术(transcatheter anerial embolism,TAE)控制,再经 PCD 充分引流腹腔积血。血管介入治疗出血的成功率为 79%～100%,安全有效、应用广泛、宜为优选。对于胰床、腹膜后广泛渗血的患者,应选择外科纱布压迫填塞止血或应用止血材料,其方法简洁、疗效确切。消化道瘘的致病因素包括胰酶释放腐蚀肠管、继发肠系膜血管栓塞、肠道水肿压迫、引流管摆放位置不当等,消化道瘘的治疗除积极的营养支持、肠道休息及应用生长抑素等措施外,建立有效的引流也可是关键。肠瘘的确定性手术应在胰腺炎症、感染已基本控制,全身情况得到改善之后才可进行,大多需要在瘘形成后 3 个月或更长时间。否则容易导致感染扩散,修补处再破裂等,使病情迁延不愈。

5.手术不能一次性解决病因　例如胆源性胰腺炎患者非手术治疗效果不佳时应早期行 ERCP 以改善预后。对于胆囊多发结石、胆总管多发结石、乳头可切开长度短的患者应早期行鼻胆管引流以缓解症状,为彻底去除病因争取时间,若操作中反复碎石和网篮取石易造成乳头水肿,术后症状缓解不明显。盲目的扩大乳头切开则会增加肠穿孔等严重并发症发生的可能。再如,胆源性胰腺炎患者出院后复发率约为 33%,根据国际胰腺病学联合会急性胰腺炎外科治疗指导建议重型胰腺炎应在炎症控制良好、患者恢复后再行胆囊切除术,不提倡急于解除病因。即便在急诊手术,如果急性坏死性胆囊炎的局部或全身条件不允许,也可不应勉强在病灶处理的同时切除胆囊。可行胆囊造瘘,状态稳定后再行二期手术治疗,此所谓"损伤控制"。

在长期的临床探索过程中,SAP 曾被认为是内科疾病而过分依赖于非手术治疗,其后又被确定为外科急症而倾向于早期手术,这些观点指导下的治疗效果疗效甚微。近年来证实,过量炎症性细胞因子释放和激活造成机体 SIRS 状态,由此导致的 MODS 是 SAP

早期死亡的主要原因，有人试图通过拮抗毒性因子来提高疗效，细胞因子单克隆抗体虽能在动物实验中显著缓解 SAP 的严重程度，但在临床应用中却显效甚微。上述失败使外科医师意识到，思维方式决定着实践的成败，SAP 病理生理变化十分错综复杂，单一刻板的治疗思路难奏其效，因此促进了现代综合治疗理念的形成并催生了血滤等新技术的临床应用。"三个不"原则是在诸多实践基础上总结 SAP 治疗的辩证思维而形成的基本原则，对于 SAP 外科干预的方法、时机及过程有着重要的指导意义。该原则的进一步完善应在以下几个方面入手。

（1）临床工作中继续细化与量化外科干预的适应证，在此基础上外科医师对其掌握应更趋严格合理并具有时效性。

（2）有机结合手术与非手术治疗。例如抗生素等常无法抑制 SIRS 和 SAP 病情进展，血液滤过技术能够清除血液中某些炎症介质，促进抗炎-促炎细胞因子平衡。对于具备手术适应证却状态很差的患者，通过血滤可增加手术耐受性，可能使其获得治愈的机会。

（3）MDT 是 SAP 治疗发展的必然趋势，应加以重视。传统治疗方式是建立在以单一专业为基础、分散的诊治模式下，医师对疾病认识的角度不同、治疗条件和手段存在差异，彼此间常缺乏有效的沟通合作，导致治疗缺乏连续性、系统性。21 世纪，SAP 的治疗日趋整体化与规范化，由单一学科"独挡天下""单打独斗"的时代已成为历史，包括胰腺外科、消化内科、ICU、医学影像科等多学科综合治疗团队在 SAP 的治疗过程中发挥着重要作用，逐步形成 SAP 多学科合作的治疗新模式。

（4）重视损伤控制外科理念和微创化在 SAP 中的应用。"损伤控制"是指外科用以控制的手段方法而不是实行确定性的损伤修复。SAP 出现严重的腹腔感染、生命体征不稳时，早期应用微创技术更加符合损伤控制理念。微创技术即在处理 SAP 并发症中实施分阶段处理技术，既避免病情加重，又以最小的创伤达到手术治疗目的。

（5）SAP 治疗中也有一些特殊情况如妊娠期 SAP 及胰性脑病等，这些方面的经验积累将使该原则的内容更加丰富。

（6）SAP 阶段化的特点：早期 SIRS 以脏器功能保护为主，感染期以腹腔感染的防治为主。外科医师应积极树立自身在 MDT 综合诊断与治疗中的重要角色，针对不同阶段不同侧重点加以防治，正确把握外科干预原则及外科干预的时机与方式，降低病死率，为患者争取更好的预后。

第十章 临床诊治新进展

第一节 侧颅底手术入路简述及神经内镜在侧颅底手术中的应用

侧颅底是指在颅底沿眶下裂和岩枕裂分别做一条延长线后,两线之间的三角形区域。鉴于其位于颞骨岩锥深部及其毗邻重要的血管、神经等,曾被视为手术禁区。直至20世纪60—70年代,耳鼻喉科著名专家House和Crabtree提出经迷路入路和经中颅窝入路切除听神经瘤,神经外科专家Parkinson报道经滑车神经下三角治疗颈内动脉海绵窦瘘,学者们才真正介入侧颅底。随着显微技术、颅底解剖的发展,目前虽对侧颅底疾病的治疗有了明显的进步,但选择何种手术入路,如何在切除肿瘤与保留功能之间达到最优化平衡,依然是现代颅底外科最关注且最具挑战性的课题。近年来,神经内镜由于其操作空间小、创伤小而备受青睐。

侧颅底主要包括颞骨及其内部结构,主要涉及海绵窦侧壁、岩斜区、颈静脉孔区、颞下窝及翼腭窝内的神经血管,而相应手术入路的选择主要依据病变的主体部位、侵袭范围和疾病本身性质所决定,以下主要依据病灶的主体部位来概述相关手术入路。

一、海绵窦侧壁

海绵实是颅底血管及神经最多、最复杂的结构之一,其手术难度大,风险高,并发症多,曾为手术的盲区。Yasargil教授的翼点入路和Drake教授的颞下入路仅能暴露海绵窦外侧壁的上部,对于海绵窦侧壁术野暴露十分受限。直至1965年Pakinson及其团队在体外循环及低温麻醉下成功治疗了颈内动脉海绵窦瘘,开辟了治疗海绵窦侧壁病变的先河。Dolenc于1985年开创性的从硬膜外磨除前床突,通过增加骨性结构的磨除进而增加手术暴露范围,成功治疗了1例海绵窦段颈内动脉动脉瘤。Hakuba等于1986年提出断颧弓(即额颞眶颧开颅)并治疗了16例鞍旁肿瘤、9例基底动脉顶端动脉瘤和1例大脑后动脉P1段远端动脉瘤。有学者分别于1998年和2003年对眶颧入路做了改良。至此,眶颧入路联合Dolence入路逐渐被广泛应用于治疗海绵窦侧壁前方和上壁的病变。对于累及海绵窦侧壁后方病灶(如侵犯中后颅窝的三叉神经鞘瘤等)的处理,则需应用Kawase等于1985年提出的打开海绵窦后内侧三角来处理。至此通过眶颧开颅联合Dolenc入路、Pakinsion三角和Kawase入路,可将整个海绵窦侧壁的血管、神经完整暴露,术前即可依据病灶情况的不同灵活的采取不同的手术入路通过多个解剖间隙进行病灶处理并能很好地保护各组织结构。

随着显微技术的进步,对于累及海绵窦侧壁的病变,开颅手术突破了以往海绵窦肿瘤不能手术切除的界限,且疗效较前明显改善,但开颅手术对于部分侵犯中线、甚至对侧颅底的肿瘤,显露并不理想。近些年来,以内镜技术为代表的微侵袭理念飞速发展,且神经内镜已成功应用于蝶鞍区疾病的治疗,故国内外一些学者通过内镜扩大经鼻入路自海绵窦内侧壁处理海绵窦内侧壁及下壁肿瘤,已取得了不错的效果。但该入路仅限于海绵窦内侧壁及下壁的肿瘤,操作空间小、止血困难,对术者的内镜操作能力要求较高,有一定局限性。国外学者使用内镜辅助显微镜下手术 380 台,其中 49 台为累及鞍区手术,明显减少了不必要的骨质磨除,避免了大骨窗开颅,减少了脑组织牵拉,术后患者恢复快,给颅底病变的处理带来了新的突破。

二、岩斜区

岩斜区病变常破坏颅底骨质、骑跨中后颅窝,且常包绕基底动脉、颅神经,甚至可侵犯脑干,导致其全切颅底并发症高,其暴露和手术入路选择仍是颅底外科的难点。Drake 教授的颞下入路术中可切开天幕,主要适用于中、上斜坡肿瘤向幕上及中颅窝侵犯者,但术中存在损伤 Labbe 静脉、颞叶脑挫裂伤等风险,且对于中下斜坡区暴露受限;Kawase 入路等中颅窝入路主要适用于位于内听道和岩下窦前上方的岩斜区病变,可以直视双侧内听道平面以上的岩尖、Meckel 腔、脑干腹外侧的区域。但开颅过程相对复杂,对于三叉神经深部的岩尖及近岩骨嵴后面的后颅窝存在死角,以及病灶累及下斜坡或内听道外侧的处理相对困难;乙状窦前入路可以暴露上至鞍背、下至下斜坡,内侧可跨中线至对侧斜坡,被认为是处理岩斜区肿瘤较好的手术入路,但其手术操作困难、费时,术后面听神经损伤、脑脊液漏等并发症多。枕下乙状窦后入路-内听道上结节入路适用于主体位于后颅窝,并通过 Meckel 腔向中颅窝扩展、少或无侵犯海绵窦后壁的岩斜区肿瘤,但对于侵犯中颅窝或海绵窦多或主体位于中颅窝则相对困难。

尽管目前肿瘤的治疗重点从全切肿瘤转移到保留血管、神经的前提下最大限度地切除肿瘤即提高患者术后的生活质量上来,岩斜区病灶的手术疗效较前明显改善,其手术全切率低(30%~70%),术后并发症发生率高(20%~30%),但其处理仍是颅底外科治疗的难点,神经内镜可直视术野,观察和治疗相结合,可大大提高疗效。有学者治疗了 91 例岩斜区脑膜瘤患者,其在肿瘤切除术中通过神经内镜辅助观察肿瘤残留的常见部位(Mechel 腔和内听道),大大提高了肿瘤全切率。还有学者应用内镜辅助 380 台手术,结果显示内镜辅助可在避免过度牵拉或过多切除骨质及硬膜的情况下直视上斜坡、内听道及脑干腹侧面,减少创伤,降低并发症的发生。

三、颈静脉孔区

颈静脉孔区形状、大小个体差异大,解剖关系复杂,手术切除位于此处的病灶仍是颅底手术的难题之一。枕下远外侧经髁或经颈静脉入路能够较好地显露此区域,且无须磨除颞骨岩骨,听力或面神经损伤风险小,但常受到椎动脉的限制,若病灶侵犯颞下窝则显露困难;耳后经迷路下入路、经迷路后入路等能充分利用暴露颈静脉孔区、乳突气房和鼓室等重要组织,对颈静脉球区显露良好,适用于病灶侵犯内听道,听力已丧失患者,但颅内显露常不充分。耳前入路及颞下-颞下窝入路可切除或移位内下颌关节和关节窝,更好地显露颈静脉孔区的前方,且避免听力损伤,适用于病变沿颈内动脉管通过咽鼓管侵犯生长至中颅窝底的患者,但后颅窝显露较差。颈静脉孔区肿瘤的手术疗效及其并发症是由肿瘤的解剖位置、患者术前状态、手术技巧等多因素决定的,术后并发症主要为不同程度的面神经和后组颅神经损伤、脑脊液漏、感染等。应用神经内镜治疗颈静脉孔区病变的临床报道较少,但已有多篇文献证实使用颅底内镜治疗颈静脉孔区病变安全可行且前景良好。

四、颞下窝和翼腭窝区

颞下窝和翼腭窝在解剖上位于神经外科、口腔颌面外科及耳鼻喉头颈外科等多个学科的交叉学科,治疗常不规范。1978 年,Fischl 通过 3 种颞下窝入路,离断颧弓,剥离腮腺,成功治疗 51 例侵犯此区域的颞骨和侧颅底肿瘤患者,证实此入路可以良好地切除累及岩斜区、蝶骨、颞下窝、海绵窦和咽旁间隙的肿瘤,建立了处理颞下窝、翼腭窝病变的系统理论和方法。但该入路手术损伤较大,术后存在传导性耳聋、面瘫、咬合错位等并发症。随着近年来内镜外科的发展,内镜越来越多地应用于翼腭窝和颞下窝病变的治疗,且形成了系统的术式,如经鼻内镜上颌窦后壁入路能良好显露翼腭窝上部和颞下窝内侧区的深部,而翼腭窝下部显露受限;经鼻内镜扩大上颌窦后壁入路则弥补了上述入路的缺点,但须切除腭骨垂直版、蝶窦和眶突,损伤也较大。文献报道,与传统显微手术方式比较,经鼻内镜在翼腭窝、颞下窝等旁中线颅底手术中可减少手术损伤,保护重要的组织结构,但在肿瘤显露和切除程度方面尚需进一步探索、努力。

综上所述,侧颅底病变部位深,涉及重要血管神经,手术难度大,虽然随着影像技术、显微技术等的发展,其诊疗取得了很大进步,但其手术并发症仍高,残瘤率高。如何在近全切除肿瘤和保留患者神经功能之间做好最大平衡成为临床工作者目前关注的课题。神经内镜可扩大常规显微手术视野,减少手术死角,彻底切除病变,并能保护过路穿支血管等重要组织结构,同时可减少骨质磨除程度,避免不必要的损伤,颇受大家青睐,但颅底解剖特点决定了经鼻内镜颅底手术存在显露和微创的矛盾,病变全切和重要结构保护的矛盾,只有在这些矛盾中找到平衡点,客观理性地看待各种工具的优缺点,取长补短,合理恰当的选择适应证和熟练掌握各种技术,才能在保障患者安全的前提下带来最大的疗效。

第二节 重度环状混合痔的手术策略

痔是我国居民最常见的肛周疾病,且随着饮食的"西化"及坐立位办公时间的增加,痔的发病率不断增加。痔往往伴有肛门瘙痒、肛门坠胀、便血等临床症状,是影响居民生活质量的最常见的疾病之一。根据痔的位置及病理特点,我国指南将痔分为内痔、外痔及混合痔三大类。内痔是肛垫的支持结构、血管丛及动静脉吻合发生的病理性改变和移位;外痔是齿状线远侧皮下血管丛扩张、血流淤滞、血栓形成或组织增生;混合痔则指内痔和相应部位的外痔血管丛的相互融合。环状混合痔是指环绕肛门整圈的混合痔,其常常发生痔核嵌顿及痔核内血栓形成,严重时引起肛周皮肤溃烂、肛周脓肿甚至出现全身脓毒血症。混合痔是临床治疗的难点,其中重度脱垂的环状混合痔的治疗尤为棘手。目前临床上使用较多的手术方式主要有混合痔外剥内扎术、PPH术或PPH术联合混合痔外剥内扎术。近年来，在传统痔环切术基础上提出的改良痔环切术经过多年的临床实践已为较多患者带来满意治疗效果。现将这3种手术方式总结如下。

一、混合痔外剥内扎术

该术式又称为Milligan-Morgan术，最早于1919年由Miles首次提出，后由Milligan和Morgan改良。该术式手术步骤：①充分扩肛，在痔下端黏膜与皮肤交界处做放射状尖端向外的"V"形切口剥离混合痔痔核；②沿内括约肌表面向上剥离至痔核顶端，于根部缝扎痔核；③于距结扎线0.3~0.5cm处切除痔核，止血，手术结束。该术式的优点：手术操作简单，手术费用较低，易于在基层推广；可同时处理内外痔，"V"形切口呈敞开放射状，易于引流，术后创面感染率低；创面线形愈合，瘢痕小，术中保留黏膜桥，不易发生肛门狭窄，且不影响肛门功能。缺点：结扎线残端脱落时间较长，脱落时有出血风险，且术后疼痛较明显。

二、经肛门痔上直肠黏膜环切术（PPH术）

该术式由意大利学者Longon于1998年提出，其基本原理是通过改良过的环形吻合器在痔核的顶端环形切除部分直肠黏膜和黏膜下层组织，阻断痔上动脉的血供，从而达到使痔核萎缩的目的。该术式手术步骤：①扩肛，植入PPH柱形扩肛器；②于齿状线上方3~4cm处环状荷包缝合痔上直肠黏膜，脱垂严重者可选择双荷包缝合，缝合深度达直肠黏膜下层；③植入PPH钉合器，收紧荷包缝线，激发钉合器，女性患者在击发前需做阴道检查，保持闭合状态1分钟，出血点予缝扎止血，手术结束。该术式的优点：作为微创手术，手术创伤小，术后恢复快；切除及吻合区在齿线上，保留了肛垫组织，理论上不影响肛周精细功能。缺点：手术操作要求较高，吻合器价格高昂且多自费；因术中牵拉可能产生腹痛；术后并发症较多，如吻合口狭窄、吻合口出血、吻合口感染、肛门坠胀等；部分患者出现吻合口大出血，直肠阴道瘘、肠穿孔等严重并发症；且经临床医师反应，PPH远期疗效不理想，术后复发概率高。

三、改良痔环切术

痔环切术是环状完整切除混合痔痔核的一种术式，该术式最早于1882年由Walter Whitehead提出，但手术方式复杂，一次性创伤大，术后肛门疼痛发生率高，远期还有肛门瘢痕狭窄、精细控便能力降低等风险，目前痔环切术已极少在临床上应用。改良痔环切术以传统痔环切术为基础，其手术步骤：①制作直径1.5~2.0cm的圆柱形纱布卷，纱布卷一端带丝线，将纱布卷植入肛门，丝线在外，外提丝线及纱布卷充分暴露痔核，将痔核缝合固定于纱布卷上；②配制1：10 000肾上腺素水，将肾上腺素水注入痔核与肛周皮肤之间的疏松结缔组织中，将痔核与肛周皮肤分离；③用组织剪环状游离痔核，向上推肛门外括约肌浅部及深部上至正常直肠黏膜，游离过程中注意保护肛门外括约肌；④采用边切除边缝合的方法切除痔核，同时用可吸收线将正常直肠黏膜与肛周皮肤缝合，注意对合工整，避免缝合肛门外括约肌，缝合完毕后拔出纱布卷，其上有全部痔核组织和一个直肠黏膜袖附着,手术结束。该术式的优点:手术操作简便,费用低;可完整切除病变痔核及肛垫,尤其是对重度环状混合痔的治疗效果明确,不需重复手术,术后无痔复发。缺点:在切除全部痔组织的同时也切除了齿线上全部的皮肤及黏膜,对肛周精细功能有一定影响;操作较为精细,对术者要求高;手术时间相对较长,创面大,术后恢复时间较长;术后肛周疼痛、缝合口开裂等并发症。

环状混合痔作为痔临床发展的晚期阶段,是目前肛肠科难治性疾病之一,其中重度环状混合痔患者往往伴随严重的症状,生活质量差,需要进行手术治疗,而如何在彻底治疗痔的症状与保护肛门功能间取得平衡,手术方式的选择尤为重要。重度环状混合痔的手术治疗在改善患者症状、提高患者生活质量的前提下,首先应避免肛管狭窄、肛门失禁、直肠阴道瘘、肠穿孔等严重并发症,其次才是考虑如何减轻术后肛门疼痛、肛缘水肿、便血、皮赘残留等并发症。同时需要结合患者本身情况。混合痔外剥内扎术虽能有效处理环状混合痔的外痔部分,但对于环状混合痔,外剥内扎术极易引起术中及术后创面出血,且受手术范围限制,外剥内扎术难以完整处理环状混合痔的痔核,部分患者需行多次手术治疗。在此基础上,近年来发展出分段齿形结扎术、保留肛管上皮术(高野术式)、保留齿线术等改良外剥内扎术。PPH 术作为混合痔治疗的常用术式,其有利于上提肛垫并离断经直肠黏膜来源的痔的血供。但环状混合痔痔核是双血供,仅处理直肠来源血供远期效果并不理想。此外,对于伴有肛周感染或血栓性外痔的患者 PPH 的治疗效果更加有限。当然临床上也提出了将混合痔外剥内扎术与 PPH 术相结合的术式,即在 PPH 术的基础上用外剥内扎方法处理肛周未上提混合痔痔核,在一定程度上降低了患者的并发症发生率。而改良痔环切术能完整切除病变痔核及肛垫,其同时兼顾了 PPH 及外剥内扎术的优点,治疗效果明确,不需重复手术,术后无痔复发,是治疗重度环状混合痔的理想术式。但是目前对该术式的研究还局限于小样本的病例对照研究,缺乏大样本随机对照试验。因此可从治疗效果及术后并发症的角度出发,设计一个大样本随机对照试验,研究与 PPH 及混合痔外剥内扎术相比,改良的痔环切术对重度环状混合痔的治疗效果。从更为科学的角度来评价改良痔环切术的治疗效果,为进一步促进该术式的普及和推广提供理论依据。

第三节　高位肛周脓肿的手术策略

高位肛周脓肿是指病灶部位处于肛提肌之上距离肛缘 5~7cm 的脓肿,由于其位置在肛管直肠环以上,包括高位肌间脓肿、直肠后间隙脓肿及骨盆直肠间隙脓肿等类型,是肛肠科中的一种急症,同时也是临床上的治疗难点。若不及时对患者的感染进行控制,有可能会导致败血症及脓毒血症的发生。使用抗生素治疗并不能控制脓肿和脓液的形成及脓腔的扩大,治疗效果微乎其微,因此手术成了早期治疗该症的唯一有效方法。如何提高手术治疗一次治愈率并保护患者肛门开闭功能,一直是临床上探索的方向,近年来随着手术方法的不断改善,一次治愈率得到了明显的提高。

一、内口处理

手术中利用视诊、探针探查、MRI 检查及亚甲蓝染色等方式准确寻找内口后再进行切开,若手术切口延长 0.3cm 或同时对内口两侧黏膜进行结扎能有效提高手术的成功率。有学者认为,彻底清除引发感染的肛腺内口能有效防止肛瘘的形成并确保肛周脓肿一次性治愈。所有手术均要在腰俞麻醉下进行,患者取侧卧位或截石位,术后均给予抗生素治疗。此外,术后换药质量同样是手术成功的关键,护理人员需要对脓腔进行清洗,在脓腔基底放置引流条并确保引流条的通畅。

二、高位脓腔处理

1.低位切开高位挂线术　该术是传统的高位肛周脓肿处理方法。手术方法:将内口至低位脓腔打开,在探针后端系上丝线,而丝线另一端则系橡皮筋,将探针从切口探入并从内口穿出,将橡皮筋置于脓肿顶部与肛管直肠环间的腔道中,利用橡皮筋勒住直肠环肌,但要注意松紧度适宜,最后使用丝线将橡皮筋固定。通过慢性切割方式将肛管直肠环边切开边修复,从而确保肛门开闭功能不受损伤。该术式具有较高的一次性治愈率,但会给患者带来较为剧烈的疼痛,并且术后的紧线也会增加患者痛苦,术后瘢痕较为明显,部分患者肛门开闭功能受到影响,因此不建议使用。

2.低位切开高位定向挂线术　该术式是在低位切开高位挂线术的基础上进行改良而来,其手术方法与低位切开高位挂线术基本相同,改良之处在于在进行紧线时将韧质皮垫置入挂入肌肉下方从而起到改变紧线后被切割组织的受力方向,实现基底部优先切割、定向切割的目的。该术式在临床上虽取得了较好的初步效果,但其远期效果还有待进一步研究验证。

3.高位虚挂线术　手术方法:在内口对应的肛缘向外做一条长 3~4cm 的放射状切口,具体长度根据患者脓腔实际大小决定。随后切开皮下组织及部分内外括约肌间隙,以这条切口作为引流切口。使用中弯血管钳探入到脓腔底部并穿过肠壁至肠腔,使用双股橡皮筋进行虚挂线,术后不给予紧线。需要注意的是应将内口腐坏组织完全清除以确保引流口的通畅。该术式去除了实挂橡皮筋所需的反复紧线操作,很大程度上减轻了患者痛苦并保护了肛门肌肉,但其治疗过程较为漫长,有可能会留下后遗症,因此该术式只适合用于没有低位脓腔的肛周脓肿。

4.改良式挂线术　随着医疗水平的不断提高,许多改良后的挂线术也随之诞生,如保留皮鞘根治术、窗式引流挂线术等,均具有较为良好的治疗效果。

三、切开引流术

1.低位切开高位引流术　该术近年来在临床上的应用也较为广泛,手术方法:将内口彻底清除后,将内口以下脓腔全部切开,而内口以上脓腔则旷置,将引流管放置于高位脓腔内引流并进行固定,保留肛管直肠环。该术式术后瘢痕形成较少,无肛瘘等后遗症及脓肿复发,并且手术疼痛感较轻,相比挂线术而言疗程更短,治愈率更高。

2.分次手术　分次手术就是不对感染的肛窦及内口进行处理,待后遗肛瘘再进行二次手术治疗。手术方法为切开低位脓腔,使用止血钳将组织钝性分离至肛门后间隙,在脓腔内放置胶管或凡士林纱条进行引流。有学者提出,内口不明确时不能盲目地寻找内口或是人为制造内口,而应先做切口进行排脓,待形成肛瘘后再行手术治疗。此外对于伴有严重糖尿病者及体质较弱者;老人或婴幼儿患者也应使用分次手术进行治疗。但若是能明确内口,则应避免使用该术式,以避免浪费患者时间及减轻其二次手术的经济负担。

3.高位肛周脓肿根治术后负压球引流　负压球是由带多方位侧孔的引流管及负压球两部分组成,负压球容量一般为200mL,负压范围在30~40kPa。方法:在对内口及周围炎性组织进行清理后,缝合内口,切开低位脓腔并将腐坏组织清除,将带有侧孔的引流管经切口置入到脓腔顶端并给予固定,最后接负压引流球并确保引流球处于负压状态。使用负压球引流能确保脓腔内分泌物及时排除从而保持切口清洁,并且切口较小,术后愈合快,很好地解决了高位肛周脓肿根治术不能保护肛门开闭功能的问题。但术后需要注意预防切口的感染。

四、生物蛋白胶二期封堵术

医用生物蛋白胶在临床上又被称为纤维蛋白封闭剂,是一种从血液中提取有关成分并模拟人体凝血机制最后阶段而形成的乳白色凝胶物。该材料主要用于解决术中手术视野渗血问题及局部止血,能对缺损组织进行封闭从而促进创面愈合。方法:首先将低位脓腔切开,对内口进行处理,高位脓腔引流,术后给予抗感染治疗,待创口分泌物少、肉芽新鲜时行生物蛋白胶二期封堵术。使用生理盐水纱布或棉球进行脓腔清洗,从高位脓腔顶部将10mL纤维蛋白封闭剂注入创面,填塞并封堵脓腔,同时外敷生理盐水纱布。该术式操作简便,疗程较短,患者痛苦较轻,不仅疗效确切且复发率低。

手术是目前临床上治疗高位肛周脓肿的主要手段,过去临床上主要采用挂线术进行治疗,该术是在传统的一次切开术会造成不同程度的肛门失禁前提下提出的。但临床经验表明,挂线术治疗过程中会给患者带来较为剧烈的疼痛感,并且疗程较为漫长,创口愈合后瘢痕加重,容易造成肛门潮湿、肛门闭锁不严等后遗症。而众多改良术及引流术虽能减短疗程、减轻术中痛苦降低对肛门的损伤,从而保护肛门开闭功能,但其在临床上的治愈率及远期效果还有待进一步观察研究。随着微创技术的不断成熟,在高位肛周脓肿的治疗方面有待研究出一种损伤小、治愈率高、疗程短、符合现代微创趋势的优良术式。

参考文献

［1］李京.内镜乳房外科实用技术［M］.北京:北京大学医学出版社,2022.

［2］王锡山,汪建平.结直肠外科名家手术精粹［M］.北京:人民卫生出版社,2021.

［3］(德)Reinhard Bittner,(美)Ferdinand Kockerling,(德)Robert J.Fitzgibbons.疝外科内镜手术循证临床实践［M］.唐健雄,李健文,陈杰,译.上海:上海科学技术出版社,2021.

［4］王伟,何军明,张北平.腹部微创外科手术图解［M］.北京:人民卫生出版社,2021.

［5］李太原,刘东宁.机器人胃肠外科手术学［M］.北京:人民卫生出版社,2021.

［6］黄久佐,花苏榕.北京协和医院外科住院医师手册［M］.2 版.北京:人民卫生出版社,2021.

［7］赵玉沛,刘荫华.中华医学会乳腺外科临床实践指南 2021 版［M］.北京:人民卫生出版社,2021.

［8］(美)约翰·B.汉克斯(John B.Hanks),(美)威廉·B.伊纳内特三世(William B.Inabnet Ⅲ).甲状腺外科领域的争议［M］.田文,张浩,刘铭严.长沙:中南大学出版社,2020.

［9］黄志强,邹声泉,刘荣副,等.黄志强腹部外科手术学［M］.长沙:湖南科学技术出版社,2020.

［10］任建军.胆胰外科常见术式优化操作经验与技巧［M］.北京:人民卫生出版社,2020.

［11］刘牧林,方先业.腹部外科手术技巧［M］.郑州:河南科学技术出版社,2020.

［12］刘亚林,常志刚.外科重症医学［M］.北京:人民卫生出版社,2020.

［13］张忠涛,屈翔,王子函.腔镜乳腺外科手术操作要领与技巧［M］.北京:人民卫生出版社,2020.

［14］吴作友.肛肠外科疾病手术治疗策略［M］.开封:河南大学出版社,2019.